PT・OTのための治療薬ガイドブック

リハビリテーション実施時の注意点

監修 **本間光信**
市立秋田総合病院 呼吸器内科

編集 **高橋仁美**
市立秋田総合病院 リハビリテーション科 技師長

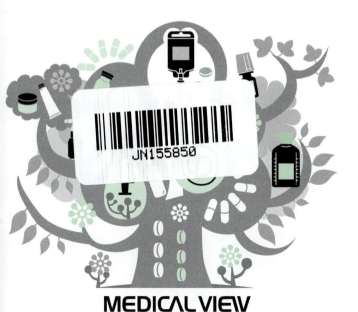

MEDICAL VIEW

本書では，厳密な指示・副作用・投薬スケジュール等について記載されていますが，これらは変更される可能性があります。本書で言及されている薬品については，製品に添付されている製造者による情報を十分にご参照ください。

Drug Guidebook for Rehabilitation Professionals: Precautions in the Rehabilitation
(ISBN 978-4-7583-1903-4 C3047)

Chief Editor: Mitsunobu Honma
　　　Editor: Hitomi Takahashi

2017. 9. 10 1st ed

©MEDICAL VIEW, 2017
Printed and Bound in Japan

Medical View Co., Ltd.
2-30 Ichigayahonmuracho, Shinjyukuku, Tokyo, 162-0845, Japan
E-mail　ed@medicalview.co.jp

序文

わが国では今日，人口の高齢化により，急性期から訪問までのリハビリテーション（以下，リハ）の対象者は，その対象となる疾患のほか，合併症や既往症も有していることがほとんどです。したがって，リハを行うケースに対しては一般的に複数の薬剤が投与されており，薬物療法の役割は非常に重要となるため，「リハは基本的に薬物療法下の患者に対して実施される」というとらえ方が必要になると考えます。リハスタッフは，薬物とリハはそれぞれ独立して作用するのではなく，両者は互いに影響し合うということを知っておかなければなりません。薬とリハは協力的に働くだけではなく，時には有害的に作用します。そのため，効果的なリハプログラムを実践するには，薬の知識が非常に大切となります。もちろん包括的リハの構成要素としても薬物療法は重要な位置づけにあるので，チーム医療の実践においても薬物療法の影響を共有することは，より質の高いリハを提供するうえでも重要であることは言うまでもありません。

本書では，リハの対象となる患者に使用される薬剤の特徴や効果などを，リハスタッフ向けにわかりやすくまとめています。Ⅰ章では薬理作用などの薬の基礎知識について，Ⅱ章では診療科別に各疾患の治療で使用する薬剤とリハビリテーションについて，Ⅲ章では薬剤と転倒の危険性など，その他の薬の知識について，それぞれ解説しています。特徴は，まず各疾患の治療の流れを説明し，次に急性期・回復期・維持期などの各期で用いる薬剤を解説してから，「リハビリテーション上の注意点」で，禁忌やリスク管理などを強調した点にあります。また，判型をB6変形（新書判）として携帯しやすいようにしました。ぜひ，訪問リハなど日々の臨床の現場で活用していただければと思います。

最後に，毎日の診療・研究・教育で大変ご多忙ななか，非常に難しいテーマに対して快くご執筆くださいました各専門分野の先生方に，心より感謝申し上げます。本当にありがとうございました。また，メジカルビュー社の阿部篤仁氏には編集にご尽力いただきましたことに御礼申し上げます。本書が，リハの臨床現場で日々奮闘している理学療法士・作業療法士・言語聴覚士にとっての薬物療法のテキストとなり，さらに質の高いチーム医療の実施に貢献できるのであれば，われわれにとって望外の幸せであります。

2017年8月

本間光信
髙橋仁美

執筆者一覧

監修

本間光信
市立秋田総合病院 呼吸器内科

編集

高橋仁美
市立秋田総合病院 リハビリテーション科 技師長

執筆者(掲載順)

松田泰行
有限会社 松田薬局

高橋 寛
岩手医科大学 薬学部
地域医療薬学講座 教授

中瀬泰然
秋田県立脳血管研究センター
神経内科・脳卒中診療部 部長

古谷伸春
秋田県立脳血管研究センター
脳卒中診療部

師井淳太
秋田県立脳血管研究センター
神経内科・脳卒中診療部

大川 聡
市立秋田総合病院 神経内科 科長

新保麻衣
秋田大学大学院医学系研究科
医学教育学講座

渡邊博之
秋田大学大学院医学系研究科
循環器内科学・呼吸器内科学講座
准教授

星野良平
市立秋田総合病院 心臓血管外科 科長

阿部起実
秋田大学大学院医学系研究科
循環器内科学・呼吸器内科学講座

加藤 宗
秋田大学大学院医学系研究科
循環器内科学・呼吸器内科学講座

山中卓之
秋田大学大学院医学系研究科
循環器内科学・呼吸器内科学講座

本間光信
市立秋田総合病院 呼吸器内科

齊藤 元
秋田大学大学院医学系研究科医学専攻
腫瘍制御医学系 胸部外科学講座 准教授

佐野正明
秋田大学大学院医学系研究科
循環器内科学・呼吸器内科学講座 講師

竹田正秀
秋田大学大学院医学系研究科
循環器内科学・呼吸器内科学講座
寄附講座助教

佐藤一洋
秋田大学大学院医学系研究科
循環器内科学・呼吸器内科学講座 講師

重臣宗伯
市立秋田総合病院 麻酔科 救急診療部長

成田裕一郎
中通総合病院 整形外科
科長/リハビリテーション部長/診療部長

佐々木 研
平鹿総合病院 整形外科 医長

杉村祐介
中通総合病院 整形外科 科長

細葉美穂子
市立秋田総合病院 糖尿病・代謝内科 医長

宮形 滋
中通総合病院 泌尿器科・血液浄化療法部

太田 栄
市立秋田総合病院 外科 消化管外科長

片寄喜久
市立秋田総合病院 乳腺・内分泌外科 科長

市川喜一
市立秋田総合病院 血液・腎臓内科
医長/総合診療科長

内藤信吾
市立秋田総合病院 精神科 科長/秋田県認知症疾患医療センター センター長

目次

略語一覧 xi

I 薬の基礎知識 1

1 薬理作用：総論　松田泰行 2
薬理学の概念 2
薬（医薬品）と薬物 2
薬理作用：基本事項 2

2 薬物の生体内動態　松田泰行 4
はじめに 4
吸収 4
分布 6
代謝 8
排泄 9

3 剤形　松田泰行 12
薬物の投与方法：剤形と投与経路 12

4 薬物投与量　松田泰行 19
薬理作用（薬効）に影響を及ぼす要因 19

5 薬物の副作用　松田泰行 23
はじめに：副作用と有害反応 23
薬物の有害事象 23

6 薬の種類と具体的な作用，そのメカニズム　松田泰行 28
循環器系に作用する薬物 28
呼吸器系に作用する薬物 30
消化器に作用する薬物 31
腸に作用する薬 33
腎臓に作用する薬物 33
血液に作用する薬物 35
抗悪性腫瘍薬 38
抗炎症薬 40
代謝系に作用する薬物 41
骨格筋弛緩薬 43
中枢神経系に作用する薬物 43
抗感染症薬 48

7 薬剤の影響を受ける臨床検査値　高橋　寛 49
細胞成分 49
血漿成分と血清成分 53

II 疾患の治療で使用する薬剤とリハビリテーション ···· 55

A 神経内科・脳神経外科

1 脳梗塞 中瀬泰然 ·················· 56
　脳梗塞の治療の流れ ················· 56
　超急性期治療 ······················· 56
　急性期治療 ························· 57
　亜急性期から慢性期治療 ············· 60

2 脳出血 古谷伸春, 師井淳太 ········· 62
　脳出血の治療の流れ ················· 62
　急性期治療 ························· 62
　慢性期治療 ························· 64

3 くも膜下出血 古谷伸春, 師井淳太 ··· 66
　くも膜下出血の治療の流れ ··········· 66
　急性期治療 ························· 67
　慢性期治療 ························· 70

4 多発性神経炎 大川 聡 ············· 71
　多発性神経炎の治療の流れ ··········· 71
　自己免疫性ニューロパチーの根本治療 · 71
　症状を緩和するための疼痛緩和薬 ····· 75

5 パーキンソン病 大川 聡 ··········· 80
　パーキンソン病とは ················· 80
　パーキンソン病の治療 ··············· 81

6 筋萎縮性側索硬化症 大川 聡 ······· 90
　運動ニューロン病とは ··············· 90
　筋萎縮性側索硬化症とは ············· 90
　治療の一般方針 ····················· 91

7 脊髄小脳変性症 大川 聡 ··········· 100
　脊髄小脳変性症とは ················· 100
　多系統萎縮症とは ··················· 101
　治療 ······························· 102

8 重症筋無力症 大川 聡 ············· 109
　重症筋無力症とは ··················· 109
　治療 ······························· 109

B 循環器内科・心臓血管外科

1 心筋梗塞 新保麻衣, 渡邊博之 ······· 121
　治療の流れ ························· 121
　発症急性期に使用される薬物 ········· 121

2 狭心症 新保麻衣, 渡邊博之 128
治療の流れ 128
狭心症で使用する薬剤 128

3 開心術後 星野良平 131
開心術後の離床 131
主に術後急性期, 集中治療室で使用する薬剤 131
主に集中治療室退室後に使用する薬剤 137

4 心不全 阿部起実, 新保麻衣, 渡邊博之 141
治療の流れ 141
急性期 141
慢性期 144

5 閉塞性動脈硬化症 加藤 宗, 新保麻衣, 渡邊博之 148
治療の流れ 148
閉塞性動脈硬化症患者に使用される内服薬 148

6 大動脈瘤・大動脈解離 山中卓之, 新保麻衣, 渡邊博之 153
治療の流れ 153
主に使用される鎮痛薬とその特徴 153
主に使用される鎮静薬とその特徴 155
主に使用される降圧薬とその特徴 156

C 呼吸器内科・呼吸器外科

1 肺炎 本間光信 159
肺炎の臨床 159
肺炎の疫学 159
肺炎の分類 160
肺炎のエンピリック治療における抗菌薬の選択 163
抗菌薬の副作用 169
セラピストが注意すべき抗菌薬の副作用 174

2 肺癌の手術後 齊藤 元 175
治療の流れ 175
急性期で使用される薬 176
回復期で使用される薬 180

3 COPD 佐野正明 183
治療の流れ 183
安定期に使用される薬 184
増悪期の治療 192

4 気管支喘息 佐野正明 194
治療の流れ 194
安定期の治療 194

		発作時の治療薬	204
	5	**気管支拡張症** 竹田正秀	205
		はじめに	205
		気管支拡張症に対するマクロライド系抗菌薬長期療法	206
		マクロライド系抗菌薬の特徴	207
		気管支拡張症に対するその他の治療法	209
		気管支拡張症の予後	211
		おわりに	211
	6	**間質性肺炎** 佐藤一洋	212
		治療の流れ	212
		慢性期に使用される薬	212
		急性増悪期に使用される薬	218
	7	**人工呼吸管理下の患者** 重臣宗伯	222
		人工呼吸の目的・対象・リスク	222
		人工呼吸管理開始からリハビリテーション開始までの流れ	222
		人工呼吸管理中に使用される薬	225

D 整形外科

1	**外傷・骨折** 成田裕一郎		232
	はじめに		232
	薬物治療の流れ		232
2	**手術後** 成田裕一郎		242
	はじめに		242
	薬物治療の流れ		242
3	**関節の変性疾患** 佐々木 研		246
	治療の流れ		246
	急性期に使用される薬剤		247
	慢性期に使用される薬		249
4	**関節の炎症性疾患** 佐々木 研		253
	関節炎をきたす疾患		253
5	**骨粗鬆症** 杉村祐介		258
	治療の流れ		258
	主に使用される薬剤とその特徴		258
6	**関節リウマチ** 杉村祐介		262
	治療の流れ		262
	主に使用される薬剤とその特徴		262

E 代謝内科

1 糖尿病　細葉美穂子　266
　治療の流れ　266
　主に使用される薬剤とその特徴　267
　糖尿病患者におけるリハビリテーションの適応と禁忌　274

2 慢性腎臓病　宮形　滋　276
　慢性腎臓病の治療の流れ　276
　保存期　276
　透析期　282

3 脂質異常症　細葉美穂子　290
　治療の流れ　290
　主に使用される薬剤とその特徴　290

F 腫瘍内科

1 消化器癌：食道癌，胃癌，大腸癌，肝臓癌，膵癌，胆道癌　太田　栄　298
　はじめに　298
　食道癌の治療　298
　胃癌の治療　299
　大腸癌の治療　300
　肝細胞癌の治療　300
　膵癌の治療　301
　胆道癌の治療　301
　消化器癌の周術期に使用する薬剤　303

2 乳癌　片寄喜久　313
　はじめに　313
　乳癌治療の流れ　313
　リハビリテーションと薬剤，注意点　315
　乳癌再発後の治療とリハビリテーション　324
　まとめ　325

3 血液がん　市川喜一　326
　治療の流れ　326
　化学療法期に使用される薬剤　326
　骨髄抑制期に使用される薬　333

G 精神科

1 うつ病および双極性障害　内藤信吾　335
　はじめに　335

		うつ病の治療の流れ	335
		双極性障害の治療の流れ	343
	2	**統合失調症** 内藤信吾	351
		はじめに	351
		治療の流れ	352
	3	**認知症** 内藤信吾	358
		はじめに	358
		アルツハイマー型認知症	358
		レビー小体型認知症	361
		前頭側頭型認知症	363
	4	**その他の精神疾患** 内藤信吾	365
		せん妄	365
		アルコール依存症	368

Ⅲ その他の薬の知識 … 371

	1	**降圧薬,パーキンソン病治療薬,糖尿病薬** 高橋 寛	372
		はじめに	372
		降圧薬	372
		血液製剤,血液に作用する薬	375
		パーキンソン病治療薬	376
		糖尿病薬	379
	2	**体温調節に影響を及ぼす薬剤** 高橋 寛	382
		発汗抑制作用がある薬剤	382
		脱水症状を起こしやすい薬剤	383
		体温調節に影響を及ぼす薬剤への対応	383
	3	**抗ヒスタミン薬と尿失禁** 高橋 寛	384
		抗ヒスタミン薬	384
		抗ヒスタミン薬の副作用	384
		尿失禁を起こす薬剤	386
	4	**薬剤と転倒の危険性** 高橋 寛	392
		はじめに	392
		薬剤により転倒の危険性が高まる原因	393
		転倒防止のための睡眠薬の調整	395
		不眠と転倒リスク	396

索引 … 399

略語一覧

A

ABT	abatacept	アバタセプト
AC	adenylate cyclase	アデニル酸シクラーゼ
ACE	angiotensin converting enzyme	アンジオテンシン変換酵素
ACh	acetylcholine	アセチルコリン
AChEI	acetylcholinesterase inhibitor	アセチルコリンエステラーゼ阻害薬
ACO	asthma-COPD overlap	喘息COPDオーバーラップ
ACS	acute coronary syndrome	急性冠症候群
ACT	activated clotting time	活性化全凝固時間
AD	Alzheimer's disease	アルツハイマー病
AD	autosomal dominant	常染色体優性
ADA	adalimumab	アダリムマブ
AIP	acute interstitial pneumonia	急性間質性肺炎
ALAT	Asociación Latinoamericana de Tórax	ラテンアメリカ胸部学会
ALS	amyotrophic lateral sclerosis	筋萎縮性側索硬化症
APL	acute promyelocytic leukemia	急性前骨髄球性白血病
APTT	activated partial thromboplastin time	活性化部分トロンボプラスチン時間
AR	autosomal recessive	常染色体劣性
ARB	angiotensin II receptor blocker	アンジオテンシンII受容体拮抗薬
ARDS	acute respiratory distress syndrome	急性呼吸窮迫症候群
ATS	American Thoracic Society	米国胸部学会

B

BAD	branch atheromatous disease	分枝粥腫型梗塞
BBB	blood-brain barrier	血液脳関門
BCG	Bacillus Calmette-Guérin	カルメット・ゲラン桿菌
BCSFB	blood-cerebrospinal fluid barrier	血液脳脊髄液関門
bDMARDs	biological DMARDs	生物学的抗リウマチ薬
boDMARDs	biological originator DMARDs	バイオ製剤
BPB	blood-placental barrier	血液胎盤関門
BPSD	behavioral and psychological symptoms of dementia	認知症に伴う行動・心理症状
bsDMARDs	biosimilar DMARDs	バイオシミラー製剤
BUC	bucillamine	ブシラミン
BUN	blood urea nitrogen	血液尿素窒素
bvFTD	behavioral variant frontotemporal dementia	行動障害型前頭側頭型認知症
BZD	benzodiazepine	ベンゾジアゼピン

C

CABG	coronary artery bypass graft surgery	冠動脈バイパス術
CAP	community-acquired pneumonia	市中肺炎
CCA	cortical cerebellar atrophy	皮質性小脳萎縮症
CDS	continuous dopaminergic stimulation	持続的ドパミン受容体刺激
CIDP	chronic inflammatory demyelinating polyradiculoneuropathy	慢性炎症性脱髄性多発ニューロパチー
CK	creatine kinase	クレアチンキナーゼ
CKD	chronic kidney disease	慢性腎臓病
CKD-MBD	CKD-mineral and bone disorder	慢性腎臓病に伴う骨・ミネラル代謝異常
CN	calcineurin	カルシニューリン

CNB	core needle biopsy	針生検
COMT	catechol-*o*-methyltransferase	カテコール-*o*-メチル基転移酵素
COP	cryptogenic organizing pneumonia	特発性器質化肺炎
COPD	chronic obstructive pulmonary disease	慢性閉塞性肺疾患
COX	cyclooxygenase	シクロオキシゲナーゼ
CPX	cardiopulmonary exercise test	心肺運動負荷試験
CRPS	complex regional pain syndrome	複合性局所疼痛症候群
csDMARDs	conventional synthetic DMARDs	従来型合成抗リウマチ薬
CSWS	cerebral salt wasting syndrome	中枢性塩類喪失症候群
CTZ	chemoreceptor trigger zone	化学受容器引き金帯
CVD	cardiovascular disease	心血管疾患
CYP	cytochrome P450	シトクロムP450
CZP	certolizumab pegol	セルトリズマブペゴル

D

DA	dopamine	ドーパミン
DAPT	dual antiplatelet therapy	抗血小板薬2剤併用療法
DBP	diastolic blood pressure	拡張期血圧
DCI	dopa-decarboxylase inhibitor	ドパ脱炭酸酵素阻害薬
DDS	dopamine dysregulation syndrome	ドパミン調節障害
DHA	docosahexaenoic acid	ドコサヘキサエン酸
DIC	disseminated intravascular coagulation	播種性血管内凝固症候群
DIP	desquamative interstitial pneumonia	剥離性間質性肺炎
DIP関節	distal interphalangeal joint	遠位指節間関節
DLB	dementia with Lewy bodies	レビー小体型認知症
DM	diabetes mellitus	糖尿病
DMARDs	disease-modifying anti-rheumatic drugs	疾患修飾性抗リウマチ薬
DOAC	direct oral anticoagulant	直接経口抗凝固薬
DOB	dobutamine	ドブタミン
DOTS	directly observed treatment, short-course	直接監視下短期化学療法
DPI	dry powder inhaler	ドライパウダー吸入器
DPP-4	dipeptidyl peptidase-4	ジペプチジルペプチダーゼ4
DRPLA	dentatorubral pallidoluysian atrophy	歯状核赤核淡蒼球ルイ体萎縮症
DSA	dopamine serotonin antagonist	ドパミン・セロトニン受容体拮抗薬
DSS	dopamine system stabilizer	ドパミン・システムスタビライザー
DTX	docetaxel	ドセタキセル
DVT	deep vein thrombosis	深部静脈血栓症

E

ED	effective dose	有効量
ED	erectile dysfunction	勃起不全
EGPA	eosinophilic granulomatosis with polyangiitis	好酸球性多発血管炎性肉芽腫症
EPA	eicosapentaenoic acid	イコサペンタエン酸
EPAP	expiratory positive airway pressure	呼気気道陽圧
EPS	extra pyramidal symptom	錐体外路症状
ER	estrogen receptor	エストロゲン受容体
ERS	European Respiratory Society	欧州呼吸器学会
ESA	erythropoiesis stimulating agent	赤血球造血刺激因子製剤
ESBL	extended-spectrum β-lactamase	基質特異性拡張型βラクタマーゼ
ETN	etanercept	エタネルセプト

略語一覧

F

FDA	Food and Drug Administration	アメリカ食品医薬品局
FKBP	FK-506 binding protein	FK-506結合蛋白質
FN	febrile neutropenia	発熱性好中球減少症
FTD	frontotemporal dementia	前頭側頭型認知症
FVC	forced vital capacity	努力肺活量

G

G-CSF	granulocyte-colony stimulating factor	顆粒球コロニー刺激因子
GABA	gamma aminobutyric acid	γ-アミノ酪酸
GBS	Guillain-Barré syndrome	ギラン・バレー症候群
GER	gastric emptying rate	胃内容排出速度
GFR	glomerular filtration rate	糸球体濾過量
GLM	golimumab	ゴリムマブ
GLP-1	glucagon-like peptide 1	グルカゴン様ペプチド-1
GR	glucocorticoid receptor	糖質コルチコイド受容体

H

HAP	hospital-acquired pneumonia	院内肺炎
HD	hemodialysis	血液透析
HDL-C	high density lipoprotein cholesterol	高比重リポ蛋白コレステロール
HER2	human epidermal growth factor receptor type 2	ヒト上皮成長因子受容体2型
HIT	heparin-induced thrombocytopenia	ヘパリン起因性血小板減少症

I

IABP	intra aortic balloon pumping	大動脈内バルーンパンピング
ICH	intracerebral hemorrhage	脳出血
ICS	inhaled corticosteroid	吸入ステロイド薬
ICU	intensice care unit	集中治療室
ICU-AD	ICU-acquired delirium	ICU関連せん妄
ICU-AW	ICU-acquired weakness	ICU関連筋力低下
IDF	International Diabetes Federation	国際糖尿病連合
IFX	infliximab	インフリキシマブ
IGU	iguratimod	イグラチモド
IHC	immunohistochemistry	免疫組織染色免疫組織染色
IIPs	idiopathic interstitial pneumonias	特発性間質性肺炎
IL	interleukin	インターロイキン
IMiDs	immunomodulatory drugs	免疫調整薬免疫調整薬
IPAP	inspiratory positive airway pressure	吸気気道陽圧
IPF	idiopathic pulmonary fibrosis	特発性肺線維症
ITB	intrathecal baclofen therapy	バクロフェン髄腔内投与療法
ITP	idiopathic thrombocytopenic purpura	特発性血小板減少性紫斑病
IV-PCA	intravenous patient-controlled analgesia	経静脈的自己調節鎮痛法
IVIG	intravenous immunoglobulin	免疫グロブリン大量静注療法

J

JAK	janus kinase	ヤヌスキナーゼ
JIA	juvenile idiopathic arthritis	若年性特発性関節炎
JRS	The Japanese Respiratory Society	日本呼吸器学会

L

LABA	long acting beta-2 agonist	長時間作用性β_2刺激薬
LAI	long acting injection	持効性注射剤
LAMA	long acting muscarinic antagonist	長時間作用性抗コリン薬

LD	lethal dose	致死量
LDH	lactate dehydrogenase	乳酸脱水素酵素
LDL-C	low-density lipoprotein cholesterol	低比重リポ蛋白コレステロール
LIP	lymphocytic interstitial pneumonia	リンパ球性間質性肺炎
LPL	lipoprotein lipase	リポ蛋白リパーゼ
LT	leukotriene	ロイコトリエン
LTRA	leukotriene receptor antagonist	ロイコトリエン受容体拮抗薬

M

M	muscarine	ムスカリン
m-ECT	modified electroconvulsive therapy	修正型電気けいれん療法
MAO	monoamine oxidase	モノアミン酸化酵素
MAP	mean arterial pressure	平均血圧
MARTA	multi-acting receptor targeted antipsychotics	多元受容体標的抗精神病薬
MG	myasthenia gravis	重症筋無力症
MIC	minimum inhibitory concentration	最小発育阻止濃度
MJD	Machado-Joseph disease	マシャド・ジョセフ病
MMG	mammography	マンモグラフィ
MMT	Manual Muscle Testing	徒手筋力テスト
MRONJ	medication related osteonecrosis of the jaw	薬剤関連性顎骨壊死
MRSA	methicillin-resistant staphylococcus aureus	メチシリン耐性黄色ブドウ球菌
MSA	multiple system atrophy	多系統萎縮症
MTP	microsomal triglyceride transfer protein	ミクロソームトリグリセライド転送蛋白
MTP関節	metatarsophalangeal joint	中足趾節関節
MTX	methotrexate	メソトレキセート
MZR	mizoribine	ミゾリビン

N

NAMDRC	National Association for Medical Direction of Respiratory Care	—
NaSSA	noradrenergic and specific serotonergic antidepressant	ノルアドレナリン作動性・特異的セロトニン作動性抗うつ薬
NFAT	nuclear factor of activated T cells	活性化T細胞核内因子
NHCAP	nursing and healthcare-associated pneumonia	医療・介護関連肺炎
NIPPV	non-invasive positive pressure ventilation	非侵襲的陽圧換気法
NMDA	N-methyl-D-aspartic acid	N-メチル-D-アスパラギン酸
NO	nitric oxide	一酸化窒素
NOAC	non-vitamin K antagonist oral anticoagulant	非ビタミンK拮抗経口抗凝固薬
NPC1L1	Niemann-Pick C1 Like 1 protein	
NSAIDs	non-steroidal anti-inflammatory drugs	非ステロイド性抗炎症薬
NSIP	nonspecific interstitial pneumonia	非特異性間質性肺炎

O

OAB	overactive bladder	過活動膀胱
OD	oral disintegrant	口腔内崩壊錠
OPCA	olivopontocerebellar atrophy	オリーブ橋小脳萎縮症
ORS	oral rehydration solution	経口補水液
OTC医薬品	over the counter 医薬品	一般用医薬品

P

PCA	patient-controlled analgesia	自己調節鎮痛法
PCEA	patient-controlled epidural analgesia	自己調節硬膜外鎮痛法
PCI	percutaneous coronary intervention	経皮的冠動脈インターベンション

略語一覧

PCSK9	proprotein convertase subtilisin/kexin type 9	前駆蛋白転換酵素サブチリシン/ケキシン9型
PD	peritoneal dialysis	腹膜透析
PDE	phosphodiesterase	ホスホジエステラーゼ
PE	plasma exchange	単純血漿交換療法
PEG	percutaneous endoscopic gastrostomy	経皮内視鏡的胃瘻造設術
PG	prostaglandin	プロスタグランジン
PgR	progesterone receptor	プロゲステロン受容体プロゲステロン受容体
PIP関節	proximal interphalangeal joint	近位指節間関節
PLC	phospholipase C	ホスホリパーゼC
PLT	platelet count	血小板数
PMDA	Pharmaceuticals and Medical Devices Agency	医薬品医療機器総合機構
pMDI	pressurized metered dose inhaler	加圧式定量噴霧式吸入器
PMRT	postmastectomy radiation therapy	乳房切除後放射線療法
PNFA	progressive nonfluent aphasia	進行性非流暢性失語
PPARα	peroxisome proliferator-activated receptor α	ペルオキシソーム増殖剤応答性受容体α
PPFE	pleuroparenchymal fibroelastosis	上葉優位型肺線維症
PPI	proton pump inhibitor	プロトンポンプ阻害薬
PRL	prolactin	プロラクチン
PSC	primary systemic chemotherapy	術前化学療法
PT-INR	prothrombin time international normalized ratio	プロトロンビン時間国際標準比
PTE	pulmonary thromboembolism	肺血栓塞栓症
PTH	parathyroid hormone	副甲状腺ホルモン
PTX	paclitaxel	パクリタキセル
PVS	pigmented villonodular synovitis	色素性絨毛結節性滑膜炎
R		
RA	rheumatoid arthritis	関節リウマチ
RAAS	renin-angiotensin-aldosterone system	レニン・アンジオテンシン・アルドステロン系
RASS	Richmond Agitation-Sedation Scale	リッチモンド興奮・鎮静スケール
RB-ILD	respiratory bronchiolitis-associated interstitial lung disease	呼吸細気管支炎を伴う間質性肺炎
RBC	red blood cell count	赤血球数
RCT	randomized controlled trial	無作為化比較試験
RFA	radiofrequency ablation	ラジオ波焼灼療法
S		
SABA	short acting beta-2 agonist	短時間作用性β_2刺激薬短
SAH	subarachnoid hemorrhage	くも膜下出血
SAMA	short acting muscarinic antagonist	短時間作用性抗コリン薬
SASP	salazosulfapyridine	サラゾスルファピリジン
SBI	silicone breast implant	シリコン乳房インプラント
SBMA	spinal and bulbar muscular atrophy	球脊髄性筋萎縮症
SBP	systolic blood pressure	収縮期血圧
SCA3	spinocerebellar ataxia type 3	脊髄小脳変性症3型
SCD	spinocerebellar degeneration	脊髄小脳変性症
Scr	serum creatinine	血清クレアチニン
SD	semantic dementia	意味性認知症
SDA	serotonin dopamine antagonist	セロトニン・ドパミン受容体拮抗薬

sDMARDs	synthetic DMARDs	合成DMARDs
SDS	Shy-Drager syndrome	シャイ・ドレーガー症候群
SERM	selective estrogen receptor modulators	選択的エストロゲン受容体モジュレーター
SGLT	sodium glucose cotransporter	ナトリウム・グルコース共輸送体
SIADH	syndrome of inappropriate secretion of antidiuretic hormone	抗利尿ホルモン不適合分泌症候群
SLE	systemic lupus erythematosus	全身性エリテマトーデス
SLNB	sentinel lymph node biopsy	センチネルリンパ節生検
SMA	spinal muscular atrophy	脊髄性筋萎縮症
SMART	single inhaler maintenance and reliever therapy	SMART療法
SN	sentinel node	センチネルノード
SND	striatonigral degeneration	線条体黒質変性症
SNRI	serotonin and noradrenaline reuptake inhibitor	セロトニン・ノルアドレナリン再取り込み阻害薬
SSRI	selective serotonin reuptake inhibitor	選択的セロトニン再取り込み阻害薬
SU	sulfonylurea	スルホニル尿素
T		
TAC	tacrolimus hydrate	タクロリムス水和物タクロリムス水和物
TACE	transcatheter arterial chemo-embolization	肝動脈化学塞栓療法
TCZ	tocilizumab	トシリズマブ
TDM	therapeutic drug monitoring	治療薬物モニタリング
TDP-43	TAR DNA-binding protein of 43kDa	—
TE	tissue expander	ティッシュエキスパンダー
TG	triglyceride	トリグリセライド
TIA	transient ischemic attack	一過性脳虚血発作
TKI	tyrosine kinase inhibitor	チロシンキナーゼ阻害薬
TOF	tofacitinib	トファシチニブ
TP	total protein	総蛋白総蛋白
TSAT	transferrin saturation	トランスフェリン飽和度
tsDMARDs	targeted synthetic DMARDs	分子標的型DMARDs
TRH	thyrotropin-releasing hormone	甲状腺刺激ホルモン放出ホルモン
TSH	thyroid stimulating hormone	甲状腺刺激ホルモン
TPPV	tracheal positive pressure ventilation	気管切開下陽圧換気療法
TX	thromboxane	トロンボキサン
U		
UA	uric acid	尿酸
UPDRS	unified Parkinson's disease rating scale	パーキンソン病統一スケール
US	ultrasonography	超音波診断
V		
VA	vascular access	バスキュラーアクセス
VAB	vacuum assisted biopsy	吸引式生検
VAP	ventilator associated pneumonia	人工呼吸器関連肺炎
VATS	video-assisted thoracoscopic surgery	ビデオ胸腔鏡下手術
VF	ventricular fibrillation	心室細動
VLDL	very low density lipoprotein	超低比重リポ蛋白
W		
WBC	white blood cell count	白血球数
WHO	World Health Organization	世界保健機関

I 薬の基礎知識

I 薬の基礎知識

1 薬理作用：総論

松田泰行

■ 薬理学の概念

薬理学とは，薬物が生体に対してどのように作用し，また生体がその薬物を体内でどのように処理しているのかを研究することによって，薬物がなぜ効くのかを追及する学問である。すなわち，薬物と生体との相互作用により起こる反応を研究することである。薬物と生体の相互作用には，薬物が生体の機能に及ぼす作用（薬理作用）と，生体が薬物に及ぼす作用（薬物動態）とがある。薬理学には実験薬理学と臨床薬理学がある。実験薬理学は，薬物の作用を主として実験動物を対象に研究する。臨床薬理学では，ヒトにおける薬物生体内動態（吸収，分布，代謝，排泄），安全性や有効性の評価や臨床的応用を研究する。また，治療の面から薬物の効能・効果などを研究する薬物治療学もこれに含まれる。

■ 薬（医薬品）と薬物

一般に，「薬（医薬品）」と「薬物」という名称が使われている。薬（医薬品）とは，病気の診断，治療や予防で用いるものに対する名称である。薬物はより広い意味で用いられ，生体になんらかの作用をもつ化学物質をいう。しかし，両者は厳密に区別されずに使われていることから，ここでは薬（医薬品）と薬物を同じ意味として扱うこととする。

■ 薬理作用：基本事項

◆ 生体がもつ機能の促進と抑制

生体における特定の細胞・器官の機能が促進あるいは増強することを興奮作用といい，逆に減弱あるいは低下することを抑制作用という。さらに，抑制が強くなった状態を麻痺ということがある。

◆ 局所作用と全身作用

薬物が生体の適用部位だけに作用することを局所作用といい，薬

1 薬理作用：総論

物が吸収されて適用部位とは異なる離れた部位に作用を及ぼすことを全身作用という。局所作用を期待して用いた薬物が吸収され，血液中に入り全身作用を起こすことがあるので注意が必要である。

◆ 直接作用と間接作用

薬物が生体のある特定の標的器官に直接的に作用するものを直接作用（一次作用）といい，ある標的器官への直接作用の結果，他の器官の機能に間接的に変化を起こすことを間接作用（二次作用）という。例えば，降圧薬であるカルシウム拮抗薬は，血管平滑筋に直接作用し，血管を拡張して血圧を下げるが（一次作用），レニン阻害薬はレニン活性部位を阻害して血漿レニン活性を低下することで血圧を低下させる（二次作用）。

◆ 選択作用と一般作用

薬物が特定の組織・器官に選択的に作用することを選択作用という。これに対して薬物が組織・器官などに広範囲に作用することを一般作用という。

◆ 主作用と副作用

治療に有用で重要な作用を主作用といい，治療に不必要で有害な作用を副作用という。例えば，解熱鎮痛薬の主作用は解熱・鎮痛であり，副作用として胃腸障害を起こすことがある。

◆ 薬物依存と耐性

同一薬物を長期間投与していると，その薬物に対する欲求が強くなる。その結果，投与を中止したときに精神的混乱や身体的症状が生じることがあり，これを薬物依存という。

薬物依存には，精神的依存と身体的依存がある。精神的依存だけの場合を習慣といい，身体的依存も生じる場合には嗜癖という。薬物を中止したときに生じる精神的・肉体的苦痛を伴う症状を禁断症状という。また，薬物を反復あるいは長期間服用していると，しだいに薬物の効果が薄れてくる。これを耐性という。

薬の基礎知識

2 薬物の生体内動態

松田泰行

■ はじめに

生体へ投与された薬物は、すぐに薬効を発現するわけではない。薬物は吸収された後、体内に分布し、作用部位に到達して一定の比率で分布することで生体に作用を及ぼす（薬効発現）。その後、代謝され、なんらかの形で体外に排泄される。この一連の過程を薬物動態という。すなわち、薬物の生体内動態とは、吸収（absorption）、分布（distribution）、代謝（metabolism）、排泄（excretion）のことであり、その頭文字をとってADME（アドメ）とよばれている。

■ 吸収

◆ 経口投与における吸収

局所作用を目的とする薬物や血管内投与する薬物以外の多くの薬物は、内服すると製剤が崩壊・分散して薬物が溶解し、小腸から吸収されて血液中に入る。すなわち吸収とは、薬物が投与部位から血液循環系へ取り込まれることである。

消化管は食道から肛門までだが、胃、小腸、大腸では栄養物を含む物質の消化と吸収が行われる。

胃には絨毛がないため吸収性は悪いが、酸性薬物は吸収される。しかし、塩基性の薬物は吸収されない。

十二指腸、空腸、回腸からなる小腸は、絨毛が発達しており吸収面積が大きいため、多くの薬物は小腸から吸収される。このとき、薬物が小腸の細胞膜を通過する必要があるが、脂溶性（脂に対しての溶けやすさ）が高い薬物ほどよく吸収される。小腸の細胞膜を薬物が通過するメカニズムには、細胞膜を境に薬物濃度が高いほうから低いほうへ移動する受動輸送と、濃度勾配に逆らって薬物が低濃度側から高濃度側へ移行する能動輸送の2つがある。

2 薬物の生体内動態

一般に，ほとんどの薬物が受動輸送によって吸収される。

吸収速度と吸収量は，薬物の投与方法，溶解性，投与量などによって変化する。経口投与された薬物が胃を通過して小腸へ移行する速度（胃内容排出速度：GER）は食事の影響を受け，食事を摂るとGERは遅延する。薬物は食後よりも食前の空腹時に服用すると吸収性はよくなるが，胃粘膜に対する刺激性が大きくなり胃腸障害を起こしやすくなるため，食後の投与が望ましい。しかし，一部の薬物，例えば，消化管運動機能改善剤のドンペリドン（ナウゼリン®）などは，食前の投与が基本となる。

◆ 非経口投与における部位別の薬物吸収

口腔粘膜からの吸収

口腔粘膜からの吸収は直接体循環に入り，肝初回通過効果[*1]を受けない。

ニトログリセリン，硝酸イソソルビド（ニトロール®）などがある。

直腸からの吸収

直腸からは，脂溶性の高い薬物が吸収されやすい。直腸中・下部から吸収された薬物は直接体循環血中に入るため，肝初回通過効果を受けない。

坐薬として投与され，解熱鎮痛薬などがある。

皮膚からの吸収

これまで皮膚への薬物の適用は，局所作用を期待したものに限定されていたが，近年は全身作用を目的とした投与部位としても

[*1] 肝初回通過効果：小腸や大腸上部から吸収されて毛細血管に移行した薬物は，全身循環血に移行する前に門脈を通り肝臓に移行する。その際，薬物によっては全身循環血に入る前に肝臓で代謝を受ける。この現象を肝初回通過効果という。この効果が著しい薬物として，ニトログリセリン，テストステロン，リドカイン（リドカイン注射液），エストラジオール吉草酸エステル（ペラニンデポー筋注），プロプラノロール塩酸塩（インデラル®）などがある。

用いられている。

皮膚からの吸収は，毛穴，皮汗腺からの経路と，角質層を透過する経路に分けられる。肝初回通過効果を受けず，テープ剤として投与される。

ニトログリセリン（ミリステープ®），硝酸イソソルビド（フランドル®テープ），ツロブテロール（ホクナリン®テープ）などがある。

肺からの吸収

吸入された薬物は，咽頭，気管支，肺胞を経て血液中に入るため，肝初回通過効果を受けない。

肺胞から吸収されるためには，粒子径が0.5〜1μmが望ましい。これ以上の粒子径になると，気道に留まり肺胞まで到達しない可能性がある。粒子径により吸収動態が異なる。ほかの投与経路に比べ，高分子薬物が吸入されやすい。吸入エアゾール剤として投与される。

副腎皮質ステロイド性薬が挙げられる。

■ 分布

投与部位から循環血液中に入った薬物は，血流によって各組織に拡散し，組織内に移行する。薬物が血液中から組織内に移行することを，分布という。

血液中の薬物の一部は，血漿蛋白（アルブミン）や組織の蛋白と結合した結合型と，結合していない遊離型があり，その結合の多くは可逆的である。組織・臓器に到達して薬理作用を発現し，生体内変化を受けて排泄されるのは遊離型のみである。結合型の薬物は血液中に長く留まり，遊離型の薬物が減少したときの補給源となる。

また，血液中の薬物が脳内に移行するには，血液脳関門（BBB）と血液脳脊髄液関門（BCSFB）という特別な関門を通過しなければならない。脳は血液と脳脊髄液の2種類の液体と接している

2 薬物の生体内動態

が，薬物が血液から直接，脳実質細胞へ移行する経路がBBBであり，薬物が血液から脳脊髄液に移行し，そこから脳へ移行する経路がBCSFBである。

このほかに，血液胎盤関門（BPB），血液精巣関門などがあり，薬物の移行の関所の役目を担っている。

◆ 血液脳関門

脳の毛細血管壁の内皮細胞が密に接着しているが，この特性により血液から脳への物質移行に対する強力なバリヤーが形成されている。この血液と脳の間の通過関門がBBBである。

脳内へ薬物が移行するには脳毛細血管内皮細胞を透過しなければならないが，脂溶性の高い薬物や分子量が小さい薬物ほど透過できる。

◆ 血液脳脊髄液関門

脳脊髄液は脳室にある脈絡叢から分泌され，くも膜絨毛から血管内に流入する。毛細血管を透過した薬物は，脈絡叢上皮細胞を透過して脳脊髄液に移行し，その後，脳脊髄液から脳へ移行すると考えられている。脈絡叢の毛細血管はBBBとは異なり密着結合していないため，低分子物質は容易に通過する。

髄液内に投与された薬物は比較的容易に脳内へ入るが，血液から髄液中への移行は容易ではない。しかし，脂溶性の高い薬物が透過できることから，BCSFBが存在すると考えられている。脳脈絡叢の血管内皮と上皮細胞が関門の役割を担っている。

◆ 血液胎盤関門

胎盤は，胎児の成長に必要な酸素と栄養を母体の血液から受け取る一方，胎児側で生成した代謝老廃物を母体側へ排泄する機能ももっている。胎盤では，母体血と胎児血は完全に隔てられており，両者が直接混ざることはない。胎盤膜は，シンシチオトロホブラスト細胞と，それに接するサイトトロホブラスト細胞，基底

膜，胎児絨毛血管から成り立っている。この層状構造が，物質通過のBPBとして機能している。BPBは，血液脳関のような厳しい関門ではなく，消化管から吸収される程度の脂溶性の薬物はほとんど通過する。しかし，水溶性の薬物はその極性にもよるが，一般に通過性は悪い。

■ 代謝

　薬物の代謝反応では，脂溶性薬物が水溶性薬物に変化し体外へ排泄される。代謝反応は，第一相反応と第二相反応に分けられる。第一相反応は，酸化，還元，加水分解による反応で，第二相反応は抱合（結合）反応である。

　薬物代謝は肝，腎，肺，小腸上皮，脳，皮膚，胎盤などさまざまな組織で行われているが，最も重要な役割は肝臓が担っている。生体に吸収された水溶性の高い薬物は，そのままの構造（未変化体）で尿中などに排泄されるが，脂溶性の薬物は体外へ排泄されにくいことから，肝臓やその他の臓器により代謝を受けて水溶性の構造になってから体外に排泄される。酵素などで薬物の化学構造が生体内で変化することを薬物代謝という。

　消化管やその他の部位で代謝される薬物もあるが，薬物代謝は主に肝臓で行われる。肝臓の細胞の小胞体に存在する肝ミクロソーム系酵素が薬物を酸化するが，この代表的な薬物代謝酵素がシトクロムP450（CYP）[*2]である。CYPによる酸化（第一相反応）で生成された代謝物は，グルクロン酸抱合，硫酸抱合，グルタチオン抱合，アセチル抱合，アミノ酸抱合などによって水溶性の代謝物となり（第二相反応），尿中や胆汁中に排泄されやすくなる。

[*2] シトクロムP450：肝細胞内の小胞体に多く存在する一原子酸素添加酵素（モノオキシゲナーゼ）で，薬物代謝で最も重要な酸化反応を担っている。CYPは分子量が約4.5万のヘム鉄を有するヘム蛋白質で，多くの分子種（**表1**）が存在するが，ヒトの薬物代謝に関するものは約20種である。基質特異性が低く，この約20種の酵素で100万以上の脂溶性化合物を代謝できる。アミノ酸組成が40％以上の相同性を有するCYPは1つの群（ファミリー）にまとめられ，55％以上の相同性を有するものは，さらに亜群（サブファミリー）に分類される。

2 薬物の生体内動態

表1　代表的なシトクロム分子種と代謝される薬物

シトクロム分子種	代謝される薬剤
CYP1A2	• テオフィリン　• チザニジン　• イミプラミン • プロプラノール　　など
CYP2C9	• フェニトイン　• イブプロフェン　• ジクロフェナク　など
CYP2C19	• ジアゼパム　• オメプラゾール　• イミプラミン　など
CYP2D6	• アミトリプチン　• イミプラミン　• プロプラノール　など
CYP2E1	• アセトアミノフェン　• エタノール　　など
CYP3A4	• シクロスポリン　• カルバマゼピン　• ジアゼパム • ミコナゾール　• テストステロン　• エリスロマイシン • トリアゾラム　• タクロリムス　• ニフェジピン　　など

CYP3A4は肝臓中に約30％と最も多く存在し，代謝される薬物の種類も最も多い。一般に薬物代謝に関与するCYPの基質特異性は低く，1つの薬物の酸化に複数のCYPが関与し，複数の薬物が同一のCYP分子種により酸化される。例えば，ジアゼパム（セルシン®）は，CYP2C19でN-脱メチル化され，CYP3A4で水酸化を受ける。プロプラノロール塩酸塩（インデラル®）は，CYP1A2でN-脱イソプロピル化され，CYP2D6で水酸化を受ける

　酸化以外の第一相反応は，還元，加水分解であり，水酸基をもつ代謝物はグルクロン酸や酢酸などと抱合して水溶性の構造となる。

　このような過程を経て薬物はその活性を消失し，体外に排泄される。

■ 排泄

　生体に吸収された薬物は，そのままの構造か，あるいは代謝されて水溶性の構造に変化した後に体外に出される。これを排泄という。

　主な排泄経路は，腎排泄（尿中排泄）と胆汁排泄（便中排泄）である。そのほかに，肺，乳腺，唾液腺，汗腺などの排泄経路もある。多くの薬物は，少量ではあるが母乳中に排泄されるため，授乳中の薬物摂取には注意が必要である。

　排泄臓器のなかでも腎臓は最も重要な役割を果たしており，多くの薬物が尿中に排泄される。

◆ 尿中排泄

腎臓からの薬物の排泄には、①糸球体濾過、②尿細管での再吸収、③尿細管からの分泌の3つの過程がある。

①糸球体濾過：腎糸球体では遊離型の薬物だけが濾過され、血清アルブミンと結合している結合型薬物は濾過されない。

②尿細管での再吸収：糸球体濾過または尿細管分泌により尿細管へ排泄された薬物は、尿細管で再び吸収される。つまり、濾過された液中の薬物濃度が上昇し、血液中の薬物の低い濃度の間に差（濃度勾配）ができるため、多くの薬物はこの濃度差により濾過液中から血液中に戻る。特に脂溶性の高い薬物は再吸収されるため、ほとんど尿中へは排泄されない。

③尿細管からの分泌：尿細管の上部の近位尿細管には能動輸送による輸送系があり、比較的極性の高い酸性および塩基性の薬物〔プロベネシド（ベネシッド®）、フロセミド（ラシックス®）、シメチジン（タガメット®）〕などは腎尿細管分泌機構によって血漿中から尿細管内へ排泄される。

循環血液中に移行後、未変化体として尿中に排泄されやすい薬物には**表2**に示すものがあり、尿中排泄型薬物といわれている。

表2 未変化体として尿中に排泄されやすい薬物

- 炭酸リチウム（リーマス®）
- カナマイシン硫酸塩（カナマイシン）
- ジゴキシン（ジゴシン®）
- ゲンタマイシン硫酸塩（ゲンタシン®注）
- エナラプリルマレイン酸塩（レニベース®）
- メトトレキサート（リウマトレックス®）
- バンコマイシン塩酸塩（塩酸バンコマイシン）
- アミカシン硫酸塩（アミカシン硫酸塩）　　　　など

2 薬物の生体内動態

◆ 胆汁排泄

　脂溶性の薬物は，肝ミクロソームの薬物代謝酵素により水酸化され，その後，グルクロン酸抱合や硫酸抱合を受けた代謝物として胆汁中に排泄されることが多い。

　胆汁排泄の特徴は，薬物が高濃度に濃縮されて排泄されることと，腸肝循環[*3]が存在することである。

◆ 乳汁中排泄

　脂溶性が高く，血漿中に分子形（非イオン形）で存在し，かつ血漿中の蛋白質と結合していない薬物は，乳汁中に排泄されやすい。また，塩基性の薬物は，酸性薬物よりも母乳中へ移行しやすい。

　乳汁中に排泄される薬物は，量は少ないが乳児の代謝機能は不十分なため，薬物の種類によっては乳児に影響を及ぼすことがある。

　服用後は授乳を避けることが望ましい薬物を**表4**に示す。

表3　腸肝循環を受けやすい薬物

- アルファカルシドール（アルファロール®）
- ピリドキシン塩酸塩（アデロキシン®）
- メコバラミン（メチコバール®）
- インドメタシン
- モルヒネ塩酸塩
- プラバスタチンナトリウム（メバロチン®）
- クロルプロマジン塩酸塩（コントミン®）　　など

表4　服用後は授乳を避けるべき薬物

- ジアゼパム（セルシン®）
- アルプラゾラム（ソラナックス®，コンスタン®）
- アテノロール（テノーミン®）
- メトトレキサート（リウマトレックス®）　　など

[*3] 腸肝循環：肝臓から胆汁排泄を経て腸管に排泄された薬物が，腸管で再吸収され，門脈と肝臓経由で再び体循環に戻る現象。腸肝循環を受けやすい薬物を**表3**に示す。

I 薬の基礎知識

3 剤形

松田泰行

■ 薬物の投与方法：剤形と投与経路（日本薬局方に収載されている剤形）

薬物は，その特性や使用目的によって，さまざまな経路から投与される。投与経路によって薬物は異なる体内動態（吸収速度，代謝速度）を示し，その結果，効果発現時間，効力の強さ，効果持続時間などに影響を及ぼす。

投与経路は大きく経口投与と非経口投与に分けられる。また，全身作用を目的で投与する場合を全身投与といい，限定された部位に効果を期待する投与を局所投与という。

◆ 経口投与する製剤

経口摂取して消化管で吸収されることを目的とする。製剤の種類を**表1**に示す。

表1　経口投与する製剤

剤　形		特　徴
錠剤		・経口投与する一定形状の固形製剤 ・最も一般的な投与剤形で，消化管で崩壊，分散し，腸管粘膜から吸収される ・不快な味や臭いのある薬物を糖衣錠にするなど加工しやすい ・薬効持続時間（12時間，24時間など）や腸溶錠などの製剤が可能 ・嚥下能力が低下している患者は，錠剤の大きさによっては注意が必要
	口腔内崩壊錠	・口腔内で速やかに溶解・崩壊する ・水なしで服用でき，服用のしやすさから近年，多くの薬剤で製剤化されている ・通常は「〜D錠」「〜OD錠」と付けて，普通錠と区別している
	チュアブル錠	口腔内で噛み砕いて服用する

（次ページに続く）

3 剤形

表1　経口投与する製剤（続き）

剤　形	特　徴
発泡錠	水中で発泡しながら溶解・分散する
分散錠	水に分散して服用する
溶解錠	水に溶解して服用する
カプセル剤	・カプセルに充填またはカプセル基剤で被包形成した製剤 ・不快な味や臭いのある薬物をカプセルに充填することで，服用が容易になる ・軟カプセル剤と硬カプセル剤がある ・嚥下が不十分だとカプセルが食道に滞留し，薬剤性の潰瘍が生じる危険性があるため，嚥下能力が低下している患者には注意が必要
顆粒剤	・経口投与する粒状に造粒した製剤 ・消化管で分散し，腸管粘膜から吸収される。飛散性が少なく，流動性がよく服用しやすい ・総入れ歯の患者にとっては，入れ歯と顎の隙間に入り込むなどの不快感もある
散剤	・経口投与する粉末状の製剤 ・最も一般的な投与剤形で，消化管で分散し，腸管粘膜から吸収される ・他の固形製剤よりも効果発現時間が短く，嚥下能力が低下している患者にも適用可能
経口液剤	経口投与する液状または流動性のある粘稠なゲル状の製剤
エリキシル剤	甘味および芳香のあるエタノールを含む澄明な液状の製剤
懸濁剤	有効成分を微細均質に懸濁した経口液剤
乳剤	有効成分を微細均質に乳化した経口液剤
リモナーデ剤	甘味および酸味のある澄明な液状の経口液剤
シロップ剤	・経口投与する糖質または甘味剤を含む粘稠性のある液状または固形の製剤 ・主に小児が服用できるようにした製剤が多い
シロップ用剤	・水を加えるとシロップ剤となる，顆粒状または粉末状の製剤。ドライシロップ剤と称する ・主に小児が服用できるようにした製剤が多く，そのまま服用するか，水などを加えて溶解・懸濁状にして服用する ・水以外でも溶解するが，ジュースやヨーグルトに混ぜると不快な味や臭いになることがある
経口ゼリー剤	・経口投与する流動性のない成形したゲル状の製剤 ・代表的なものに，骨粗鬆症治療薬のビスホスホネート製剤アレンドロン酸ナトリウム水和物（ボナロン®経口ゼリー）がある。この錠剤は食道狭窄や食道通過遅延障害の患者には投与できないことから，ゼリー剤が開発された

◆ 口腔内に適用する製剤（表2）

表2 口腔内に適用する製剤

剤　形		解　説
口腔用錠剤		口腔内に適用する一定の形状の固形製剤
	トローチ剤	・口腔内で徐々に溶解・崩壊させ、口腔、咽頭などの局所に適用する ・内服錠剤より大きいため、誤飲による窒息に注意が必要
	舌下錠	・有効成分を舌下で速やかに溶解させ、口腔粘膜から吸収させる ・代表的な薬剤に狭心症、心筋梗塞などの一時的緩解療法に使用するニトログリセリン舌下錠があり、数分以内に効果が現れる
	バッカル錠	有効成分を臼歯と頬の間で徐々に溶解させ、口腔粘膜から吸収させる
	付着錠	口腔粘膜に付着させて用いる
	ガム錠	咀嚼により、有効成分を放出する
口腔用液剤		口腔内に適用する、液状または流動性のある粘稠なゲル状の製剤
	含嗽剤	うがいのために口腔、咽頭などの局所に適用する
口腔用スプレー剤		口腔内に適用する、有効成分を霧状、粉末状、泡状またはペースト状などにして噴霧する製剤
口腔用半固形剤		口腔粘膜に適用する製剤で、クリーム剤、ゲル剤または軟膏剤がある

◆ 注射により投与する製剤

注射剤

注射針を用いて、皮下、筋肉内または血管などの体内組織・器官に直接投与する。溶解液、懸濁液、乳濁液のものや、使用時に溶解もしくは懸濁して用いる固形の無菌製剤がある。投与経路によって、**表3**のように分類される。

輸液剤

静脈内投与する製剤。

埋め込み注射剤

長期にわたる有効成分の放出を目的として、皮下、筋肉内などに埋め込み用の器具を用いて、または手術によって適用する。固形またはゲル状である。

3 剤形

持続性注射剤

長期にわたる有効成分の放出を目的として，筋肉内などに適用する注射剤である。

表3　注射剤の投与経路による分類

分　類	解　説
皮内注射	表皮の下の真皮に投与する。ツベルクリン反応など
皮下注射	真皮と筋層間の皮下組織に投与する
筋肉内注射	筋層内に投与する。皮下に比べて吸収が速い
静脈内注射	通常，前腕などの表在静脈に投与する。作用発現が速い
中心静脈栄養法	血流量の多い中心静脈に投与する。高濃度かつ高張でも投与可能

◆ 透析に用いる製剤：透析用剤

腹膜透析または血液透析に用いる，液状もしくは使用時に溶解する固形の製剤である。腹膜用透析剤と血液透析用剤がある。

◆ 気管支・肺に適用する製剤

吸入剤

有効成分をエアゾールとして吸入し，気管支または肺に適用する製剤である。

吸入粉末剤

吸入量が一定となるように調製された，固体粒子のエアゾールとして吸入する製剤である。専用吸入器具がある。

吸入液剤

ネブライザなどにより適用する液状の吸入剤である。

吸入エアゾール剤

容器に充填した噴射剤とともに，一定量の有効成分を噴霧する定量噴霧式吸入剤である。容器は密閉されているので微生物による汚染がなく，専用容器により吸入量が一定している。

◆ 目,耳,鼻に適用する製剤(表4)

表4 目,耳,鼻に適用する製剤

剤　形		解　説
点眼剤		・結膜嚢などの眼組織に適用する。液状のものと,使用時に溶解・懸濁して用いる固形のものがある ・2種類以上の点眼薬を同時使用するときは,5分間の間隔を空ける ・滴数は通常1滴で十分
眼軟膏剤		結膜嚢などの眼組織に適用する半固形の無菌製剤
点耳剤		外耳または中耳に投与する。液状,半固形のものや,使用時に溶解・懸濁して用いる固形の製剤がある
点鼻剤		鼻腔または鼻粘膜に投与する
	点鼻粉末剤	微粉状の点鼻剤
	点鼻液剤	・液状のものや,使用時に溶解・懸濁して用いる固形のものがある ・有効成分をスプレーポンプなどの適切な噴霧用器具を用いて一定量投与する製剤 ・全身作用と局所作用を目的とするものがある

◆ 直腸,腟に適用する製剤(表5)

表5 直腸,腟に適用する製剤

剤　形	解　説
坐剤	・直腸内に適用する。体温で溶融するか,または水に徐々に溶解・分散することで有効成分を放出する,一定形状の半固形製剤 ・全身作用と局所作用を目的とするものがある ・胃腸障害を回避できる ・経口投与が難しい患者に適した剤形
直腸用半固形剤	肛門周囲または肛門に適用する製剤。クリーム剤,ゲル剤,軟膏剤がある
注腸剤	肛門を通して適用する,液状または粘稠なゲル状の製剤
腟錠	腟に適用する。水に徐々に溶解・分散することで有効成分を放出する,一定形状の固形製剤
腟用坐剤	腟に適用する。体温によって融解するか,または水に徐々に溶解・分散することで有効成分を放出する,一定形状の半固形製剤

3 剤形

◆ 皮膚などに適用する製剤（表6）

表6　皮膚などに適用する製剤

剤　形	解　説
外用固形剤	皮膚（頭皮を含む）または爪に，塗布・散布する固形の製剤
外用散剤	粉末状の外用固形剤
外用液剤	皮膚（頭皮を含む）または爪に，塗布する液状の製剤
リニメント剤	皮膚にすり込んで用いる液状・泥状の外用液剤
ローション剤	有効成分を水性の液に溶解・乳化もしくは微細に分散させた外用液剤
スプレー剤	有効成分を霧状，粉末状，泡沫状，またはペースト状などにして皮膚に噴霧する製剤
外用エアゾール剤	容器に充填した液化ガスまたは圧縮ガスとともに，有効成分を噴霧する
ポンプスプレー剤	ポンプにより容器内の有効成分を噴霧する
軟膏剤	皮膚に塗布する，有効成分を基剤に溶解・分散させた半固形の製剤
油脂性軟膏剤	皮膚被覆保護作用があり，刺激性が少なく水洗除去が困難
水溶性軟膏剤	分泌液を吸収し除去する特性があり，水洗除去が容易
クリーム剤	皮膚に塗布する，水中油型または油中水型に乳化した半固形の製剤。油中水型に乳化した親油性の製剤は，油性クリーム剤という
ゲル剤	皮膚に塗布するゲル状の製剤。水溶性のものと油性のものがある
貼付剤	皮膚に貼付する製剤
テープ剤	● ほとんど水を含まない基剤を用いる貼付剤 ● 貼付箇所にかゆみやかぶれが生じることがあるため，注意が必要である
パップ剤	● 水を含む基剤を用いる貼付剤 ● ほとんどが経皮吸収型鎮痛消炎剤である

◆ 生薬関連製剤（表7）

表7 生薬関連製剤

剤 形	解 説
エキス剤	生薬の浸出液を濃縮して精製したもの。軟エキス剤，乾燥エキス剤がある
丸剤	経口投与する球状の製剤
酒精剤	揮発性の有効成分を，エタノールまたはエタノールと水の混液に溶解した液状の製剤
浸剤・煎剤	生薬を常水で浸出した液状の製剤
茶剤	生薬を粗末から粗切の大きさとし，1日量または1回量を紙や布の袋に充填した製剤
チンキ剤	生薬を，エタノールまたはエタノールと精製水の混液で浸出した液状の製剤
芳香水剤	精油または揮発性物質を飽和させた，澄明な液状の製剤
流エキス剤	生薬の浸出液で，1mL中に生薬1g中の可用性成分を含むようにした液状の製剤

I 薬の基礎知識

4 薬物投与量

松田泰行

■ 薬理作用（薬効）に影響を及ぼす要因

薬物の作用による生体機能の変化を反応という。薬物の効果は，ある一定量以上投与しなければ現れない。薬物の用量を増やしていくと，反応が現れる。用量の増加とともに反応も大きくなるが，やがて限界に達し，それ以上は大きくならない。さらに用量を増やすと中毒症状が現れ，ついには死亡する。薬物の用量には，無効量，有効量，中毒量，致死量があり，最小有効量，最小中毒量，最小致死量を決めることができる。

- 最小有効量：薬効が現れるのに必要な最小量で，これ以下は無効量である。
- 最小中毒量：中毒作用が現れる最小量。
- 最小致死量：致死作用が現れる最小量。

最小有効量と最小中毒量の間を有効量または治療量（薬用量）という。通常，治療に用いられる量で，用量ともいわれる。有効量は，効果が十分得られ，かつ副作用の発生を最小限にとどめるために重要である。なお，安全に使用できる上限の量を極量という。

最小中毒量と最小致死量の間を中毒量，それ以上が致死量である。一定の条件下で，一群の動物数の50％が死ぬような量を50％致死量（LD_{50}）といい，この値が小さい薬物は毒性が強いことを示している。また，一群の動物数の50％に効果がある量を50％有効量（ED_{50}）という。LD_{50}とED_{50}の比（LD_{50}/ED_{50}）を治療係数といい，有効量と致死量の間隔を示すもので，この間隔が大きいものほど安全性が高く，安全域ともいわれている。

◆ 年齢的要因

 薬物の血中濃度を決定するパラメーター（吸収，分布，蛋白結合率，代謝，排泄）は年齢とともに変化するため，薬物動態には年齢差がある。ヒトの生理機能は30歳ごろから低下し始める。なお，性差の影響は8歳ごろから始まる。

胎児の薬物動態

 胎児は，薬物の代謝能力や，血液脳関門，腎機能も未発達である。また，母体から胎児の間には血液胎盤関門が存在し，脂溶性の低い薬物はほとんど関門を通過しないため，胎児には移行しない。

新生児・乳児，幼児・小児の薬物動態

 新生児は，胃内pHが低い，胃内容量が小さい，胃内容排出速度が遅いなどの特徴がある。一般に，消化管からの薬物の吸収は遅い。また，酸性薬物の吸収は低く，塩基性の薬物の吸収は高い。血清アルブミン濃度が低いことから薬物の血清蛋白結合が少なく，蛋白質と結合していない遊離型の薬物濃度が高くなって薬物が組織内に移行しやすく，水溶性薬物の分布は大きく，脂溶性薬物の分布は小さくなることがある。この時期でも血液脳関門，肝機能は未発達である。

 肝薬物代謝酵素活性は新生児や乳児では低いが，幼児期を過ぎると大人より高くなることがある。例えば，フェニトイン（アレビアチン®），フェノバルビタール（フェノバール®）やテオフィリン（テオドール®，テオロング®）などは，成人よりも代謝速度が速いことから半減期が短い。

高齢者の薬物動態

 高齢者は一般に，生理的変化や病理的な変化によって薬物に対する反応が強く現れ，副作用の発現が多くなる。加齢とともに，消化管運動，胃内容排出速度，腸間膜血流が低下し，薬物の消化

4 薬物投与量

管吸収が遅れる。しかし、胃酸分泌が減少することから、塩基性薬物の吸収は増大する。すなわち、薬物の吸収速度は遅延するが、総吸収量は変わらないことが多い。

腎血流量も加齢とともに低下するため、尿中に排泄される薬物（ジゴキシン、アミノグリコシド系抗生物質）に大きな影響が現れる。腎機能低下時に投与量を考慮すべき薬物には、炭酸リチウム、ジゴキシン、アミノグリコシド系抗生物質、バンコマイシン、カプトプリル、アテノロールなどがある。

なお、薬物代謝も加齢によって遅くなる傾向がある。これは、肝血流量の低下と、シトクロムP450（CYP）などの薬物代謝酵素活性の低下に起因している。

新生児～幼児の適正な薬物投与量

新生児～幼児に対する適正な薬物投与量を算出する方法は極めて複雑であり、各々の薬物に対して適量を設定しなければならない。新生児～幼児の薬物投与量の算定には、年齢、体重、体表面積などが用いられる。次にその計算式を示す。

【Youngの式】
$$小児量 = \frac{年齢}{(年齢 + 12)} \times 成人量$$

【Augsbergerの式】
$$小児量 = \frac{(年齢 \times 4 + 20)}{100} \times 成人量$$

【Crawfordの式】
$$小児量 = 成人量 \times \frac{体表面積\,[m^2]}{1.73}$$

現在では,体表面積から投与量を算出する方法が優れているとされている。Augsbergerの式は体表面積とも一致することと,計算のしやすさから広く用いられており,成人量を1としてこの式で計算すると,各年齢の薬用量は**表1**のようになる。

一方,Augsbergerの式を用いずに,体重1kg当たりに対する投与量を設定する薬物(抗生物質,抗アレルギー薬など多くの薬物)もある。

表1 成人の服薬量に対する小児の服薬量の割合(成人投与量を1とした場合)

年齢[歳]	成人投与量に対する割合
新生児	1/20~1/10
0.5	1/5
1	1/4
3	1/3
7.5	1/2
12	2/3
成人	1

I 薬の基礎知識

5 薬物の副作用

松田泰行

■ はじめに：副作用と有害反応

「薬理作用：総論」の項目（p.2～3）で、薬物が生体の機能に及ぼす作用を薬理作用といい、疾病の治療で使用した薬物にとって最も重要なものを主作用、主作用以外の薬理作用を副作用と述べた。しかしWHOは、広義の副作用を「ある治療の目的に用いられる薬物が通常量で用いたときに生じるすべての有害反応で、かつ意図しない反応」と定義している。患者にとって望ましくない薬物の作用として有害反応（adverse reaction）という語句を使用することがあるが、副作用（side effect）のなかには、ある患者にとっては有用になりうることがある。例えば、抗アレルギー薬のヒドロキシジン塩酸塩（アタラックス®）は主作用の抗ヒスタミン作用により蕁麻疹に適用されるが、副作用として鎮静作用、眠気、倦怠感がある。この中枢性副作用を主作用として、神経症における不安、緊張の緩和の薬として用いられている。

薬物使用時に現れる患者にとって好ましくない徴候、症状などを、薬物との因果関係が否定できないものも含めて、有害事象（adverse event）という。

■ 薬物の有害事象

◆ 薬理作用の増強による有害反応

常用量の投与にもかかわらず、薬理作用が増強して有害反応が現れることがある。患者の薬物代謝能や排泄能の低下、幼児、小児、高齢者、肝機能障害や腎機能障害の合併などでは、薬物の血中濃度が上昇して有害反応が生じやすい。

◆ 主作用に起因する有害反応（表1）

過量投与による有害反応は，不特定多数の患者に非特異的に発現し，用量依存的に発現率が増加する。目的とした主作用が増強する場合と，目的以外の作用が生じる有害反応とがある。用量が多いほど，副作用の発現頻度と重症度は高くなる。

表1　主作用に起因する有害反応の例

- 糖尿病治療薬（インスリンなど）による低血糖
- 抗血液凝固薬（ヘパリン，ワルファリン）による出血傾向
- 高血圧治療薬（ACE阻害薬など）による起立性低血圧，過度の低血圧

◆ 主作用に起因しない有害反応

薬物の主作用には関連のない作用によって起こる有害反応である。狭心症治療薬（ニトログリセリン）による頭痛や血圧低下，心不全治療薬（ジギタリス製剤）による悪心，嘔吐などがある。

◆ アレルギー反応による有害反応

薬物と担体との結合物が抗原となり，抗原と特異的に反応する抗体が産生されて生じた抗原抗体反応が，薬物アレルギーである。関与する免疫機構の違いから5つのタイプに分類されている。

I型アレルギー（即時型）

IgE依存性の急性アレルギー反応である。アナフィラキシー，蕁麻疹，血管浮腫，気管支喘息，アレルギー性鼻炎などが含まれ，重症のものをアナフィラキシーショックとよぶ。抗原抗体反応が生じると，血中の好塩基細胞や組織中の肥満細胞からヒスタミンなどのメディエーターが大量に放出されて症状が現れる。

アンピシリンナトリウム（ビクシリン®）による薬疹，気管支喘息，ペニシリン系抗生物質ベンジルペニシリンカリウム（注射用ペニシリンGカリウム）によるアナフィラキシーショックなどがある。

5 薬物の副作用

II型アレルギー（細胞障害型）

血中の細胞表面で抗体と薬物が反応し、さらに補体が結合すると細胞障害が生じる。薬物によって引き起こされる自己免疫症候群であり、溶血性貧血（自己免疫性）、血小板減少、重症筋無力症などの症状が現れる。

ヘパリンカルシウム、キニジン硫酸塩水和物（キニジン硫酸塩）による特発性血小板減少性紫斑病（ITP）、プロカインアミド塩酸塩（アミサリン®）による全身性エリテマトーデス（SLE）などがあるが、通常は薬物投与を中止すれば数カ月以内に自然緩解する。

III型アレルギー（免疫複合体型）

薬剤と抗体が免疫複合体を形成し、これが腎臓、血管壁、関節、肺などに沈着して補体が活性化され、組織障害を起こす。糸球体腎炎や血清病が知られている。症状は皮膚発疹、関節炎、リンパ節炎や発熱である。

プラゾシン塩酸塩（ミニプレス®）、ヒドララジン塩酸塩（アプレゾリン®）による壊死性血管炎などがある。

IV型アレルギー（遅延型）

抗原で感作されたTリンパ球が再び抗原と接触すると、サイトカインを放出する。その結果、好中球とマクロファージが集合して炎症反応が生じ、組織障害を引き起こす。

抗真菌外用薬、表在性抗真菌薬による接触性皮膚炎などがある。

◆ 薬物相互作用による有害反応

疾病の治療では、薬物を複数投与（併用）することが多い。このとき、複数の薬物の相互作用によって、体内動態が著しく変動することがある。これを薬物相互作用（drug interaction）という。薬物相互作用は、薬物の吸収、分布、代謝、排泄などの薬物動態における副作用を引き起こすことがある。

薬力学的薬物相互作用

　薬物の体内動態すなわち，吸収，分布，代謝，排泄過程での相互作用であり，血中薬物濃度の変化が起きる（**表2**）。しかし，用いる薬物の薬理作用を十分理解していれば，薬物併用時の相互作用は予測・回避できる。

吸収過程における相互作用

　複数の薬物を同時に投与すると，互いに他の薬物の溶解に影響したり，吸着あるいは複合体を作ったりすることで，吸収に影響する。

分布過程における相互作用

　分布過程における薬物相互作用としては，血漿蛋白質（アルブミン）への結合に関するものが挙げられる。血漿蛋白質と薬物の結合は非特異的で，ほかの薬物と競合し，血漿蛋白質結合の置換が起きる。

代謝過程における相互作用

　薬物の代謝に関与する薬物代謝酵素は基質特異性が低いことから，薬物間で酵素活性を促進あるいは阻害することがある。

排泄過程における相互作用

　薬物の相互作用は，尿細管分泌，尿細管再吸収に影響を及ぼす場合がある。

5 薬物の副作用

表2 薬力学的薬物相互作用

	薬物・食品などの併用	作 用
吸収過程における相互作用	制酸薬 + ジゴキシン、ワルファリンカリウムなどの酸性薬物	制酸薬により胃内pHが上昇し、酸性薬物であるジゴキシン、ワルファリンカリウム（ワーファリン）の吸収が遅れる
	・テトラサイクリン系抗生物質 ・ニューキノロン系抗菌薬 + 乳製品、鉄剤、制酸薬	テトラサイクリン系抗生物質、ニューキノロン系抗菌薬は、乳製品中のCa^{2+}、鉄剤のFe^{2+}、制酸薬のMg^{2+}、Al^{3+}などとキレート化合物を形成するため、薬物の消化管吸収が遅れる
	インドメタシン + オメプラゾール（オメプラゾン®）	オメプラゾールにより胃内のpHが上昇し、インドメタシンの消化管吸収が低下
	アセトアミノフェン + メトクロプラミド（プリンペラン®）	メトクロプラミドが胃内容排出速度を速くするため、アセトアミノフェンの吸収速度が速まる
分布過程における相互作用	ワルファリンカリウム + インドメタシン	インドメタシンと血漿蛋白質結合の競合阻害が生じ、ワルファリンカリウム非結合型の濃度が増加し、出血傾向となる
	ワルファリンカリウム + NSAIDsなど	血漿中のワルファリンカリウムはアルブミン結合型で存在するが、NSAIDsなどによって結合型から非結合型へ変化すると、ワルファリンカリウムの血中濃度が上昇して出血傾向となる
代謝過程における相互作用	テオフィリン + ニューキノロン系抗菌薬、シメチジン	シトクロムP450によるテオフィリンの代謝を併用薬が阻害するため、テオフィリンの血中濃度が上昇
排泄過程における相互作用	弱酸性薬物（アスピリン、フェノバルビタール）+ 尿細管中の酸性の尿	弱酸性薬物は、尿細管における尿が酸性であれば再吸収が促進し、排泄が減少する
	弱塩基性薬物〔テトラサイクリン塩酸塩（アクロマイシン®）、イミプラミン塩酸塩（イミドール®、トフラニール®）〕+ 尿細管中の酸性の尿	弱塩基性薬物は、尿細管における尿が酸性であれば再吸収が抑制され、排泄が増加する
	・ペニシリン ・メトトレキサートなど + プロベネシド	腎からの尿中排泄阻害

I 薬の基礎知識

6 薬の種類と具体的な作用，そのメカニズム

松田泰行

■ 循環器系に作用する薬物

◆ 心不全治療薬

- 血管拡張薬：静脈が拡張することで心室充満圧が低下し，うっ血症状が改善する。動脈が拡張すると後負荷が減少し，心拍出量が増加する。
- ACE阻害薬：心不全の増悪因子アンギオテンシンⅡの合成を阻害する。
- アンギオテンシンⅡ受容体拮抗薬（ARB）：AT_1受容体を選択的に遮断することで血管が拡張し，末梢血管抵抗が減少する。さらにアルドステロン分泌を抑制して体液量を減少させることで血圧が下がり，心不全が改善する。ACE阻害薬より副作用が少ない。
- 利尿薬：細胞外液量を減少させ，うっ血症状を改善する。
- 有機硝酸エステル（硝酸薬）：体内で一酸化窒素（NO）を放出し，血管平滑筋のグアニル酸シクラーゼを活性化し，冠動脈など太い血管を拡張する。
- β受容体拮抗薬：心不全で過剰に亢進した交感神経作用に拮抗し，不整脈を防ぐ。
- ジギタリス製剤（強心配糖体）：ジギタリス属の植物の葉に含まれる成分で，心筋収縮力増強作用（強心作用），利尿作用がある。安全域が狭く，過量投与で中毒症状（ジギタリス中毒）が現れる。

◆ 虚血性心疾患治療薬

狭心症治療薬

- 有機硝酸エステル（硝酸薬）：前述の内容を参照。
- カルシウムチャネル遮断薬（カルシウム拮抗薬）：冠動脈平滑

6 薬の種類, 作用, メカニズム

筋を弛緩させ, 冠血流を増大させる。
- β受容体遮断薬：心筋の仕事量を減らし, 酸素消費量を減少させる。

心筋梗塞慢性期の治療薬

冠血栓性狭心症の予防・治療および心筋梗塞発症の予防を目的として, 抗血小板薬, 抗凝固薬などが用いられる。

◆ 不整脈治療薬

不整脈は, 心拍数が増加する頻脈性不整脈 (100以上/分) と心拍数が減少する徐脈性不整脈 (60以下/分) に大別される。薬物治療の対象となるのは, 主に頻脈性不整脈である。治療薬はⅠ～Ⅳ群に分類される。
- ナトリウムチャネル遮断薬 (Ⅰ群)：ナトリウムチャネルを遮断して興奮伝導速度を低下させる。Ⅰ群はさらにⅠa～Ⅰc群に分類される。
- β受容体遮断薬 (Ⅱ群)：β受容体遮断により, 房室結節の伝導速度の低下と異常自動能が抑制される。不整脈の原因となる低カリウム血症を抑制する。
- カリウムチャネル遮断薬 (Ⅲ群)：カリウムチャネル遮断により, 活動電位持続時間と不応期を延長する。
- カルシウムチャネル遮断薬：Ca^{2+}活動電位を抑制し, 洞房結節・房室結節の興奮性, 伝導速度を低下させ, 応期を延長する。

◆ 高血圧治療薬

高血圧治療薬の降圧作用は, 心拍出量か末梢血管抵抗のどちらか, または両方を低下させることによる。
- 利尿薬：腎尿細管でのNa^+の再吸収を抑制し, 水の再吸収も抑制して尿量を増やすことで循環血液量が減少し, 血圧が下がる。過剰な降圧や脱水により, めまい, 立ちくらみが起こることがあるので注意を要する。

- カルシウムチャネル遮断薬：p.28，狭心症治療薬の項を参照。
- レニン・アンギオテンシン系抑制薬：p.28，心不全治療薬の項，血管拡張薬の内容を参照。
- $α_1$受容体遮断薬（$α_1$遮断薬）：$α_1$受容体を選択的に遮断して末梢血管を拡張し，降圧作用を示す。高齢者では，起立性低血圧を起こすことがあるので要注意である。
- β受容体遮断薬（β遮断薬）：心臓に分布するβ受容体を遮断して心臓の収縮力と拍動数を低下させ，拍出量を減少させる。また，末梢血管抵抗を減少させる。
- α，β受容体遮断薬：α，β受容体の両方を遮断することにより，心機能を抑制することなく末梢血管抵抗を減少させて血圧を下げる。

呼吸器系に作用する薬物

◆ 鎮咳薬

咳発作や持続的な咳を抑えるために，鎮咳薬を用いる。咳反射は本来，気道内の異物を排除するための防御反応であり，むやみに止めるべきではない。しかし，咳が原因の睡眠障害などを伴うときは，咳発作を抑制する必要がある。

- 中枢性鎮咳薬（麻薬性，非麻薬性）：延髄の咳中枢を抑制する。

◆ 去痰薬

気道粘液の分泌を促進，あるいは痰を溶解し，痰の排出を容易にする薬物である。作用機序から，気道粘液溶解薬，気道潤滑薬，気道粘膜修復薬に分類される。

◆ 気管支喘息薬

気管支喘息の治療では，発作性呼吸困難を緩和させる発作治療薬（リリーバー）と，長期管理薬（コントローラ）を用いる。

6 薬の種類，作用，メカニズム

発作治療薬（リリーバー）
- β_2受容体刺激薬：気管支平滑筋のβ_2受容体を刺激することで，気管支平滑筋が弛緩する。
- キサンチン誘導体薬
- 副腎皮質ステロイド性薬：各種炎症性メディエーターの産生および遊離の抑制によって，気道炎症に対する抗炎症作用を示す。
- 抗コリン薬：副交感神経興奮によって，気管支収縮を抑制する。

長期管理薬（コントローラ）
- β_2受容体刺激薬
- キサンチン誘導体薬
- 吸入ステロイド喘息治療薬
- β刺激薬・吸入ステロイド配合薬

◆ 抗アレルギー薬

抗アレルギー薬は通常，慢性期の治療薬として吸入ステロイド薬に併用される。作用機序の違いから，次の4つに分類される。
- ロイコトリエン（LT）受容体拮抗薬
- トロンボキサン（TX）A_2合成酵素阻害薬
- TXA_2受容体拮抗薬
- ケミカルメディエーター遊離抑制薬

■ 消化器に作用する薬物

◆ 健胃薬

健胃薬とは，唾液や胃液の分泌を促進して，胃運動を活発にし，食欲を増進させる薬物である。
- 苦味健胃薬：味覚刺激により胃液の分泌を促進し，胃の運動を亢進して消化を助ける。
- 芳香健胃薬：嗅覚を介する反射と胃粘膜に対する刺激によって，胃液の分泌や胃運動を亢進させる。

◆ 消化管運動促進薬

胃運動が低下して胃内容物が停滞すると、上腹部不定愁訴が発現することが多い。消化管運動促進薬はこの改善に用いられる。

◆ 制吐薬

延髄第4脳室底付近の化学受容器引き金帯（CTZ）が刺激されると、インパルスが嘔吐中枢に達して嘔吐を起こす。

- 中枢性制吐薬：嘔吐中枢を抑制する薬物。
- 末梢性制吐薬：胃粘膜の知覚神経末端を麻痺させて嘔吐を抑制する薬物。
- 中枢性・末梢性制吐薬（セロトニン受容体拮抗薬）：抗悪性腫瘍薬投与に伴う悪心、嘔吐の抑制に用いられる。

◆ 消化性潰瘍治療薬

攻撃因子抑制薬

- H_2受容体拮抗薬（H_2ブロッカー）：ヒスタミンH_2受容体を遮断し、胃酸分泌を抑制する。
- プロトンポンプ阻害薬（PPI）：壁細胞に存在するプロトンポンプ（H^+, K^+-ATPアーゼ）を抑制する薬物で、あらゆる刺激の酸分泌に対して強力に抑制する。

防御因子増強薬

防御因子である粘液の分泌や粘膜の血流量を増加させたり、損傷組織を修復する薬物である。

- 粘膜保護・組織修復促進薬：胃粘膜のプロスタグランジン（PG）生合成促進によって粘膜血流、粘液分泌を増加させ、粘膜の修復・保護作用を示す。
- PG誘導体薬：PGは粘液・重炭酸イオン分泌の促進、粘膜血流を増大させ、粘膜保護作用をもたらす。

6 薬の種類，作用，メカニズム

■ 腸に作用する薬

◆ 瀉下薬（下剤）

瀉下薬は，種々の原因による便秘の糞便を軟らかくし，便の排出を容易にする薬物である．瀉下薬には，軟らかいが形状がある軟便を排出させる緩下剤と，液状の便を排出させる峻下剤とがあるが，両者には厳密な区別がなく，多くの瀉下薬は低用量では緩下作用，高用量では峻下作用を呈する．

- 小腸刺激性下剤：植物のトウゴマの種子から採取されるヒマシ油があり，食中毒による腸内容物の排出などに用いられ，峻下作用を呈する．
- 大腸刺激性下剤：直腸粘膜の直接刺激および壁内神経叢（アウエルバッハ神経叢）刺激によって，瀉下作用を示す．
- 塩類下剤：組織から腸管腔に水を吸引して腸内容物を膨張，軟化させ，排便を促進させる．
- 膨張性下剤：腸管内の水を吸収して内容物を膨張させ，腸管を刺激して蠕動運動を促進させる．
- 浸潤性下剤：界面活性作用により腸管内容物の表面張力を低下させ，便に水分を浸透させて軟化，排出する．

◆ 潰瘍性大腸炎治療薬

潰瘍性大腸炎は大腸，特に直腸粘膜および粘膜下組織を侵し，びらん，潰瘍を形成する原因不明の慢性炎症性腸疾患である．

■ 腎臓に作用する薬物

◆ 利尿薬

腎尿細管におけるNa^+と水の再吸収を抑制し，尿量を増加させる薬物である．利尿の促進には，①糸球体濾過量（GFR）の増加，②尿細管再吸収の抑制が考えられる．しかし，原尿の99％は再吸収されるため，GFRを増加させるよりも尿細管での再吸収を抑制するほうが効果的である．

主に，うっ血性心不全，腎疾患，肝疾患に伴う浮腫や高血圧症

の治療に用いられる。
- サイアザイド系利尿薬：近位尿細管でのNa^+の再吸収を抑制し，遠位尿細管からのK^+分泌を増大させる。作用の強さは中等度である。副作用として，低カリウム血症，高尿酸血症，脂質異常症などがあり，注意を要する。
- ループ利尿薬：尿細管ヘンレ係蹄上行脚に作用して，Na^+，Cl^-の再吸収を抑制する。強力な利尿作用がある。副作用として，低カリウム血症，高尿酸血症，脂質異常症などがあり，注意を要する。
- カリウム保持性利尿薬：アルドステロンによる遠位尿細管でのNa^+，Cl^-交換を抑制し，Na^+の尿中排泄を促進する。K^+の排泄は減少させる（カリウム保持）。サイアザイド系利尿薬やループ利尿薬より効力は弱く，他の利尿薬と併用されることが多い。過剰な降圧や脱水で，めまい，立ちくらみが起こることがあるので注意を要する。
- 浸透圧利尿薬：浸透圧利尿薬は尿細管でほとんど再吸収されないため，尿細管中の浸透圧が高まり，水や電解質の再吸収が妨げられることで利尿作用を呈する。利尿作用は弱い。脳腫瘍，頭部外傷における脳圧亢進時の脳圧降下のために用いられる。

◆ 排尿障害治療薬

- $α_1$受容体遮断薬：前立腺，膀胱，後部尿道には$α_1$受容体が多く存在している。前立腺肥大症に伴う排尿障害では$α_1$受容体遮断薬の適応となるが，これにより前立腺や尿道の平滑筋が弛緩することで尿道内圧が低下し，排尿障害が改善する。起立性低血圧を起こすことがあるので要注意である。
- 抗コリン薬：膀胱や神経終末に存在するムスカリン受容体を阻害し，膀胱の収縮を抑制する。神経因性膀胱，炎症による膀胱刺激などによる無抑制膀胱収縮が抑制され，尿意切迫感，頻尿，尿失禁を改善する。過活動膀胱（OAB）にも用いられる。なお，OABの薬は，口渇，便秘といった副作用の発現頻度が高い。

6 薬の種類，作用，メカニズム

緑内障の患者には禁忌である。
- コリンエステラーゼ阻害薬：手術後，分娩後などで神経が損傷することで神経因性膀胱となり，排尿障害が生じることがある。コリンエステラーゼ阻害薬でアセチルコリン代謝を遅延させることで，アセチルコリンの濃度が高まり膀胱平滑筋の収縮を増強する。
- 三環系抗うつ薬：末梢性抗コリン作用を有し，排尿を抑制する。腹圧性尿失禁，OABによる蓄尿障害に用いる。
- $β_3$受容体刺激薬：排尿筋の$β_3$受容体を刺激して膀胱を弛緩させ，蓄尿機能を亢進させる。適応は，OABによる尿意切迫感，頻尿，および切迫性尿失禁である。

■ 血液に作用する薬物
◆ 止血薬

出血はさまざまな原因で起こるが，血管性出血素因，血小板性出血素因，凝固因子素因，線溶系素因のいずれかに異常をきたし，バランスが崩れることで生じる。止血薬は主に，血液凝固系を促進し，線溶系を抑制することで止血に作用している。出血傾向を予防する目的でも用いられる。止血薬は，血管強化薬，凝固促進薬，抗線溶薬に分類される。
- 血管強化薬：毛細血管に作用して，起炎物質による血管透過性亢進の抑制および毛細血管抵抗増強作用を示し，血液凝固，線溶系に影響を与えない。
- 血液凝固促進薬：肝臓におけるプロトロンビン（第Ⅱ因子）や他のビタミンK依存性凝固因子（第Ⅱ，Ⅶ，Ⅸ，Ⅹ因子）の生合成を促進し，止血作用を示す。適応は，新生児プロトロンビン血症と，クマリン系抗凝固薬による低プロトロンビン血症である。酵素製剤のトロンビンは，フィブリノーゲンからフィブリンへの生成を促進させ止血作用を示す。上部消化管出血に経口剤（注射禁止）として用いる。

◆ 抗血栓薬

　動脈では，動脈硬化などによる血管内皮細胞障害が原因で血小板凝集，血液凝固が起こり，血小板主体の血栓が形成される。動脈血栓による疾患としては，心筋梗塞，脳梗塞，閉塞性動脈硬化症などがある。これらの治療には，血小板凝集阻害薬（抗血小板薬）が用いられる。

　静脈血栓は，血管内圧が低くて血流が遅い下肢の深部静脈に形成される。外傷，炎症，カテーテル留置，手術などによる血管壁の障害により，凝固系の反応が進行してフィブリン主体の血栓が形成される。この治療には，血液凝固阻止薬を用いる。

　抗血栓薬の重大な副作用は出血である。抗血栓薬を複数併用すると，危険性はさらに高まるため要注意である。

血小板凝集阻害薬（抗血小板薬）

　血小板凝集阻害薬は，その名のとおり血小板凝集を抑制し，血小板血栓の形成（一次血栓形成）を阻害する薬物である。血小板内のサイクリックAMP（cAMP）濃度の増加やTXA$_2$産生の抑制により，血小板内遊離Ca^{2+}濃度を低下させ，血小板凝集を抑制する。

- TXA$_2$の生成を抑制する薬物：アスピリン製剤（バイアスピリン®，バファリン）は，用量を多くすると逆に血小板凝集を促すことになるので要注意である。
- ADP受容体遮断薬：血小板のADP受容体を遮断することで血小板内cAMP濃度を上昇させ，血小板凝集を抑制する。チクロピジン塩酸塩（パナルジン®）には，副作用として血小板減少，無顆粒球症，肝機能障害などがあり，投与されている患者には定期的な検査が必要である。
- 血小板のホスホジエステラーゼを阻害する薬物：血小板内サイクリックAMP濃度を上昇させて血小板凝集を抑制する。

6 薬の種類，作用，メカニズム

血液凝固阻害薬（抗凝固薬）

　抗凝固薬は，血液凝固機構に抑制的に作用して血栓形成を阻害する，あるいは血栓を溶解する薬物である．抗凝固作用が不十分だと抗血栓効果が期待できない一方，過量投与すると頭蓋内出血や消化管出血の危険性が高くなるため注意を要する．

- ヘパリン製剤：アンチトロンビンⅢと複合体を形成してアンチトロンビンⅢの作用を増強し，抗凝固作用を示す．消化管からの吸収が悪いため注射で投与され，作用発現時間が速く，持続時間は短い．
- 経口抗凝固薬：代表的な薬物はワーファリンである．肝臓でビタミンKと拮抗し，プロトロンビン（第Ⅱ因子）をはじめとするビタミンK依存性凝固因子（第Ⅶ，Ⅸ，Ⅹ因子）の合成を阻害する．経口投与で有効である．血液胎盤関門を通過するため，妊婦には禁忌である．CYP2C9で主に代謝されることから，同酵素で代謝される薬物との併用には注意を要する．また，ビタミンK含有食品（ブロッコリー，キャベツ，ほうれん草，納豆など）を摂取すると，作用が減弱する．
- 直接トロンビン阻害薬：トロンビンの活性部位に結合し，アンチトロンビンⅢ非依存的に抗トロンビン作用を示す．副作用は頭蓋内出血や消化管出血である．経口投与が可能である．
- 直接Xa阻害薬：選択的かつ直接的に第Xa因子を阻害し，血栓形成を抑制する薬物である．

血栓溶解薬

　血栓の主成分であるフィブリンはプラスミンによって分解され，血栓が溶解・除去される．

- ウロキナーゼプラスミノーゲンアクチベーター（u-PA）：フィブリン（血栓）のプラスミノーゲンとの親和性をもたないため，血漿中のプラスミノーゲンからプラスミン生成を促進する．産生されたプラスミンの大部分は，血漿中のフィブリノーゲンを分解するため，出血傾向となりやすく，使用されること

が少ない。
- 組織プラスミノーゲンアクチベーター（t-PA）：u-PAとは異なり，フィブリン（血栓）のプラスミノーゲンとの親和性が高く，血漿中のプラスミノーゲンを活性化せずに，血栓のプラスミノーゲンを活性化して血栓を溶解する。

上記の両者とも適応は，急性心筋梗塞における冠動脈血栓溶解（発症後6時間以内に投与）である。

抗悪性腫瘍薬

抗悪性腫瘍薬（抗がん剤）は一般に，増殖速度が速い腫瘍ほど効果的に作用し，副作用の分散化，耐性の防止を目的に多剤併用される。抗悪性腫瘍薬は，一般薬と比べて治療効果を示す投与量と毒性が現れる投与量が接近している。そのため，副作用は避けられず，その対策が重要な課題である。主な副作用として，骨髄抑制（白血球・血小板減少），消化器症状，粘膜障害，脱毛などが高頻度にみられる。

◆ アルキル化薬

アルキル化薬は，毒ガスのナイトロジェンマスタードの研究から発展した薬である。DNAをアルキル化して共有結合を形成することで，DNAに重篤な損傷を引き起こす。これにより正常なDNAの複製を阻害し，細胞を死に至らしめる。

◆ 代謝拮抗薬

代謝拮抗薬は，核酸や蛋白質合成過程で生成される代謝物と化学的に類似する構造をしており，正常物質と誤って細胞内に取り込まれることで細胞内の正常な反応を阻害し，DNA合成を阻害して殺細胞作用を示す。

6 薬の種類，作用，メカニズム

◆ 抗腫瘍性抗生物質

抗生物質のうち，がん細胞に特異的な抑制効果をもつものをいう。DNAの二重らせんと結合することで，DNA合成の抑制，DNA鎖の切断などの効果を示す。

- アントラサイクリン類：放線菌 *Streptomyces* から精製する多環系の芳香族で，赤色の抗生物質である。副作用に，脱毛，骨髄抑制などがある。
- ブレオマイシン類：放線菌 *Streptomyces verticillus* の培養濾液から精製されたもの。作用はDNAに特異的であり，RNAに対する作用は弱い。副作用は他の抗腫瘍薬とは異なり，間質性肺炎，肺線維症，ショックなどである。
- マイトマイシン系：マイトマイシンCは *Streptomyces caespitosus* 培養濾液から精製されたものである。酵素的に還元され，アルキル化薬として抗腫瘍効果を発揮する。

◆ 微小管阻害薬

微小管阻害薬は，微小管に作用して抗腫瘍効果を示す。

- ビンカアルカロイド類：植物のニチニチソウの抽出物である。チュブリンと結合して微小管の重合を阻止し，紡錘糸の形成を阻害することで有糸分裂に特異的に作用する。
- タキサン類：植物の西洋イチイ抽出物に由来するタキソ環類（PTX，DTX）は微小管を安定させ，重合を過剰に促進することで細胞分裂を抑制する。
- トポイソメラーゼ阻害薬：DNAのリン酸ジエステル結合を切断して，再結合を触媒するトポイソメラーゼを阻害することでDNAを損傷し，抗悪性腫瘍作用を示す。トポイソメラーゼⅠ阻害薬と，トポイソメラーゼⅡ阻害薬がある。

◆ 抗腫瘍ホルモン関連薬

ホルモン依存的に増殖する乳癌や前立腺癌に対して，男性・女性ホルモンの供給を減らすことでがんを抑制する。

- 抗エストロゲン薬:エストロゲン受容体でエストロゲンと拮抗し効果を発揮する。重大な副作用に,血栓塞栓症,肝機能障害などがある。
- アロマターゼ阻害薬(エストロゲン合成阻害薬):アロマターゼを阻害することで,アンドロゲンからのエストロゲン合成を阻害する。術後や,進行・再発の閉経後乳癌に広く使用されている。
- 抗アンドロゲン薬:前立腺癌組織のアンドロゲン受容体において,アンドロゲンと拮抗することで効果を発揮する。前立腺癌に用いられ,重大な副作用に劇症肝炎,肝機能障害,間質性肺炎などがある。

◆ 分子標的治療薬

従来の抗がん剤とは異なり,がん細胞のがん化または悪性化に関連する標的分子に直接作用して細胞増殖を抑制することで抗腫瘍効果を発揮する薬剤である。標的分子には,がん遺伝子やがん抑制遺伝子,シグナル伝達遺伝子,薬剤耐性・感受性遺伝子,アポトーシス関連因子がある。

抗炎症薬

炎症の主徴は,疼痛,腫脹,浮腫,発熱(局所であれば熱感),発赤であり,これらを抑制する薬物を抗炎症薬という。

抗炎症薬はステロイド性抗炎症薬と非ステロイド性抗炎症薬(NSAIDs)に大別され,NSAIDsはさらにPG生合成の酵素シクロオキゲナーゼ(COX)を阻害する酸性抗炎症薬と,COX阻害作用がない塩基性抗炎症薬に分けられる。

COXにはCOX-1とCOX-2がある。COX-1は全身組織に分布しており,COX-2は炎症部位に発現する。全身性のCOX-1の阻害は胃腸障害,腎障害,出血傾向などの副作用発現の原因ともなることから,近年は選択的にCOX-2を阻害する副作用の弱い薬物が多く使用されるようになった。

酸性抗炎症薬の薬理作用を次に示す。

6 薬の種類，作用，メカニズム

- 鎮痛作用：PGE_2の生合成を阻害し，ブラジキニンによる発痛作用を減弱させる。
- 解熱作用：視床下部でのPGE_2の生成を抑制する。
- 抗炎症作用：COXを阻害し，PG生合成を抑制する。
- 血小板凝集抑制作用：アスピリンは鎮痛用量より少ない用量（低用量アスピリン）でTXA_2の生成を抑制する。

■ 代謝系に作用する薬物

◆ 糖尿病治療薬

糖尿病治療薬は，注射薬（インスリン製剤，GLP-1受容体作動薬）と経口血糖降下薬に大別される。経口血糖降下薬には，インスリン抵抗性改善系，糖吸収・排泄調節系，インスリン分泌調節系の3つの系統がある。

インスリン製剤（注射薬）

- 速効型インスリン：レギュラーインスリンともよばれ，効果発現まで約30分かかる。最大効果は投与から約2時間後に現れ，効果持続時間は6～8時間である。
- 超速効型インスリンアナログ製剤：効果発現まで約10分，最大効果は投与から約1時間後，効果持続時間は3～5時間である。食直前の投与で食後の高血糖を改善する。
- 中間型インスリンおよびインスリンアナログ製剤：効果発現まで約2～4時間，最大効果は投与から約6～10時間後，効果持続時間は12～24時間である。
- 混合型インスリン：超速攻型あるいは速効型インスリンと中間型インスリンを一定の割合で混合したもので，混合比率が異なった製剤がある。
- 持効型インスリンアナログ製剤：ゆっくり吸収され，24時間以上ピークのない効果が持続する。

GLP-1受容体作動薬（注射薬）

　血糖降下作用のあるホルモンであるインクレチンの作用を，長時間維持するための薬物である。GLP-1受容体に結合し，血糖値が高い状態でのみ，インスリンの分泌を促進する。

経口糖尿病薬

- スルホニル尿素（SU）薬：膵臓のβ細胞のSU受容体に結合してインスリン分泌を促進し，血糖値を下げる。
- 速効型インスリン分泌促進薬（食後過血糖改善薬）：SU構造はもたないが，膵臓β細胞のSU受容体に結合してインスリン分泌を促進し，血糖値を下げる。作用発現が速く，作用持続時間が約3時間くらいと短いため，低血糖を起こしにくい。
- ビグアナイド薬：インスリンの分泌促進作用はなく，肝臓での糖新生抑制，糖利用促進作用によって血糖値を低下させる。乳酸アシドーシスを起こしやすい患者には禁忌である。
- α-グルコシダーゼ阻害薬（食後過血糖改善薬）：二糖類分解酵素（α-グルコシダーゼ）を阻害して単糖類の生成を抑制し，腸管からの糖の吸収を抑制する。食直前に服用しないと効果は低下する。腹部膨満感，放屁の増加などの症状が起きやすい。
- チアゾリジン薬（インスリン抵抗性改善薬）：末梢組織への糖の取り込みを促進し，肝臓での糖新生を抑制して血糖値を下げる。インスリン分泌促進作用はなく，正常な血糖値は下げない。注意を要する副作用は，水分貯留による心不全，浮腫や体重増加などである。
- 選択的DPP-4阻害薬：血中のDPP-4活性を阻害してインクレチンの分解を抑制し，インスリン分泌促進作用とグルカゴン低下作用により血糖値を下げる。高血糖時のみ作用するため，低血糖を起こしにくい。
- 選択的SGLT2阻害薬：近位尿細管における糖の再吸収を担うSGLT2を阻害し，血液中の過剰な糖を体外に排出することで血糖値を下げる。

6 薬の種類，作用，メカニズム

■ 骨格筋弛緩薬

◆ 中枢性筋弛緩薬

　脊髄・脳幹の単シナプス反射，多シナプス反射を抑制して骨格筋を弛緩させる薬物を中枢性筋弛緩薬という。緊張型頭痛，腰痛症，肩関節周囲炎，頸肩腕症候群，脳血管障害，脳性麻痺，筋萎縮性側索硬化症，多発性硬化症，脊髄損傷などに伴う痙性麻痺の治療に用いられる。

　注意すべき副作用は眠気，ふらつき，めまいなどである。

◆ 末梢性筋弛緩薬

　末梢性筋弛緩薬は，脱分極性筋弛緩薬と非脱分極性筋弛緩薬に分類される。主に全身麻酔時の気管挿管や，手術中に筋弛緩を得るために投与される。

■ 中枢神経系に作用する薬物

◆ 催眠薬（表1）

　催眠薬とは，中枢神経機能を抑制して不眠状態を改善する薬物をいう。不眠は入眠や睡眠の持続に障害がある状態で，入眠障害，中途覚醒，早朝覚醒に分類される。

- 入眠障害：寝つきが悪い。入眠すれば朝まで眠れる。このタイプが最も多い。超短時間型，短時間型の催眠薬を選択する。
- 中途覚醒：夢をみることが多く，途中で目が覚めて熟睡できない。中間型，長時間型の催眠薬を選択する。
- 早朝覚醒：朝早く目が覚めて，その後眠れない。うつ病患者や高齢者に多い。長時間型の催眠薬を選択する。

　不眠の原因は，生活習慣，身体的疾患（糖尿病，かゆみ，頻尿，高血圧，疼痛性疾患など），急性・慢性ストレス，うつ病などの精神疾患，薬剤性などがある。

　催眠薬は化学構造で分類される。以下に代表的なものを示す。

- ベンゾジアゼピン系催眠薬：大脳辺縁系のベンゾジアゼピン受

容体と結合して,過剰な興奮を抑制することにより催眠作用を示す。副作用,薬物依存,耐性,致死毒性の面で比較的安全であることから,抗不安薬・催眠薬としての第一選択薬である。
- 非ベンゾジアゼピン系催眠薬:ベンゾジアゼピンと化学構造が異なるがベンゾジアゼピン受容体と結合して,過剰な興奮を抑制することにより催眠作用を示す。現在多く使用されている超短時間型催眠薬である。
- メラトニン受容体作動薬:入眠困難を改善する。

◆ 抗不安薬

不安や緊張を選択的に排除または軽減するための薬物を抗不安薬という。
- ベンゾジアゼピン系抗不安薬:不安や緊張を緩和して,抑うつ,興奮,不安,緊張などによる睡眠障害を改善し,さらに神経症や心身症を改善する。
- 非ベンゾジアゼピン系抗不安薬:セロトニン5-HT$_{1A}$受容体刺

表1 催眠薬,抗不安薬の分類

分類	一般名	代表的な商品名	効果発現時間[分]	作用持続時間[時間]
長時間型	クアゼパム	ドラール®	15〜60	6〜8
	フルラゼパム塩酸塩	ダルメート®	15	6〜8
	ハロキサゾラム	ソメリン®	30〜40	6〜9
中間型	エスタゾラム	ユーロジン®	15〜30	4〜6
	フルニトラゼパム	ロヒプノール®	30	6〜8
	ニトラゼパム	ネルボン®	15〜45	6〜8
短時間型	エチゾラム	デパス®	30	6
	ブロチゾラム	レンドルミン®	15〜30	7〜8
	ロルメタゼパム	エバミール®	15〜30	4〜6
	リルマザホン塩酸塩水和物	リスミー®	30〜60	7〜8
超短時間型	トリアゾラム	ハルシオン®	15	3
非ベンゾジアゼピン系	ラメルテオン	ロゼレム®	15〜30	2〜3
	ゾルピデム酒石酸塩	マイスリー®	15〜60	6〜8
	ゾピクロン	アモバン®	15〜30	6〜8

6 薬の種類，作用，メカニズム

激薬，抗ヒスタミン薬がある。

◆ 抗てんかん薬（表2）

種々の病因により大脳神経細胞に過剰な放電が発生し，発作が反復して現れる慢性脳疾患をてんかんという。てんかんは次のように分類される。

- 強直間代発作：意識消失とともに痙攣が起こる。その後，睡眠に入り，数分後に正常に戻る。
- 欠神発作：痙攣を伴わない短時間の意識障害発作で，数秒間意

表2　抗てんかん薬

分類	一般名	商品名	強直間代発作(大発作)	欠神発作(中発作)	部分発作(小発作)
バルビツール酸系	フェノバルビタール	フェノバール®	○	×	○
	プリミドン	プリミドン	○	×	○
ヒダントイン系	フェニトインナトリウム	アレビアチン®	○	×	○
	エトトイン	アクセノン®	○	×	○
オキサゾリジン系	トリメタジオン	ミノアレ®	×	○	×
スクシミド系	エトスクシミド	エピレオプチマル®	×	○	×
ベンゾジアゼピン系	ジアゼパム	セルシン®	○	○	○
	クロナゼパム	リボトリール®	○	○	○
	ニトラゼパム	ネルボン®	○	○	○
	クロバザム	マイスタン®	○	○	○
イミノスチルベン系	カルバマゼピン	テグレトール®	○	×	○
ベンズイソキサゾール系	ゾニサミド	エクセグラン®	○	×	○
GABA誘導体系	ガバペチン	ガバペン®	×	×	○
AMPA/カイニン酸型グルタミン酸受容体抑制薬	トピラマート	トピナ®	×	×	○
トリアジン系	ラモトリギン	ラミクタール®	○	○	○
ピロリドン系	レベチラセタム	イーケプラ®	×	×	○
GABAトランスアミナーゼ阻害系	バルプロ酸ナトリウム	デパケン®R	○	○	○

識を消失する。小児に多い。
- 単純部分発作：意識障害を伴わない部分発作である。前頭葉に障害があると生じる。母指，顔面，舌などに痙攣や異常感覚が現れる。
- 複雑部分発作：側頭葉の障害が原因で，意識消失はあるが痙攣は起こらない。

◆ パーキンソン病治療薬

パーキンソン病の薬剤は副作用として，幻覚，妄想，興奮などの精神神経症状や，悪心，嘔吐などの消化器症状が現れることがあるので注意を要する。
- レボドパ含有製剤：最も効果のある抗パーキンソン病薬で，不足したドパミンを補充する。
- ドパミン作動薬：ドパミンD_2受容体を直接刺激する
- ドパミン遊離促進薬：ドパミン作動神経からドパミンの遊離を促進する。
- モノアミン酸化酵素阻害薬：モノアミン酸化酵素を阻害してドパミン濃度を高めて作用を示す。
- ノルアドレナリン作用増強薬：すくみ足や立ちくらみに効果を示す。
- 末梢カテコール-*o*-メチル転移酵素（COMT）阻害薬：レボドパから3-*o*-メチルドパへの代謝を阻害して，血中レボドパの脳内移行を増強する。
- アセチルコリン作用減弱薬：抗コリン薬で，筋固縮，振戦に有効である。

◆ 抗認知症薬

抗認知症薬は，認知症の中核症状である記憶，見当識，計算，思考，言語，学習，判断，実行機能などの障害に対して有効である。抗認知症薬は，認知症の進行を止めることはできないが，進行の程度を緩やかにすることが可能である。
- アセチルコリンエステラーゼ（AChEI）阻害薬：AChEIを阻害して，脳内アセチルコリン量を増加させる。

6 薬の種類, 作用, メカニズム

- N-メチル-D-アスパラギン酸 (NMDA) 受容体拮抗薬：NMDA受容体拮抗作用により，細胞内への過剰な Ca^{2+} 流入を抑制して神経細胞を保護する。

◆ 統合失調症治療薬 (p.351 参照)

- 多元受容体標的抗精神病薬 (MARTA)：脳内のドパミン，セロトニン，アドレナリン，ヒスタミン，ムスカリンなどさまざまな受容体と結合し，鎮静・抗不安薬作用を示す。陽性症状だけではなく陰性症状も改善する。
- セロトニン・ドパミン受容体拮抗薬 (SDA)：セロトニン5-HT$_{2A}$受容体，ドパミンD$_2$受容体に強い親和性をもつ。陽性症状だけではなく陰性症状も改善する。
- ドパミン・システムスタビライザー：ドパミンD$_2$受容体に強い親和性をもつ。副作用として不眠，嘔気がある。
- ドパミン・セロトニン受容体拮抗薬 (DSA)：セロトニン5-HT$_{2A}$遮断作用とドパミンD$_2$遮断作用を示す。他の受容体に対する親和性は低く，鎮静効果はほとんどない。
- フェノチアジン誘導体：陽性症状を改善する。
- ブチロフェノン誘導体：幻覚・妄想に効果が高い。
- ベンズアミド誘導体：幻覚，妄想，思考抑制状態を改善する。

◆ 抗うつ薬

うつ病は，ノルアドレナリン作動性神経とセロトニン作動性神経機能の低下が原因と考えられている。抗うつ薬は以下のように分類される。

- 三環系抗うつ薬
- 四環系抗うつ薬
- 非三環系抗うつ薬
- 選択的セロトニン再取り込み阻害薬 (SSRI)
- セロトニン・ノルアドレナリン再取り込み阻害薬 (SNRI)
- ノルアドレナリン作動性・特異的セロトニン作動性抗うつ薬 (NaSSA)

■ 抗感染症薬

抗感染症薬は,生体に寄生した病原体の殺菌または静菌(発育・増殖の抑制)に用いられる薬物であり,病原体に対する毒性が,宿主に対する毒性よりも強いことが特徴である。

◆ 抗菌薬

薬の抗菌力は抗菌スペクトルで表す。これは,試験菌の発育を阻止する最小発育阻止濃度(MIC)に基づいて,各種病原微生物に対する作用範囲を示すもので,その薬の感受性菌がわかる。

抗菌薬はその作用機序により,細胞壁合成阻害薬,蛋白質合成阻害薬,葉酸合成阻害薬,核酸合成阻害薬などに大別される。

◆ 抗結核薬

結核の治療では,耐性菌の出現を防止するために3種類以上の有効薬を用い,1剤での治療は行わない。外来治療では薬剤が確実に服用されるように,保健所と連携した直接監視下短期化学療法(DOTS)が行われている。

I 薬の基礎知識

7 薬剤の影響を受ける臨床検査値

高橋 寛

■ 細胞成分

◆ 赤血球数（RBC，表1）

RBCが減少すると酸素不足となり，めまい，貧血や息切れなどを起こす。腎不全や透析患者では，エリスロポエチンの不足に

表1 薬剤性貧血を引き起こす可能性のある主な薬剤

貧血の分類	原因薬剤	
	一般名	商品名
巨赤芽球性貧血	アザチオプリン	アザニン®，イムラン®
	サラゾスルファピリジン	アザルフィジン®EN
	トリメトプリム・スルファメトキサゾール	バクタ®，バクトラミン®
	フェニトイン	アレビアチン®
	フェノバルビタール	フェノバール®
	カルバマゼピン	テグレトール®
	メトトレキサート	リウマトレックス®
メトヘモグロビン血症	サラゾスルファピリジン	アザルフィジン®EN
	トリメトプリム・スルファメトキサゾール	バクタ®，バクトラミン®
	硝酸イソソルビド	ニトロール®
溶血性貧血	トリメトプリム・スルファメトキサゾール	バクタ®，バクトラミン®
	スルバクタムナトリウム・アンピシリンナトリウム	ユナシン®-S
	タゾバクタム・ピペラシリン	ゾシン®
	メチルドパ水和物	アルドメット®
	オメプラゾール	オメプラール®，オメプラゾン®
	リファンピシン	リファジン®

（文献1，2より引用）

より腎性貧血を起こし、RBCが減少傾向になる。

薬剤でRBCが減少する副作用として、薬剤性貧血がある。アザチオプリン、サラゾスルファピリジンは、巨赤芽球性貧血を起こす。抗がん剤では、汎血球減少とRBC低下を起こす。葉酸拮抗薬は葉酸欠乏症を引き起こし、骨髄に巨赤芽球性変化が生じ、大球性高色素性貧血となる[4]。

表2 無顆粒球症を引き起こす可能性のある主な薬剤

薬効分類	一般名	商品名
抗血小板薬	チクロピジン塩酸塩	パナルジン®
抗甲状腺薬	チアマゾール	メルカゾール®
	プロピルチオウラシル	チウラジール®、プロパジール®
抗ウイルス薬	アシクロビル	ゾビラックス®、ビクロックス®
	バラシクロビル塩酸塩	バルトレックス®
抗菌薬	レボフロキサシン水和物	クラビット®
	トリメトプリム・スルファメトキサゾール	バクタ®、バクトラミン®
H₂遮断薬	ファモチジン	ガスター®
	ラニチジン塩酸塩	ザンタック®
	シメチジン	タガメット®
	ロキサチジン酢酸エステル塩酸塩	アルタット®
	ニザチジン	アシノン®
	ラフチジン	プロテカジン®
NSAIDs	ジクロフェナクナトリウム	ボルタレン®
	イブプロフェン	ブルフェン®
	セレコキシブ	セレコックス®
降圧薬	エナラプリルマレイン酸塩	レニベース®
	カプトプリル	カプトリル®
	ニフェジピン	アダラート®、セパミット®
その他	クロルプロマジン塩酸塩	ウインタミン®、コントミン®
	サラゾスルファピリジン	アザルフィジン®EN

(文献1、3より引用)

7 薬剤の影響を受ける臨床検査値

◆ 白血球数（WBC，表2）

 がん化学療法や放射線治療で減少する。また，感染症やステロイドの使用で増加する。WBCが減少していると，感染症にかかる危険度が高いことを認識する。好中球とリンパ球は，各種抗がん剤の投与により減少する[4]。

◆ 血小板数（PLT）

 PLTが5万個/mm^{3}以下で出血傾向となり，1万個/mm^{3}以下では生命の危険が生じる（表3）。PLTが減少していると関節内のわずかな出血でも止血しにくいため，関節可動域運動は慎重に施行する。初めて薬剤を使用した場合，投与後7〜14日で症

表3 血小板減少症を引き起こす可能性のある主な薬剤

薬効分類	一般名	商品名
抗リウマチ薬	金チオリンゴ酸ナトリウム	シオゾール®
	ペニシラミン	メタルカプターゼ®
	インフリキシマブ	レミケード®
抗てんかん薬	バルプロ酸ナトリウム	デパケン®
	カルバマゼピン	テグレトール®
	フェニトイン	アレビアチン®
H₂遮断薬	ラニチジン塩酸塩	ザンタック®
抗菌薬	アジスロマイシン水和物	ジスロマック®
	トリメトプリム・スルファメトキサゾール	バクタ®，バクトラミン®
	クラリスロマイシン	クラリス®，クラリシッド®
抗結核薬	リファンピシン	リファジン®
分子標的薬	イマチニブメシル酸塩	グリベック®
その他	キニジン硫酸塩水和物	−
	アテノロール	テノーミン®
	アロプリノール	ザイロリック®
	サイアザイド系利尿薬	−
	インターフェロン	−

（文献1，5より引用）

状が出やすく,再投与では数時間〜5日以内のことが多い[4]。

◆ 汎血球減少症（表4）

RBC, WBC, PLTのすべてが減少することを汎血球減少症という。このような病態を呈する疾患を再生不良性貧血という[6]。

表4 汎血球減少症を引き起こす可能性のある主な薬剤

薬効分類	一般名	商品名
抗菌薬	クロラムフェニコール	クロロマイセチン,クロマイ
	トリメトプリム・スルファメトキサゾール	バクタ®,バクトラミン®
抗真菌薬	ボリコナゾール	ブイフェンド®
抗てんかん薬	カルバマゼピン	テグレトール®
	フェニトイン	アレビアチン®
抗リウマチ薬	メトトレキサート	リウマトレックス®
	サラゾスルファピリジン	アザルフィジン®EN
H₂遮断薬	ファモチジン	ガスター®
	ラニチジン塩酸塩	ザンタック®
	シメチジン	タガメット®
NSAIDs	ジクロフェナクナトリウム	ボルタレン®
	イブプロフェン	ブルフェン®
	セレコキシブ	セレコックス®
分子標的薬	リツキシマブ	リツキサン®
	イマチニブメシル酸塩	グリベック®
代謝拮抗薬	テガフール・ギメラシル・オテラシルカリウム	ティーエスワン®
免疫抑制薬	アザチオプリン	アザニン®,イムラン®
	シクロスポリン	サンディミュン®,ネオーラル®
抗血小板薬	チクロピジン塩酸塩	パナルジン®
	クロピドグレル硫酸塩	プラビックス®
利尿薬	フロセミド	ラシックス®
	トリクロルメチアジド	フルイトラン®
その他	アロプリノール	ザイロリック®

（文献1,6より引用）

7 薬剤の影響を受ける臨床検査値

H₂遮断薬は顆粒球減少だけではなく，汎血球減少症を引き起こす[4]。

■ 血漿成分と血清成分

◆ 尿酸（UA，表5）

UAが上昇すると痛風発作の危険度が増す。尿酸は血液に溶けにくく針状結晶となるため，関節などに刺さり炎症を起こす。関節可動域運動は注意深く施行する。白血病や骨髄腫などで高値となる。

◆ 血液尿素窒素（BUN）

蛋白の燃えかすで，腎臓から排泄される。蛋白質摂取の低下や肝臓での蛋白質合成の低下で低値を示す。蛋白質の過剰摂取や糖尿病などでは高値を示す。また，腎機能の低下でも高値を示す。

表5 高尿酸血症を引き起こす可能性のある主な薬剤

薬効分類	一般名	商品名
利尿剤	トリクロルメチアジド	フルイトラン®
	インダパミド	ナトリックス®，テナキシル®
	エプレレノン	セララ®
β遮断薬	ベタキソロール塩酸塩	ケルロング®
	アテノロール	テノーミン®
抗菌薬	クラリスロマイシン	クラリス®，クラリシッド®
抗結核薬	エタンブトール塩酸塩	エブトール®
抗精神病薬	アリピプラゾール	エビリファイ®
	オランザピン	ジプレキサ®
	リスペリドン	リスパダール®
免疫抑制薬	シクロスポリン	サンディミュン®，ネオーラル®
	タクロリムス水和物	プログラフ®
分子標的薬	イマチニブメシル酸塩	グリベック®
抗がん剤	カルボプラチン	パラプラチン®
	パクリタキセル	タキソール®

サリチル酸製剤やステロイドホルモン投与ではUA低値となることがある[4]

副腎皮質ステロイド，利尿薬，腎障害を起こす薬剤（アミノグリコシド系抗菌薬，NSAIDs，シクロスポリン，シスプラチンなど），造影剤，重金属などで上昇することがある[1]。

【文 献】
1) 増田智先, 渡邊裕之, 金谷朗子 編：検査値×処方箋の読み方, じほう, 2016.
2) 厚生労働省：重篤副作用疾患別対応マニュアル 薬剤性貧血, 厚生労働省, 2007. (http://www.mhlw.go.jp/topics/2006/11/dl/tp1122-1f05.pdf, 2017年7月時点)
3) 重篤副作用疾患別対応マニュアル 無顆粒球症, 厚生労働省, 2007. (http://www.mhlw.go.jp/topics/2006/11/dl/tp1122-1f13.pdf, 2017年7月時点)
4) 竹田真由, 舩渡忠男：薬剤による影響, 月刊薬事 50(8)；25-29, 2008.
5) 重篤副作用疾患別対応マニュアル 再生不良性貧血, 厚生労働省, 2007. (http://www.mhlw.go.jp/topics/2006/11/dl/tp1122-1f01.pdf, 2017年7月時点)
6) 重篤副作用疾患別対応マニュアル 血小板減少症, 厚生労働省, 2007. (http://www.mhlw.go.jp/topics/2006/11/dl/tp1122-1f17.pdf, 2017年7月時点)

II 疾患の治療で使用する薬剤とリハビリテーション

II 疾患の治療で使用する薬剤とリハビリテーション
A 神経内科・脳神経外科

1 脳梗塞

中瀬泰然

■ 脳梗塞の治療の流れ

　脳梗塞急性期の治療開始は早ければ早いほどよい。「目の前で倒れた」あるいは「何時ごろ何をしているときに急に麻痺が出た」など発症時間が特定できればよいが、そうでないときは最後に健全であったことが確認された時間を発症時刻とみなす。そのうえで、発症後4時間半以内であれば血栓溶解療法の適応が考慮される。さらに、脳主幹動脈近位部（内頸動脈や中大脳動脈水平部など）における閉塞の場合は、血栓溶解療法に引き続いて機械的血栓除去療法の適応が検討される。また、発症後4時間半以上経過していても6時間以内の入院であれば機械的血栓除去療法のみの適応が検討される。血栓溶解療法などを行ったときは、その後24時間以上経過してから抗血栓薬投与が開始される。

　血栓溶解療法や機械的血栓除去療法が行われなかった場合は、脳梗塞の病態に応じて抗血栓薬などの投与とともに危険因子の管理が行われる。

■ 超急性期治療

◆ 血栓溶解療法

　まず、発症後4時間半以内（最終健全確認時刻から4時間半以内）に点滴投与開始できることが前提となる。適応は「脳卒中治療ガイドライン2015」[1]に従うが、主に広汎な新鮮梗塞巣が完成していないこと、脳出血の既往がないこと、2週間以内に大手術を受けていないこと、胸部大動脈解離等がないこと、などが判断項目となる。そのうえで、アルテプラーゼを経静脈的に投与する。

　アルテプラーゼ投与中は15分ごと、投与後6時間までは30分ごと、その後は24時間後まで1時間ごとにバイタルサインと神経症状をチェックする。24時間以降に出血性変化がなければ

1 脳梗塞

脳梗塞の病態に応じて抗血栓薬などが投与開始される。

通常は，同時期に神経保護薬（フリーラジカル消去薬）であるエダラボンも投与する。初回の点滴は，アルテプラーゼ投与開始にかかわらずできるだけ速やかに開始する。その後は1日2回投与となる。ただし，エダラボンは腎機能障害や肝機能障害を合併している症例には投与できないため注意が必要である。

◆ 機械的血栓除去療法

治療開始まで8時間以内とされているため，一般的には術前準備にかかる時間を考慮して発症後（最終健全確認時刻から）6時間以内の入院症例が治療対象となる。適応は「脳卒中治療ガイドライン2015」[2]および「経皮経管的脳血栓回収用機器 適正使用指針 第2版」[3]に従うが，発症後4時間半以上経過していた，あるいは頭蓋内出血のリスクが高いと判断されたためなど，アルテプラーゼによる血栓溶解療法の適応外となった症例または血栓溶解療法で血流再開が得られなかった症例が対象となる。

この機械的血栓除去療法はいわゆる血管内治療であり，血管撮影室やハイブリッド手術室などで行われる。治療法は経動脈的に挿入されたカテーテルで脳主幹動脈を閉塞している血栓を物理的に除去するものである。コイル型ワイヤーあるいはステント型ワイヤーによる血栓のからめ取り，カテーテルを用いた血栓吸引などの方法がある。術後の経過観察や治療は血栓溶解療法に準じる。

> **リハビリテーション上の注意点**
> - 超急性期治療中およびその後24時間は持続点滴，頻回な治療薬投与，バイタルサイン計測などが行われるため，リハビリテーションの介入時間が制約されやすい。また，ベッド上での訓練が中心となり，体位変換を行えない場合もある。さらに閉塞動脈の再開通により梗塞巣への出血性変化が現れやすいため，急激な神経症状の変化にも注意しなければならない。

■ 急性期治療

発症後4時間半以上経過していたため血栓溶解療法の適応にな

らなかった症例やさらに機械的血栓除去療法の適応にもならなかった症例は,いわゆる急性期脳梗塞治療を行うことになる。この場合,脳梗塞の病態や脳梗塞巣の大きさなどの重症度に応じて治療薬の選択や安静度などが検討される。

◆ 穿通枝梗塞

大脳深部の穿通枝動脈領域や脳幹部の梗塞がこのタイプに分類される。特に穿通枝末梢における小梗塞はラクナ梗塞とよばれ,穿通枝起始部からの閉塞による梗塞は分枝動脈梗塞(BAD)とよばれる。

ラクナ梗塞に対してはオザグレルナトリウム点滴とエダラボン点滴を行う。BADに対してはアルガトロバン点滴とエダラボン点滴を行う。ただし,エダラボンは腎機能障害や肝機能障害を合併している症例には投与できないため注意が必要である。

ラクナ梗塞,BADともに抗血小板薬内服(シロスタゾール)を開始するが,初回の内服は食事時間に関係なく入院後できるだけ早く行ってもらう。穿通枝梗塞では入院後に麻痺症状の増悪する症例があり,特にその頻度がBADで高い。これに対して,脳卒中治療ガイドラインでは抗血小板薬投与としか言及されていない。しかし,筆者らの研究成果[4]からシロスタゾールの早期内服が症状悪化を抑制したことが明らかになったため,このシロスタゾール早期投与を行っている。

シロスタゾールの副作用として内服後の頭痛や頻脈が報告されている。動作時頻脈はリハビリテーションにおいて負荷量を増加させるときの阻害因子になるため,内服開始後3日以上経過していればクロピドグレル硫酸塩に変更することもある。また心不全など心疾患合併症例にはシロスタゾールは処方できない。この場合もクロピドグレルが処方される。

◆ アテローム血栓性脳梗塞

いわゆる脳主幹動脈における粥状動脈硬化巣の悪化で動脈が閉塞するため,または動脈硬化巣から遊離した血栓により脳動脈が閉塞するため発症した脳梗塞である。アルガトロバン点滴とエダ

1 脳梗塞

ラボン点滴を行う。ただし、エダラボンは腎機能障害や肝機能障害を合併している症例には投与できないため、注意が必要である。

抗血小板薬内服として、クロピドグレルまたはシロスタゾールのいずれかを開始する。

◆ 心原性脳塞栓

心房細動などで生じた血流のよどみからできた血栓が心臓より遊離し、脳主幹動脈などを閉塞することで生じる脳梗塞のタイプである。このため発症は突然であり、発症時より重症であることが多い。エダラボン点滴を行う。さらに近年では積極的にワルファリンカリウム以外の経口抗凝固薬内服を開始している。投与開始時期は、欧州脳卒中学会のガイドライン[5]に従うと軽症や小梗塞では3日目から、大脳半球に及ぶような大梗塞では2週間経過してから、小梗塞と大梗塞の間の症例では1週間後からとなるが、もう少し早めに開始する場合もある。ただし、入院翌日以降の頭部CT検査で血腫形成が認められた場合には、1週間後の再検で抗凝固薬開始の可否を判断する。軽度の出血性変化のみであれば、抗凝固薬内服開始時期は影響されない。内服薬の選択は投与方法(1日2回内服か1回内服か)、年齢、体重、腎機能により判断される。ダビガトランエテキシラートメタンスルホン酸塩、アピキサバン、リバーロキサバン、エドキサバンより選ぶ。詳細は添付文書を参照してほしい。

ワルファリン内服の場合は、2mgより開始し4、5日ごとにINRをチェックして漸増する。至適量になるまでヘパリン1日量1万単位を持続点滴する。

> **リハビリテーション上の注意点**
> - 発症後1〜2週間以内は抗血栓薬の点滴を受けている症例が多い。さらに抗血小板薬や抗凝固薬内服も行われるため、出血の危険性が高い時期である。転倒などによる打撲、外傷には十分注意が必要である。
> - 穿通枝梗塞の場合は意識障害を伴わないことが多く、麻痺の程度にかかわらず入院当日からのリハビリテーション開始が可能である。しかし、点滴や内服治療が行われていても麻痺症状が悪化する症

(次ページに続く)

例にしばしば遭遇する。麻痺症状が変動しているときは担当医師と相談しながらリハビリテーションを進める必要がある。アテローム血栓性脳梗塞の場合は比較的大きな梗塞をきたしていることもあり、意識障害を伴うことも多い。軽症であれば入院当日からリハビリテーション介入できるが、重症の場合は全身状態に合わせて評価、介入を始めなければならない。脳主幹動脈高度狭窄を有する症例では急激な脳血流低下を予防するため比較的血圧を高めに保つ必要がある[6]。このような症例には血圧の変化にも注意しなければならない。心原性脳塞栓の場合も同様に軽症であれば心機能を考慮しながら早期にリハビリテーション介入ができる。重症の場合には全身状態に合わせてリハビリテーションを進めていくことになるが、特に閉塞血管の自然再開通による出血性梗塞への変化がしばしばみられるため、神経症状の変化には注意が必要である。

- 脳梗塞には高血圧の合併が非常に多いため、たいていの症例には降圧薬が処方されている。しかし、自律神経機能障害により起立性低血圧などが生じやすくなっている症例もあり、体位変換時には血圧変動の出現に注意が必要である。認知機能障害を伴っている症例では夜間不穏などに対して睡眠薬や向精神薬が処方されていることもある。この場合は注意力低下やふらつき、傾眠などの副作用がしばしばみられるため、転倒に注意が必要である。

■ 亜急性期から慢性期治療

脳梗塞は一般的に再発率が非常に高く、1年で約10％の累積再発率との報告もある[7]。したがって慢性期における脳梗塞治療では再発予防に重点がおかれる。この二次予防治療でも脳梗塞の病態に応じた内服薬が投与される。すなわちラクナ梗塞やアテローム血栓性脳梗塞の再発予防にはアスピリンやクロピドグレル、シロスタゾールなどの抗血小板薬を処方する。心原性脳塞栓の再発予防にはワルファリンやダビガトラン、リバーロキサバン、アピキサバン、エドキサバンなどの抗凝固薬を処方する。また脳梗塞の再発予防中には脳出血のリスクも高くなる。そのため、特に合併症としての高血圧の治療が重要となる。「脳卒中治療ガイドライン2015」[8]にも書かれているように、できる限り外来血圧を130/80mmHg未満になるように降圧薬を投与する。ただし、内頸動脈などの脳主幹動脈に脳血流を低下させるほどの狭窄がある場合は高めの血圧を維持しなければならないため注意が必要である。同時に、動脈硬化危険因

子となる脂質異常症や糖尿病などの治療も行わなければならない。脳塞栓症の場合は心房細動が最大の危険因子であるが，一過性心房細動などのように脳塞栓発症時には不整脈が検出できない場合もある。継続的に観察することにより心房細動を検出できることもあるため，慢性期経過観察中は脈拍異常の出現に注意する必要がある。

リハビリテーション上の注意点

- 脳梗塞再発予防として抗血栓薬内服中であるため，引き続き転倒やけがには注意が必要である。特に高齢者では転倒後1〜2カ月経過してから出現する慢性硬膜下血腫のリスクが高い。もし転倒後は異常がなくても，数週間経過してからふらつきや半身の麻痺などがみられれば速やかな診察が必要である。

- 高血圧や糖尿病などの動脈硬化危険因子の治療も同時に行われている。入院中の状態で処方が調整されているため，退院後間もない時期は食事内容や生活リズムが変わりコントロール不良になることがある。この場合，低血圧や低血糖などのリスクもあるため，リハビリテーションを実施するときにはバイタルサインや全身状態の変化に注意する必要がある。

[文 献]

1) 日本脳卒中学会 脳卒中ガイドライン委員会 編：脳梗塞急性期 1-3 血栓溶解療法．脳卒中治療ガイドライン2015, 61-63, 協和企画, 2015.

2) 日本脳卒中学会 脳卒中ガイドライン委員会 編：脳梗塞急性期 1-8 脳動脈，血管内再開通療法（局所線溶療法，その他）．脳卒中治療ガイドライン2015, 69-70, 協和企画, 2015.

3) 日本脳卒中学会，日本脳神経外科学会，日本脳神経血管内治療学会，三学会合同指針作成委員会 編：経皮経管的脳血栓回収用機器 適正使用指針 第2版．(http://www.jsts.gr.jp/img/noukessen.pdf, 2017年2月時点)

4) Nakase T, Sasaki M, Suzuki A: The effect of acute medication with cilostazol, an anti-platelet drug, on the outcome of small vessel brain infarction. *J Stroke Cerebrovasc Dis* 23(6); 1409-1415, 2015.

5) Heidbuchel H, Verhamme P, Alings M, et al: European Heart Rhythm Association: European Heart Rhythm Association Practical Guide on the use of new oral anticoagulants in patients with non-valvular atrial fibrillation. *Europace* 15(5); 625-651, 2013.

6) Nakase T, Yoshioka S, Sasaki M, et al: The lower safety level of blood pressure evaluated by 123I-IMP single-photon emission computed tomography in acute cerebral infarction patients. *Clin Pract* 10(4); 535-543, 2013.

7) Hata J, Tanizaki Y, Kiyohara Y, et al: Ten year recurrence after first ever stroke in a Japanese community: the Hisayama study. *J Neurol Neurosurg Psychiatry* 76(3); 368-372, 2005.

8) 日本脳卒中学会 脳卒中ガイドライン委員会 編：脳梗塞慢性期 3-1 脳梗塞再発予防ほか（抗血小板療法，無症候性脳梗塞は除く）．(1) 高血圧症．脳卒中治療ガイドライン2015, 88-90, 協和企画, 2015.

II 疾患の治療で使用する薬剤とリハビリテーション　A 神経内科・脳神経外科

2 脳出血

古谷伸春，師井淳太

■ 脳出血の治療の流れ

脳出血（ICH）は高血圧性のものがほとんどで，被殻出血，視床出血，脳幹出血，小脳出血，皮質下出血の部位別な病型がある。また，血管奇形などが原疾患としてある場合は続発性脳出血と定義され，脳外科的な手術対象となるのは後者に多い。前者に対しても，脳ヘルニアをきたすような血腫量が多い場合には血腫除去，急性水頭症合併例に対しては脳室ドレナージ術などの外科的介入の余地はあるものの手術適応となる症例は少ない。

したがって，高血圧性脳出血の治療は降圧を中心とした薬物療法とリハビリテーションが治療の中心を担うこととなる。ここでは高血圧性脳出血の治療を解説する。

■ 急性期治療

◆ 高血圧性脳出血の初期対応

高血圧性脳出血は穿通枝の破綻による動脈性の出血が原因であることから突然発症の片麻痺などで搬送されることが多い。血腫量が多く脳実質が圧排されて頭蓋内圧亢進をきたした場合や，血腫の脳室穿破により急性水頭症をきたした場合には意識障害を伴う。このような重症例では，血圧が異常に上昇していることがほとんどであり，速やかに降圧療法を開始する必要がある。頭蓋内圧亢進症例に対しては，後述の降圧管理とともにD-マンニトール（マンニットT，マンニゲン®）やグリセオール®などの高浸透圧利尿薬を使用することもある。

◆ 降圧療法

高血圧性脳出血の急性期治療としては，文字どおり降圧療法が主となる。「脳卒中治療ガイドライン2009」では収縮期血圧を

2 脳出血

180mmHg以下に下げるよう推奨されていたが,「脳卒中治療ガイドライン2015」[1]（以下,ガイドライン）で140mmHg以下に変更された。

脳出血急性期に使用する降圧剤として,カルシウム拮抗薬あるいは硝酸薬の微量点滴静注がグレードB（行うよう勧められる）に位置づけられている。

経口投与される降圧剤には,カルシウム拮抗薬,ACE阻害薬,ARB,利尿薬があり,このうちカルシウム拮抗薬とARBが使用されることが多い。

> **降圧療法中のリハビリテーション上の注意点**
> - リハ前・中・後に血圧を測定してリスク管理を行う。
> - ACE阻害薬は副作用に咳嗽があり,誤嚥性肺炎リスクが大きい患者に対してあえて咳を誘発するために使うこともあるので注意する。

◆ 手術治療

脳出血に対する手術は,主に血腫を除去する手術と出血に伴い生じた閉塞性水頭症に対する手術が行われる。

血腫に対しては,開頭して脳皮質を切開して脳内血腫を除去し,出血源を止血する方法（開頭血腫除去術）や,穿頭術でCTガイド下に血腫を穿刺吸引する方法（定位的脳内血腫除去術）が行われている。水頭症に対しては,脳室ドレナージ術が行われている。

ガイドライン[1]では,中等度の意識障害を伴う被殻出血に対する定位的脳内血腫除去術が唯一グレードB（行うように勧められる）とされているが,その他の手術はグレードC（行うことを考慮してもよいが十分な科学的根拠がない）になる。

開頭血腫除去の対象となるのは,被殻出血では神経所見が中等度で血腫量31mL以上でかつ血腫による圧迫所見が高度な場合,小脳出血では血腫の最大径が3cm以上で症状が増悪している場合,または小脳出血が脳幹を圧迫し脳室閉塞による水頭症をきたしている場合,皮質下出血では脳表からの深さが1cm以下のも

のであり、手術適応は限定的である。

> **低侵襲手術とリハビリテーション**
> - 近年、手術適応症例や脳室内血腫症例に対して神経内視鏡を使用した低侵襲手術も行われるようになり、徐々に有効性が示されるようになった。低侵襲がゆえに、早期離床・リハビリテーションが可能となるため予後改善が期待されている治療法である。

■ 慢性期治療

◆ 再発予防

高血圧性脳出血の再発は血圧コントロール不良例で多いことがわかっており、再発予防のために慢性期血圧管理として140/90mmHg未満、できれば130/80mmHg未満にコントロールする。

使用する降圧剤については、ガイドラインでは明記されていないものの、急性期から使用されていることが多いカルシウム拮抗薬やARBの使用頻度が高い。

◆ 痙攣対策

部分てんかんに対する抗てんかん薬であるカルバマゼピン(テグレトール®)との比較試験によって、レベチラセタム(イーケプラ®)やラモトリギン(ラミクタール®)の有用性が指摘された。脳卒中ガイドラインにおいても、副作用と抑制効果の点から後二者が第一選択として推奨されている。

ただし、臨床で使用しているとラモトリギンは長期間かけて漸増していく必要があり、量調節の点で使いにくい印象である。

レベチラセタムは1,000〜3,000mgまで使用量を変更できる点、肝障害をきたしにくい点、注射製剤があることから、特に近年の使用頻度が増えてきた。

2 脳出血

脳出血慢性期におけるリハビリテーション上の注意点
- リスク管理上，リハビリテーション時には血圧の測定が必要である。
- 脳出血に合併する痙攣は，他の部位よりも皮質下出血に多く，なかでも遅発性痙攣は再発が生じやすいとされているので注意が必要である。

【文 献】

1) 日本脳卒中学会 脳卒中ガイドライン委員会 編：脳卒中治療ガイドライン 2015. 協和企画, 2015.

II 疾患の治療で使用する薬剤とリハビリテーション
A 神経内科・脳神経外科

3 くも膜下出血

古谷伸春, 師井淳太

■ くも膜下出血の治療の流れ

くも膜下出血（SAH）は脳動脈瘤破裂によるものが最多（85%）[1]であるので，ここでは脳動脈瘤破裂によるSAHについて説明する。

SAHの転帰に大きく相関するのが発症時の意識障害の程度であり，発症後に転帰を悪化させる因子が再出血と脳血管攣縮である。前者は来院時にすでに決定している因子であるので，急性期の治療対象となるのは後者である。

再破裂を防ぐための破裂脳動脈瘤根治手術がなされるまでは，常に再破裂のリスクがあるため，初期対応においては可能な限り速やかにかつ厳密に鎮静と降圧を行う必要がある。
「脳卒中治療ガイドライン2015」（以下，ガイドライン）では根治手術は原則的に72時間以内に行うよう推奨されている。治療方法としては動脈瘤直達手術によるクリッピングや血管内治療によるコイル塞栓術がある。

脳血管攣縮は，SAH後第4～14病日に発生する主幹動脈の可逆的狭窄であり，この時期は脳血管攣縮の発症予防と症候化の予防，さらに梗塞への発展予防と，予防的な薬物治療が主体を占める。症候性脳血管攣縮をきたした場合，薬物治療への抵抗例に対しては血管内治療を行う場合もある。

慢性期には認知症，歩行障害，尿失禁を3徴とする正常圧水頭症をきたすことがあり，その頻度は20～40%[2]といわれている。正常圧水頭症に対しては脳室腹腔シャントを中心とした髄液排出路を形成する手術が行われる。

3 くも膜下出血

■ 急性期治療

◆ くも膜下出血初期対応

　動脈瘤性SAHの予後は発症時の意識障害の程度が治療方針および予後を決定する因子である。したがって，初期診療にあたっては適切な降圧と鎮静を中心とした全身管理により再破裂をきたさずに外科的根治術にもち込むことがSAH治療の第一歩といえる。

　この際に使用する降圧剤としては静脈注射で使用できるカルシウム拮抗薬であるニカルジピン塩酸塩（ペルジピン®）を使用されることが多い。その他のカルシウム拮抗薬としてはジルチアゼム塩酸塩（ヘルベッサー®）が挙げられる。ジルチアゼムはニカルジピンほど使用機会が多くはないが，心拍数低下作用があるため頻脈傾向の患者に使用される。一方，ニカルジピンは降圧に伴い頻脈をきたすことがある。

　手術までの再出血を防ぐために侵襲的な医療行為を極力避けて，診断がつき次第，速やかに鎮静を行う。鎮静にあたっては使用する薬物は施設による違いが大きいと思われるが，基本的にはベンゾジアゼピン系薬物やデクスメデトメジン塩酸塩（プレセデックス®）などが挙げられる。便宜性と安価である点などからベンゾジアゼピン系薬剤の使用機会が多い。しかし，呼吸抑制をきたす点，半減期が長い点がしばしば問題となる。例えば，当施設でも使用しているロヒプノールを例にとると，その半減期は約20時間であり，術後の覚醒遅延がしばしば問題となる。

　なお，デクスメデトメジンは呼吸抑制のない鎮静薬であり，鎮痛作用も併せもつ利点を有するものの，24時間以上の使用が禁じられていることと高価であることが欠点である。

　SAHの診断後，すぐにプロポフォール（ディプリバン®）で全身麻酔に移行する施設もある。

◆ 根治手術と周術期管理

　ガイドラインにおいては，72時間以内の外科的根治術が推奨されており，治療方法としては，開頭直達手術によるネッククリ

ッピングと血管内治療によるコイル塞栓術がある。特に後者においては近年，欧米の大規模研究によりエビデンスが構築されてきており，デバイスの開発と術者の技術向上も伴って開頭手術より優れた成績が報告されている。

実際の治療選択は，ガイドライン上，開頭外科治療と血管内治療のそれぞれの立場から患者と脳動脈瘤の所見を総合的に判断して決定してもよいとされている。

当施設では開頭クリッピング術を治療の第一選択とし，年齢や患者の全身状態，動脈瘤の部位や形状，血腫の有無などを考慮のうえで，コイル塞栓術を行うようにしている。

また，SAH発症に伴い神経原性肺水腫をきたしていたり，タコつぼ型心筋症を合併していたりと全身状態不良例も少なくない。このような場合には心肺機能の改善を待ち，発症72時間を目安として待機手術か，もしくは局所麻酔で施行できる血管内治療を選択する。

開頭術後は抗てんかん薬のフェニトイン（アレビアチン®）やレベチラセタム（イーケプラ®）投与により，術後早期での痙攣発症に備えている。

また，コイル塞栓術後では，血栓性合併症を防ぐためにアスピリン（バイアスピリン®）やシロスタゾール（プレタール®），クロピドグレル硫酸塩（プラビックス®）などの抗血小板剤が使用される。

◆ 脳血管攣縮

電解質管理を含めた呼吸循環管理が推奨されている。特にSAH後には中枢性塩類喪失症候群（CSWS），バソプレシン分泌過剰症（SIADH）のため，低ナトリウム血症をきたすことが多く，当施設では鉱質コルチコイドであるフルドロコルチゾン酢酸エステル（フロリネフ®）の投与をルーティン化している。

脳血管攣縮への対策としては薬物療法による予防的な治療が主であり，ファスジル塩酸塩（エリル®）あるいはオザグレルナトリウム（カタクロット®）の全身投与がガイドライン上グレード

3 くも膜下出血

A（行うよう強く勧められる）で推奨されている。

いずれの薬剤も，重大な合併症としては頭蓋内出血が挙げられる。使用期間は術後早期から開始し，第14日病日までである。

症候性脳血管攣縮をきたした場合，いわゆるtriple H療法やhyperdynamic療法といった，循環動態を変化させる治療が導入される。triple H療法は循環血液量増加（hypervolemia），血液希釈（hemodilution），人為的高血圧（hypertension）を組み合わせることで脳循環改善には寄与するとされているものの，転帰の改善は証明されていない。

当施設では症候性脳血管攣縮が疑われた場合にはドブタミン（DOB）の段階的投与を行うことで心拍出量を上げるhyperdynamic療法を導入している。

DOBの副作用としては頻脈と麻痺性イレウスが臨床上の主な問題点である。

このようなtriple H療法やhyperdynamic療法に対しての治療抵抗例に対しては血管内治療によるエリル動注療法や経皮的血管形成術を行う。

くも膜下出血急性期におけるリハビリテーション上の注意点

- 第4～14病日の間は脳血管攣縮をきたしやすいことから「スパズム期」とよばれる。この時期は術後早期でもあり，周術期管理が同時に行われているケースもある。全身管理のために心電図モニターが常時着用されていたり，水分バランスを測るために膀胱内カテーテルが留置されていたり，発症時の血腫量が多い例では脳槽ドレーンが留置されていたりと，物理的な障壁により積極的なリハビリテーション介入は困難なことが多い。
- ガイドライン上も早期離床は勧められているものの，病型ではなく個々の症例に応じて離床時期を決めるとされている。
- 循環動態を変化させる薬物としては，DOBが最もリハビリテーションに影響を及ぼすと考えられる。安静時心拍数が100回/分以上となることは珍しくなく，これは当施設でのリハビリテーション訓練の中止基準[3]を満たすものである。さらに，DOBはシリンジポンプにより持続投与されており，膀胱内カテーテル留置，心電図モニター装着と，物理的な障壁も多く，活動範囲が制限される。

慢性期治療

慢性期に正常圧水頭症をきたす場合がある。血液の分解産物により髄液循環が障害されて起こるものと考えられており，前述した脳出血時の閉塞性水頭症とはまったく別の病態である。

正常圧水頭症に対してはシャント手術（脳室腹腔シャント術あるいは腰椎腹腔シャント）が効果的である。シャント手術はシリコン製のシャントチューブとシャントバルブ圧調節器を留置して，永続的な髄液の排出路を形成するものである。

> **くも膜下出血のリハビリテーション上の注意点**
> - SAHは外科的介入の余地が大きい一方で，脳血管攣縮に際しては薬物療法を中心とした治療が行われる。意識レベルやバイタルサインなど，リハビリテーションに影響を及ぼすような薬物の使用機会は少ない。
> - SAHの予後として要介助以下の転帰不良例が44.7%[4]を占める一方で，独歩退院できる例は53.4%であり[4]，リハビリテーションの占める役割が大きい。

【文 献】

1) van Gijn J, Rinkel GJ: Subarachnoid haemorrhage: diagnosis, causes and management. *Brain* 124(Pt 2): 249-278, 2001.
2) Sethi H, Moore A, Dervin J, et al: Hydrocephalus: comparison of clipping and embolization in aneurysm treatment. *J Neurosurg* 92(6): 991-994, 2000.
3) 千田富義 ほか: リハ実践テクニック 脳卒中, メジカルビュー社, 2007.
4) 小林祥泰 編: 脳卒中データバンク2015. 中山書店, 2015.

II 疾患の治療で使用する薬剤とリハビリテーション　A 神経内科・脳神経外科

4　多発性神経炎

大川　聡

■ 多発性神経炎の治療の流れ

ニューロパチーの原因疾患は、代謝性（糖尿病性ニューロパチーなど）、遺伝性（シャルコー・マリー・トゥース病など）、自己免疫性（自分の免疫が神経を障害する）、絞扼性（物理的圧迫）、薬剤性などさまざまである。治療は、原因となる病態に対する治療（根本治療）と症状を緩和するための対症療法が中心となる。根本治療は原因疾患によって異なり、特に自己免疫性では完全治癒が期待できるため、ここでは同疾患群で使用される薬剤に関して解説する。ニューロパチーにて対症療法が行われる症状の代表が疼痛、しびれのため、疼痛緩和薬についても解説する。

■ 自己免疫性ニューロパチーの根本治療

◆ 自己免疫性ニューロパチーとは

生体には、外から入ってきた異物（細菌やウイルスなど）を認識し、排除するための免疫機構が備わっている。その免疫機構がバランスを崩し、自分自身の正常な細胞や組織に対してまで過剰に反応し傷害を加えてしまうことがあり、そのような病気を自己免疫疾患という。自己免疫性ニューロパチーとは、免疫機構が自身の末梢神経に対し過剰に反応し、傷害してしまうことによって生じるニューロパチーである。

自己免疫性ニューロパチーの代表としては、急激に進行する疾患としてギラン・バレー症候群（GBS）やフィッシャー症候群がある。GBSは感冒・肺炎などの呼吸器感染症（インフルエンザ桿菌が代表）や消化器感染による下痢（カンピロバクターという細菌が代表）の後に、急激に発症する四肢筋力低下を特徴とするニューロパチーで、重度の場合は呼吸筋麻痺から人工呼吸器管理が必要となる。通常、感覚障害は運動障害に比べ軽度であるが、

一部では強い痛みを伴うことがある。その他、脳神経麻痺や自律神経障害など、さまざまな神経症候を呈し、最も多い脳神経麻痺は顔面神経麻痺で、ついで球麻痺、眼球運動障害もみられうる。自律神経症状のなかには致死的不整脈が生じる例も存在し、抗利尿ホルモン分泌異常症候群（SIADH）を合併することもある。

広義のGBSにはさまざまな特殊病型が含まれ、フィッシャー症候群（外眼筋麻痺・運動失調・腱反射消失を三徴とする）、運動障害の分布が特殊なもの（咽頭頸上腕型など）や運動以外の症状を主とするもの（純粋感覚型、運動失調型、純粋自律神経型）が存在する。診断には、脳脊髄液検査や神経伝導検査、抗ガングリオシド抗体の測定が有用である。

慢性的に症状が悪化する自己免疫性ニューロパチーとしては、慢性炎症性脱髄性多発ニューロパチー（CIDP）が代表的である。CIDPはGBSと異なり、2カ月以上にわたって進行する点が特徴的で、通常、感覚障害がGBSよりも目立つ。

◆ 根本治療で行われる治療

GBS、CIDPでは、根本治療として免疫調整療法の有効が示されている。臨床試験で有効性が確立されている治療法として免疫グロブリン大量静注療法（IVIG）と単純血漿交換療法（PE）があり、効果はいずれも同等と考えられている。

免疫グロブリン大量静注療法（IVIG）

作用機序は自己抗体の中和、産生抑制、補体の活性化抑制、B細胞の増殖抑制、ガンマグロブリン除去機構の活性化などが推測されているが十分に解明されていない点が多い。さまざまな製剤が存在するが、製剤によって適応疾患が異なるため注意が必要である。高齢者、脱水や多血症のある患者では、血液粘調度上昇による虚血性血管障害の発症に注意を要する。先天性IgA欠損症（頻度は1,000人に1人）の患者ではアナフィラキシー反応が生じる可能性があるため、投薬前に免疫グロブリン値の確認が望まし

4 多発性神経炎

表1 IVIG治療の経過とその副作用，対処法

	治療経過と副作用	対処法・予後
治療開始時（30分以内）に認められるもの	頭痛，悪寒，筋肉痛，胸部苦悶感，全身倦怠感，発熱，悪心	・点滴速度を遅くすることで対応 ・1〜2日で消失する
治療中，治療後に認められるもの	無菌性髄膜炎	数日で回復
	皮疹（汗疱）	1カ月ほど持続し，その後消失
	尿細管壊死	高齢者，糖尿病，腎機能障害者では注意
	血栓塞栓症（脳，肺）	糖尿病，脂質代謝異常症では注意
	低ナトリウム血症	－
	顆粒球減少症	－

(文献1より引用)

> **IVIG施行期間中のリハビリテーション上の注意点**
> - IVIG施行中は血液粘調度上昇からの血栓症合併症が問題となる。リハビリテーション施行前に患者の血栓症合併症，特に深部静脈血栓症の有無やリスクを確認することを推奨する。
> - 発熱はしばしば自覚のないことがある。リハビリテーション前に体温をチェックし異常があれば主治医に報告することを推奨する。

い。**表1**にIVIG治療の経過と副作用，その対処法について示す。

単純血漿交換療法（PE）

血液は，赤血球や白血球などの血球成分と，それ以外の血漿成分からなっている。血漿成分には，アルブミン，グロブリン，凝固因子などさまざまな蛋白が含まれる一方，病因物質（抗ガングリオシド抗体などの自己免疫関連物質）も含まれている。血漿交換とは，体外に取り出した血液を血漿分離器で血球成分と血漿成分に分離した後，患者の血漿を廃棄し，その分を健常なほうの血漿（あるいはアルブミン）で置き換える治療をいう。

まず体内の血液を体外に取り出す必要があり、一般的には頸部や大腿部の太い静脈にカテーテルを挿入し、そこから血液を脱血し、そして返血する必要がある。このとき、血液が凝固するのを避けるため抗凝固剤を使用するのが一般的である。1回につき40mL/kgの血漿処理量を目標とする。置換液には新鮮凍結血漿（FFP）とアルブミン液が挙げられるが、有効性に差はなく、有害事象の頻度が低い5%アルブミン液が推奨される。重症度に応じて隔日2〜7回/月が保険適応として施行される。エビデンスは確立されていないが、二重膜濾過法（DFPP），免疫吸着療法（IAPP）にも同等の有効性が見込まれる。施行中の血圧低下，留置カテーテルの血栓形成，感染，カテーテル抜去後の出血などに注意が必要である。表2に血漿交換療法に伴う副作用を示す。

表2 血漿浄化療法に伴う副作用

体外循環に起因する副作用	ブラッドアクセス	穿刺部位の血腫，カテーテル血栓，気胸，接続部の外れ
	抗凝固薬	出血傾向，回路の凝固など
	血漿分離膜，回路	IL-1産生（発熱，血管拡張），ブラジキニン（血圧低下）
	有効循環血漿量の低下	浸透圧低下，アルブミン低下など
	その他	空気塞栓，低体温，溶血など
溶血など，補充液・置換液に起因する副作用	感染症	血液製剤による感染症（HBV，HCV，HIV，HTLV-1など）
	クエン酸反応	カルシウム血症，代謝性アルカローシスなど
	アナフィラキシー反応	低ショック，蕁麻疹，発熱，悪心，嘔吐など
その他に起因する副作用	その他	ホルモン，ビタミンの喪失など

（文献1より引用）

4 多発性神経炎

> **PE施行期間中のリハビリテーション上の注意点**
> - リハビリテーション前にカテーテル部位をチェックし，大腿部に存在する場合は股関節運動を控えることを推奨する。
> - 治療直後は凝固因子が低下しており出血傾向がある。リハビリテーションによるカテーテル周囲からの出血や，転倒による外傷に注意を払う必要がある。
> - 治療により免疫グロブリン値が低下するため易感染の状態になる。リハビリテーション中はマスクを着用し，なるべく人混みのない環境で行うことを推奨する。

副腎皮質ステロイド

CIDPにて有効性が認められている薬剤である。通常，大量投与（ステロイドパルス療法）を3日間行い，その後，プレドニゾロンを内服，徐々に減量していく。通常，再燃を予防するために低容量で維持投薬が必要となる。また高用量でステロイド維持が必要な患者や，ステロイド無効の患者ではカルシニューリン阻害薬であるシクロスポリンが用いられることもある。以上の薬剤の詳細については，p.109，「重症筋無力症」の項目を参照してほしい。

症状を緩和するための疼痛緩和薬

本来，疼痛は，生体に対する警告信号であり防衛反応として機能する生理的なものである。しかし，疼痛伝達を担う神経系の異常に起因する神経障害性疼痛は，もはや生体への警告の意義をもたない病的なもので，代表的原因疾患がニューロパチーである。ニューロパチーでは，神経損傷によるナトリウムチャネル発現分布の異常や，傷害部位での神経異常結合によって本来活動電位が発生しない場所からの異所性発火が生じる。また，神経損傷によってアドレナリン受容体が損傷部や感覚神経節に異常発現し，交感神経から分泌されるノルアドレナリンによって交感神経系の活動が誘発され体性感覚神経系を介して疼痛を引き起こすとされる。

ニューロパチー慢性期の神経障害性疼痛に対しては，基本的に

非ステロイド性消炎鎮痛薬（NSAIDs）は無効である。薬物療法としてはプレガバリンや抗うつ薬，オピオイドなどが試みられる。

◆ 薬物療法アルゴリズムによる処方

慢性期の神経障害性疼痛に対する薬物療法に関しては，2011年に日本ペインクリニック学会からガイドラインが提唱され，薬物療法アルゴリズムはニューロパチーによる神経障害性疼痛の対症療法にも適応できる[2]。さらに2012年には非癌性慢性疼痛に対するオピオイド処方ガイドラインも出版され[3]，ニューロパチーによる神経障害性疼痛に対する薬物療法に一定の指針が示されたといえる。

次からは代表的な薬剤について解説する。

第一選択薬

プレガバリン（リリカ®）

プレガバリンは欧米では抗てんかん薬としても使用されている。カルシウムチャネルリガンドとして電位依存性カルシウムチャネルを遮断する。主に神経シナプス前の電位依存性カルシウムチャネル・サブユニットに結合し，細胞膜へのシナプス小胞移動を妨げることでカルシウムの細胞内流入を抑制する。その結果，グルタミン酸などの興奮性神経伝達物質の放出を制御し，神経の異常興奮を抑えると考えられている。脊髄のアドレナリン受容体に対する作用や下行性抑制系神経機能の増強を介し，鎮痛作用を発揮するともいわれている。

アミトリプチリン塩酸塩（トリプタノール）

アミトリプチリンは三環系抗うつ薬の一つであり，その鎮痛作用機序は，神経伝達物質であるモノアミン（セロトニンやノルアドレナリン）の神経再取り込みを阻害することで神経間隙のモノアミン量を増加させ，下行性疼痛抑制神経系の機能を増強させると考えられている。その他，ナトリウムチャネル遮断作用による疼痛信号発生抑制やオピオイドレセプターに対する作用なども認められている。

4 多発性神経炎

第二選択薬

ワクシニアウイルス接種家兎炎症皮膚抽出液(ノイロトロピン®)

中枢性の鎮痛機構である神経系の働きを高め,鎮痛効果を発揮するとされる。また,炎症を起こすブラジキニンの遊離を抑制することで炎症を抑え,血行改善から自律神経系の働きを調整する作用もあり痛みを緩和するとされる。特に帯状疱疹後神経痛に対して鎮痛効果があるとされているが,副作用が少なく忍容性が高いためさまざまなニューロパチーによる神経障害性疼痛に対して使用されている。

デュロキセチン塩酸塩(サインバルタ®)

抗うつ薬として承認されているセロトニン・ノルアドレナリン再取り込み阻害薬(SNRI)である。多くの慢性疼痛ではモノアミンが関与する下向性疼痛抑制系の機能低下が関与するとされており,SNRIはその機能を賦活することで鎮痛効果を発御すると考えられている。しかし下向性疼痛抑制系の賦活作用のみでは説明のつかない効果もあり,NMDA受容体介在性伝達機構の抑制,脊髄後角神経節細胞の電位依存性チャネル電流の抑制など,迅速に筋肉の攣縮を緩和し血流を改善させるような別の作用もあるとも考えられている。

抗コリン作用,心毒性,眠気や血圧低下などの副作用が少ないことから,種々の身体的基礎疾患を有する患者や高齢者に対して使用しやすい薬剤である。今現在,糖尿病性神経障害に伴う疼痛や慢性腰痛に対して適応があるが,さまざまなニューロパチーによる神経障害性疼痛に対しても効果が期待できる。

第三選択薬

オピオイドは,非がん性疼痛の場合長期投与となる可能性があるが,その安全性が確立しておらず,神経障害性疼痛に対して有効ではあるが第三選択薬と位置づけられている。2017年現在,わが国で使用可能な非がん性慢性疼痛に適応をもつオピオイド鎮痛薬は,ブプレノルフィン貼付剤のほか,トラマドール塩酸塩,

トラマドール塩酸塩/アセトアミノフェン配合錠,フェンタニル貼付剤などがある(**表3**)。オピオイド治療では,弱オピオイドで十分な効果が得られない場合に強オピオイドへの切り替えを行うのが一般的である。

 オピオイド鎮痛薬使用時には,嘔気・嘔吐,便秘が高頻度に起こることから,制吐薬や下剤を適宜併用する必要がある。また,オピオイド開始時,増量時および薬剤変更時には眠気が発現しやすい。

表3 非がん性慢性疼痛に適応にあるオピオイド鎮痛薬

分 類	一般名	商品名
弱オピオイド	ブプレノルフィン貼付剤	ノルスパン®テープ
	トラマドール塩酸塩	トラマール®,ワントラム®
	トラマドール塩酸塩/アセトアミノフェン	トラムセット®
	コデインリン酸塩錠・散	リン酸コデイン®
強オピオイド	モルヒネ塩酸塩	モルヒネ塩酸塩水和物
	フェンタニル貼付剤	デュロテップ®MTパッチ,ワンデュロ®パッチ

その他の治療薬

抗てんかん薬

 三叉神経痛に対してカルバマゼピン(テグレトール®),さまざまなしびれに対してクロナゼパム(リボトリール®,ランドセン®)などが使用される。ナトリウムチャネル遮断作用による疼痛信号発生抑制が主な作用機序と考えられている。副作用としては,眠気,めまい,小脳失調によるふらつき,皮疹などが代表的である。

4 多発性神経炎

疼痛緩和薬投与中のリハビリテーション上の注意点

【プレガバリン】
- 増量とともに,めまい,ふらつき,眠気などの副作用が目立つ傾向があるため,副作用症状と効果を照らし合わせながら維持量を決定する。特に腎障害例や高齢者では低用量から開始し,忍容性を確認しながら増量するといった工夫が必要である。

【アミトリプチリン】
- 副作用として,抗コリン作用に起因した口渇,便秘,排尿困難,起立性低血圧などの自律神経症状があるため,心血管疾患などでは処方を控えるべきとされる。

【ノイロトロピン®】
- 副作用としては,倦怠感,嘔気,発熱,発疹などが報告されるが,副作用が少なく忍容性が高いのも特徴である。

【デュロキセチン】
- 副作用として傾眠と悪心がある。

【オピオイド鎮痛薬】
- オピオイド鎮痛薬との関連性は明らかにされていないが,長期使用,特に高用量使用に伴い,性腺機能不全,免疫系の異常,腸機能障害,痛覚過敏および睡眠障害が起こる可能性がある。

【まとめ】
- 疼痛緩和薬で頻度の高い副作用は,悪心,めまい感,眠気である。他覚的には眼振の出現も高頻度である。疑わしい症状があれば主治医に報告することを推奨する。

【文 献】

1) 日本神経学会 監,「ギラン・バレー症候群,フィッシャー症候群診療ガイドライン」作成委員会 編: 治療. ギラン・バレー症候群,フィッシャー症候群診療ガイドライン2013, 82-158, 南江堂, 2013.
2) 日本ペインクリニック学会 神経障害性疼痛薬物療法ガイドライン作成ワーキンググループ 編: 神経障害性疼痛薬物療法ガイドライン, 真興交易医書出版部, 2011.
3) 日本ペインクリニック学会 非がん性慢性[疼]痛に対するオピオイド鎮痛薬処方ガイドライン作成ワーキンググループ 編: 非がん性慢性[疼]痛に対するオピオイド鎮痛薬処方ガイドライン, 真興交易医書出版部, 2012.

Ⅱ 疾患の治療で使用する薬剤とリハビリテーション
A 神経内科・脳神経外科

5 パーキンソン病

大川 聡

■ パーキンソン病とは

パーキンソン病は，有病率100〜150人/10万人とされる高頻度の神経変性疾患である。生命予後に関しては，パーキンソン病による影響は少なく，健常者と比較しても大きな違いはないともいわれている。

パーキンソン病の主要症状はパーキンソニズムとよばれ，安静時振戦，固縮，無動，姿勢反射障害が四大症候である。四大症候の評価には嗅覚障害，自律神経障害（起立性低血圧，便秘など），認知機能障害，睡眠障害，精神症状など多彩な非運動症状も認められる。これら非運動症状も患者の生活に大きく影響するため，単に運動症状を改善させるだけでは病気をコントロールしたとはいえず，進行に伴い出現する非運動症状の治療も重要となる。

病期分類にはHoehn-Yahr分類が最も簡便でかつ有用性が高く，最近では修正Hoehn-Yahr分類（**表1**）が用いられる傾向にある。パーキンソン病を総合的に評価する基準としては，パーキンソン病

表1 Hoehn-Yahr分類

0度	パーキンソニズムなし
1度	一側性パーキンソニズム
1.5度	一側性パーキンソニズムおよび体幹障害
2度	両側性パーキンソニズムだが平衡障害なし
2.5度	軽度両側性パーキンソニズムおよび後方突進あるが自分で立ち直れる
3度	軽度から中等度両側性パーキンソニズムおよび平衡障害，介助不要
4度	高度パーキンソニズムおよび平衡障害，歩行は介助なしでなんとか可能
5度	介助なしでは車椅子またはベッドに寝たきり，介助でも歩行困難

5 パーキンソン病

統一スケール（UPDRS）があり，Hoehn-Yahr分類に比べ細かく評価することができる。近年は，国際運動障害学会が作成したものが用いられる傾向にあり[1]，日本語版もダウンロードできる。パーキンソニズムの評価には，特にPart 3の運動機能検査の項目が用いられる。

■ パーキンソン病の治療

現在のパーキンソン病治療にて，神経変性消失を根本的に抑制できる治療は存在しない。パーキンソニズムに代表される運動症状は，黒質神経障害によるドパミン産生障害によるところが大きいため，**表2**に示されるようなドパミン関連の薬剤を中心に治療がなされる。以下に代表的な薬剤について説明する。

◆ レボドパ（L-dopa）

レボドパはドパミンの前駆物質として血液脳関門を通過し，脳内の線条体に存在する黒質神経終末などでドパミンとなり効果を発揮する。内服された後，レボドパは腸から吸収されるが，大部分は腸管など末梢組織で代謝されるため脳内へ移行するレボドパは1〜3％に過ぎないとされる。このため，レボドパ単剤では副作用として，消化器症状（悪心，嘔吐，食欲不振など）が高頻度とされる。このために現在では，レボドパをドパミンへ代謝する脱炭酸酵素の阻害薬（DCI）との合剤が用いられるようになっている。

DCIには，カルビドパとベンセラジドが存在するが，それら自体は脳内への移行は少ないため，末梢組織で作用してレボドパの代謝を防ぎ，脳内へ移行するレボドパを増加させる。レボドパの効果はDCIとの併用により高まり，単独投与時の1/4〜1/5の量で同等の効果を得ることが可能となった。わが国ではカルビドパはレボドパに対し1：10の割合，ベンセラジドは1：4の割合で含有されている。その含有割合からベンセラジドとの合剤のほうがDCI作用は強く，レボドパ濃度の上昇は大きいと報告されて

表2 主なパーキンソン病治療薬一覧

分類	一般名	商品名	作用
レボドパDCI合剤	レボドパ+ベンセラジド	マドパー®, イーシー・ドパール®	末梢:レボドパ+レボドパ代謝阻害
	レボドパ+カルビドパ	メネシット®, ネオドパストン®, パーキストン®	
COMT阻害薬	エンタカポン	コムタン®	末梢:レボドパ代謝阻害
レボドパ配合薬+COMT阻害薬	レボドパ+カルビドパ+エンタカポン	スタレボ®	末梢:レボドパ+レボドパ代謝阻害2種類
レボドパ賦活薬	ゾニサミド	トレリーフ®	中枢:レボドパ生合成促進
ドパミン遊離促進薬	アマンタジン	シンメトレル®	中枢:ドパミン放出促進
ドパミン受容体作動薬(麦角系)	ブロモクリプチン	パーロデル®	中枢:ドパミン受容体刺激
	ペルゴリド	ペルマックス®	
	カベルゴリン	カバサール®	
ドパミン受容体作動薬(非麦角系)	プラミペキソール	ビ・シフロール®, ミラペックス®LA	
	ロチゴチン	ニュープロ®パッチ	
	ロピニロール	レキップ®	
	タリペキソール	ドミン®	
	アポモルヒネ	アポカイン®皮下注	
選択的MAO-B阻害薬	セレギリン	エフピー®	中枢:ドパミン代謝阻害
抗コリン薬	トリヘキシフェニジル	アーテン®	中枢:ドパミン不足によるアセチルコリン量の調節
	プロメタジン	ピレチア®, ヒベルナ®	
	ビペリデン	アキネトン®	
アデノシンA₂A受容体拮抗薬	イストラデフィリン	ノウリアスト®	中枢:ドパミン不足によるアデノシン量の調節
ノルアドレナリン補充薬	ドロキシドパ	ドプス®	中枢:ノルアドレナリン補充

5 パーキンソン病

いるが[2]，カルビドパとの合剤のほうがレボドパの血中濃度が上昇するケースもある。

レボドパDCI合剤はパーキンソニズムに対し60～80%の改善率を示す。通常は投与開始後，数日から数週間以内に明らかな効果が得られる。一方でレボドパDCI合剤の最大の欠点は，血中半減期が1時間程度と短いことである。発症した当初はその効果は終日持続する。これはレボドパが残存するドパミン神経に取り込まれ，蓄積されたドパミンが必要時に放出されるためと考えられる。しかし，病気が進行しドパミン神経の変性，消失に伴い，レボドパDCI合剤の半減期の短さを反映し，内服前に薬の効果の切れる期間がみられるようになる（wearing off）。また，同時にドパミン受容体が過剰に刺激されて起こるジスキネジア（体を素早くくねらせるような不随意運動が多い）が生じるようになる。これらは投与されたレボドパが脳内へ移行し，減少したドパミン神経の代わりにグリア細胞やセロトニン神経でドパミンへ代謝され，蓄積されることなく短期間にドパミン受容体に作用するためと考えられる。

レボドパDCI合剤は消化器症状が少なく効果が顕著であり増量される傾向にあるため，これらはパーキンソン病進行期においてしばしば問題となる運動合併症である。また精神症状の合併症もあり，ドパミン補充療法薬への必要量を超えた渇望を主徴とし，社会生活に支障を生じるような行動障害や情動障害を呈するドパミン調節障害（DDS）が現れることがある[3]。また後述のドパミン受容体作動薬よりは頻度は少ないが，増量に伴い幻覚，妄想やそれに伴う異常行動などの精神症状の出現にも注意が必要である。

レボドパ投薬中のリハビリテーション上の注意点

- リハビリテーションを要する進行期パーキンソン病患者では，しばしばレボドパ誘発性ジスキネジアやwearing off（症状の日内変動）がみられる。症状改善時（on時）と悪化時（off時），それぞれに見合ったリハビリテーション計画を立てることが推奨される。

◆ ドパミン受容体作動薬（ドパミンアゴニスト）

　ドパミン受容体作動薬は，ドパミン受容体を直接刺激することによりドパミンと類似の作用を発揮しパーキンソン症状を改善させる。ドパミンそのものではないため，1錠あたりの力価はレボドパDCI合剤よりも少ないが効果の持続は長い。また，レボドパDCI合剤にて増量時に問題となるwearing offやジスキネジアなどの運動合併症の出現を抑えることが多くの臨床研究にて示されている。したがって，現在では治療期間が長期にわたる若年発症のパーキンソン病治療において第一選択薬としてガイドライン上でも推奨されている[4]。

　ドパミン受容体作動薬は構造式から麦角系（ブロモクリプチン，ペルゴリド，カベルゴリン）と非麦角系（プラミペキソール，ロピニロール，ロチゴチン）に大別される。麦角系で最も懸念すべき副作用として，頻度は少ないものの心臓弁膜症が挙げられる。その原因として心臓弁のセロトニン受容体を麦角系受容体作動薬が刺激し，線維芽細胞の増殖を促進させる機序が考えられている[5]。弁膜症発症は用量依存性であり，薬剤維持量は可能な限り低くすることが推奨される。弁膜症は致命的な心臓合併症につながりかねないため，ドパミン受容体作動薬を使用する場合は非麦角系から開始し，副作用などで投薬できない場合に麦角系に切り替えることが推奨されている。

　一方，非麦角系の副作用としては眠気，突発性睡眠が代表的であるため，車を運転する人，高所で作業する場合には投与を控えるよう警告されている。その他の高頻度副作用としては，下腿浮腫や，腰曲がり・頸下がり・体幹側方湾曲（Pisa症候群）などの姿勢異常，衝動制御障害（病的賭博，買い物依存，性行動亢進，過食など）が挙げられる。衝動制御障害の場合，ドパミン受容体作動薬を急に中止すると精神症状が増悪する（ドパミンアゴニスト離脱症候群）ことがあるため，緩徐な減量が推奨される。

　非麦角系ドパミン受容体作動薬には徐放薬として，プラミペキソール塩酸塩水和物徐放錠（ミラペックス®LA錠）とロピニロール塩

5 パーキンソン病

酸塩徐放錠（レキップ®CR錠）が存在する。両薬とも1日1回の服用で安定した血中濃度を維持できるのが特徴である。

ジスキネジア，wearing offの運動合併症発現はパルス状のドパミン受容体刺激が原因であるため，より生理的刺激に近いと考えられる持続的ドパミン受容体刺激（CDS）は運動合併症を引き起こしにくいのではないかとの仮説が提唱されている[6]。徐放薬はこのCDSの概念に見合う薬として開発され，パーキンソン病症状の日内変動改善（off時間の短縮・off症状の軽減）に有効であることが確認されている。

内服徐放薬に加え，非麦角系の貼付剤であるロチゴチン（ニュープロ®パッチ）も存在する。脂溶性が高く経皮吸収に優れている同薬は，1日1回の貼付により24時間にわたって安定した血中濃度を維持し，やはりCDSの概念に沿う薬剤である。手術，嚥下障害，消化器症状などのため内服不可能な場合や便秘が高度で消化管からの薬物吸収がよくない場合などで特に利用価値が高い。

各ドパミン受容体作動薬ではドパミン受容体サブタイプに対する親和性に違いがあるため作用にも違いが生じる。プラミペキソールは大脳辺縁系に高発現し精神機能との関連するドパミンD_3受容体への親和性が特に高く不安解消効果があるため，パーキンソン病非運動症状の一つである抑うつや意欲低下に対し効果が期待できる。薬物代謝の観点からみると，プラミペキソールは腎排泄であるのに対し，ロピニロール，ロチゴチンは肝代謝されるという違いがある。肝腎機能障害を有する症例では，血中濃度上昇から有害事象が出やすくなることにも注意を要する。

> **ドパミン受容体作動薬投薬中のリハビリテーション上の注意点**
> - パーキンソン病患者の動きの悪さでは，同薬の副作用である両下腿浮腫が原因のことがある。同薬を内服している患者で浮腫が目立つようであれば主治医に報告することを推奨する。

◆ COMT阻害薬

　カテコール-o-メチル基転移酵素（COMT）はS-adenosyl-L-methionineをメチル供与体としてカテコール基を有する基質をメチル化する酵素であり，肝臓，腎，腸，脳などのさまざまな組織に存在する。レボドパは末梢において脱炭酸酵素によりドパミンへ代謝される以外に，COMTによって3-o-メチルドパ（3-OMD）へも代謝される。COMT作用阻害により，レボドパの末梢代謝抑制から脳内へ移行するレボドパ量の増加が期待される。

　現在，わが国ではCOMT阻害薬（エンタカポン，コムタン®）だけではなく，エンタカポンとレボドパ/カルビドパの合剤（スタレボ®）が処方できる。COMT阻害薬はレボドパの末梢代謝分解を遅延させることで先に述べたCDSの概念に見合う薬として期待されたが，wearing offには一致の効果が見込まれるものの，ジスキネジアに対してはかえって悪影響が懸念される結果が示されている[7]。

◆ 選択的MAO-B阻害薬

　レボドパは脳内へ移行してドパミンとなるが，ドパミンはモノアミン酸化酵素（MAO）で代謝されDOPAC（3,4-dihydroxyphenylacetic acid）となる。このため，MAOが阻害されるとドパミン代謝が抑制され脳内のドパミン濃度が上昇する。MAOにはA型とB型のサブタイプが存在するが，霊長類の基底核には主にMAO-Bが存在するため，選択的MAO-B阻害薬〔セレギリン塩酸塩（エフピー®）〕が抗パーキンソン病薬として用いられている。

　セレギリンは，効果は弱いが単独でも運動症状に対する改善効果があり，レボドパ投薬開始を遅らせることも可能であることから，近年，早期患者にも使用されつつある薬剤である[8]。進行期ではレボドパとの併用でwearing off改善効果が期待できる。使用上の注意点として抗うつ薬との併用はセロトニン症候群誘発の可能性があり禁忌である。

5 パーキンソン病

> **選択的MAO-B阻害薬投与中のリハビリテーション上の注意点**
> - 併用薬レボドパ製剤との関連から副作用で最も多いのはジスキネジアであり,その他幻覚,妄想などの精神症状もみられる。ほかに頻度は下がるが,吐き気や食欲不振,めまい,ふらつき,起立性低血圧などにも注意が必要である。

◆ レボドパ賦活薬:ゾニサミド

ゾニサミドは抗てんかん薬エクセグラン®として比較的頻用されている薬剤であるが,てんかんを合併したパーキンソン病患者への臨床経験から同薬の抗パーキンソン作用が明らかにされた。その後の臨床試験を経て,2009年1月,抗パーキンソン病薬トレリーフ®として処方されるようになった。

十分解明されていないが,薬効機序としてはドパミン合成促進作用,ドパミン遊離促進作用,MAO-B阻害作用などが挙げられる。レボドパ製剤との併用でもジスキネジアの悪化率は低く,幻覚妄想の精神症状発現率も比較的低いため比較的使用しやすい薬剤である。

◆ 抗コリン薬

抗コリン薬は最も古いパーキンソン病治療薬であるが,特に初期パーキンソン病の振戦に対しては現在も投薬が考慮される薬剤である。ただし,中枢性抗コリン作用によって記銘力低下やせん妄が生じるおそれがあるため,特に高齢者や進行期パーキンソン病患者では使用を控えるべきとされる。末梢にて抗コリン作用を発揮することもあり,口渇や便秘などの消化器症状が生じることがあり,緑内障患者には投薬禁忌である。

> **抗コリン薬投与中のリハビリテーション上の注意点**
> - 特に高齢者や進行期パーキンソン病患者のリハビリテーション中に傾眠や記銘力低下が目立つ際は,同薬投与の有無を確認。投薬されている場合は主治医に報告することを推奨する。

◆ ドパミン遊離促進薬：アマンタジン

アマンタジンは，もともとドパミン遊離促進薬として運動症状改善目的で古くから使用されてきた。近年は，NMDA拮抗作用も見出され，レボドパ誘発性ジスキネジアの軽減目的で使用される機会が増えている。ただし，臨床試験では投与開始8カ月までには投与前と同程度の状態に戻ってしまうことが示されており，永続的な効果は期待できない[9]。

◆ ノルアドレナリン補充薬

進行期パーキンソン病では，脳内ドパミンだけではなくノルアドレナリンも減少する。パーキンソン病の代表的症状であるすくみ足に関与するとされる。ノルアドレナリン前駆物質であるドロキシドパ（ドプス®）は体内でアミノ酸脱炭酸酵素によりノルアドレナリンに変換され，同物質を増加させる。すくみ足や姿勢保持障害のみられる中等度以上のパーキンソン病患者にてレボドパ効果が不十分な場合に併用される。また，パーキンソン病の非運動症状である起立性低血圧にも効果が期待できる。

◆ アデノシンA_{2A}受容体拮抗薬：イストラデフィリン

アデノシンA_{2A}受容体拮抗薬〔イストラデフィリン（ノウリアスト®）〕はわが国で開発された，これまでにないまったく新しい作用機序をもつパーキンソン病治療薬である。

パーキンソン病の基底核ではドパミン量が減少することにより相対的にアデノシンA_{2A}受容体による作用が強くなり，その結果として抑制性GABA作動性神経が興奮状態になり，パーキンソン症状が生じている。イストラデフィリンは基底核間接路に作用し淡蒼球内節／黒質網状部への抑制シグナルを減弱させることで抗パーキンソン作用を発揮すると考えられている。

基礎研究レベルではあるが，イストラデフィリンは抑うつ改善作用や姿勢改善をもたらしたという報告もあり，パーキンソン病の非運動症状である抑うつや姿勢異常に対しても効果が期待され

ている。臨床試験では,レボドパ製剤治療中でwearing offを有する患者において20mg,40mg/日投与群ともにoff時間短縮,40mg/日投与群ではon時におけるパーキンソン病運動症状改善が確認されている[10]。

【文献】

1) Goetz CG, Tilley BC, Shaftman SR, et al: Movement Disorder Society-sponsored revision of the Unified Parkinson's Disease Rating Scale (MDS-UPDRS): scale presentation and clinimetric testing results. *Mov Disord* 23(15); 2129-2170, 2008.
2) Rinne UK, Mölsä P: Levodopa with benserazide or carbidopa in Parkinson disease. *Neurology* 29(12); 1584-1589, 1979.
3) Evans AH, Lees AJ: Dopamine dysregulation syndrome in Parkinson's disease. *Curr Opin Neurol* 17(4); 393-398, 2004.
4) 日本神経学会 監,「パーキンソン病治療ガイドライン作成委員会」編: パーキンソン病治療ガイドライン2011, 73-78, 医学書院, 2011.
5) Hofmann C, Penner U, Dorow R, et al: Lisuride, a dopamine receptor agonist with 5-HT2B receptor antagonist properties: absence of cardiac valvulopathy adverse drug reaction reports supports the concept of a crucial role for 5-HT2B receptor agonism in cardiac valvular fibrosis. *Clin Neuropharmacol* 29(2); 80-86, 2006.
6) Olanow CW, Obeso JA, Stocchi F: Drug insight: Continuous dopaminergic stimulation in the treatment of Parkinson's disease. *Nat Clin Pract Neurol* 2(7); 382-392, 2006.
7) Stocchi F, Rascol O, Kieburtz K, et al: Initiating levodopa/carbidopa therapy with and without entacapone in early Parkinson disease: the STRIDE-PD study. *Ann Neurol* 68(1); 18-27, 2010.
8) 日本神経学会 監,「パーキンソン病治療ガイドライン作成委員会」編: パーキンソン病治療ガイドライン2011, 27-31, 医学書院, 2011.
9) Thomas A, Iacono D, Luciano AL, et al: Duration of amantadine benefit on dyskinesia of severe Parkinson's disease. *J Neurol Neurosurg Psychiatry* 75(1); 141-143, 2004.
10) Mizuno Y, Kondo T: Adenosine A_{2A} receptor antagonist istradefylline reduces daily OFF time in Parkinson's disease. *Mov Disord* 28(8); 1138-1141, 2013.

II 疾患の治療で使用する薬剤とリハビリテーション
A 神経内科・脳神経外科

6 筋萎縮性側索硬化症

大川 聡

■ 運動ニューロン病とは

運動ニューロン病とよばれる疾患は，脳からの運動信号を筋肉に伝える運動神経（運動ニューロン）が選択的に変性するために筋力低下，筋萎縮が生じる疾患の総称であり，代表的な疾患として筋萎縮性側索硬化症（ALS）が挙げられる。ALSは大脳，脳幹，脊髄の運動ニューロンが変性する成人発症の疾患で，平均3～5年の経過で進行性の脱力，筋萎縮が生じ呼吸筋麻痺に至るため，人工呼吸器装着の選択をしない限り死亡する。ALSの有病率は人口10万人あたり1～7人程度でやや男性に多く，世界各地でほぼ一定とされる。ALSのほとんどが孤発性（非遺伝性）で，約10％が遺伝性である。ALS以外の運動ニューロン病には，遺伝性疾患で比較的頻度の高い球脊髄性筋萎縮症（SBMA），脊髄性筋萎縮症（SMA）などが存在する。

■ 筋萎縮性側索硬化症とは

ALSの発症年齢は50～60歳代に多く，初発症状として一側上肢筋に始まり，他側上肢，両下肢への筋萎縮が進み，その間に球麻痺（構音障害，嚥下障害）症状，呼吸筋麻痺が加わることが多い。患者は発症後3～5年で呼吸筋麻痺に至ることが多いが，進行速度には個人差がある。呼吸障害が進むと患者は人工呼吸器装着の選択を迫られるが，この選択には倫理的な問題も絡み簡単に進まないこともある。従来ALSでは末期に至るまで知能障害は生じない，とされていたが，近年は前頭側頭葉型認知症を合併し人格・性格変化が問題となるタイプも認知されつつある[1]。

ALSでは根本治療薬は存在せず，従来リルゾール（リルテック®）が使われてきたが，近年，脳梗塞治療薬であるエダラボン（ラジカット®）も治療薬として保険適応が認められた。しかし，病気の進行を

遅らせる効果はあるものの進行を止めることはできない。そのため進行に応じて生じる症状に対する対症療法が治療の主体になっている。

ALSは病理学的には脊髄前角細胞や運動脳神経細胞の著明な脱落と錐体路を中心とした上位運動神経変性を特徴とする。残存運動ニューロン内にはブニナ小体といわれる好酸性封入体が認められる。種々の形態のユビキチン陽性封入体も特徴的であり，近年これらがTDP-43という蛋白蓄積で構成されることが証明され注目を集めている[2,3]。

筋力低下，筋萎縮の原因はその筋肉を支配する下位運動ニューロン（脊髄前角と脳幹に存在）変性の結果であり，脊髄側索の硬化は，この部位を下行する皮質脊髄路（脳から下位運動ニューロンまで伸びる上位運動ニューロン）が変性し，アストロサイトというグリア細胞に置き換わるために生じる。なぜ運動ニューロンが変性するかについてはいまだ不明な点が多い。

■ 治療の一般方針

◆ 進行を遅らせる薬

リルゾール（リルテック®）

薬効機序

ALSにおける運動細胞の変性機序に関しては，グルタミン酸塩の機能の異常亢進が関与すると考えられている。グルタミン酸塩は脳内に最も大量に含まれているアミノ酸で，神経細胞の興奮性伝達物質として機能する。ALSでは，特に細胞外でグルタミン酸塩が増加しているが，これはグリア細胞におけるグルタミン酸塩輸送に問題があるためと考えられている。細胞外でのグルタミン酸塩の異常増加は，受容体を介して細胞内のカルシウム濃度や遊離酸素基，遊離窒素基を増加させ運動神経変性をもたらすとされる。ALSにおいて，このようなグルタミン酸塩による神経細胞障害を抑制するためにグルタミン酸塩拮抗薬が開発された。リルゾールはこうした病態仮説を基盤として生まれた薬物で，運動神経細胞にシナプスする軸索末端でのグルタミン酸塩分泌を抑制する。

ALSにおける効果

ALSにおいて，死亡あるいは人工呼吸器装着のための気管内挿管または気管切開までの期間を生存期間と定義した場合，リルゾールの投薬は生存期間を有意に延長することが，いくつかの二重盲検比較試験にて示されており[4, 5]，ALSでは同薬の内服が推奨される[6]。しかし，同薬の効果は生存期間を2～3カ月延長する程度であり，筋力低下の改善あるいは進行抑制効果も明らかでなかった。なお，臨床試験において，努力性肺活量60％未満に低下しているALS患者では効果を認めなかったため，添付文書では努力性肺活量60％未満の進行期ALS患者には投与しないこととされている[7]。リルゾールの効果は疾患初期に出やすいため，ALSの診断と同時に投与を開始すべきである。

副作用

重大な副作用として，まれではあるが，アナフィラキシー様症状，間質性肺炎，肝機能障害・黄疸，白血球減少がある。投与開始後は定期的に採血検査を行いモニターする必要があり，副作用発現時には薬剤の中止と適切な処置が必要である。副作用としての消化器症状出現時には，一時休薬し1日1回内服で再開したり，制吐薬を併用したりするが，改善しない場合は中止せざるをえない。妊婦または妊娠している可能性のある患者への投薬は禁忌とされている。

リルゾール投与中のリハビリテーション上の注意点

- リルゾールの効果は生存期間を2～3カ月延長する程度であり，筋力低下の改善あるいは進行抑制効果も明らかではない。なお臨床試験において，努力性肺活量60％未満に低下しているALS患者では効果を認めなかったため，添付文書では努力性肺活量60％未満の進行期ALS患者には投与しないこととされている[7]。
- 副作用として，疲労感，めまいや，肝トランスアミナーゼの異常，食欲不振，悪心嘔吐などの消化器症状が比較的高頻度であるが，一過性で改善することも多い。

6 筋萎縮性側索硬化症

エダラボン（ラジカット®）

薬効機序

エダラボンはフリーラジカル消去剤として脳梗塞急性期に使用されてきた歴史がある。2015年に新しいALS治療薬としても保険適応が認められた。ALS病態の一つにフリーラジカルによる酸化ストレスの関与が挙げられており，ALS患者の脳脊髄液や血漿中で3-Nitrotyrosineや4-Hydroxy-2-nonenalの上昇が確認されている[8,9]。これらの発生の原因となっているのが，ヒドロキシルラジカル（・OH）や過酸化亜硝酸（ONOO-）等のフリーラジカルによるDNAや蛋白質，脂質の過剰な酸化反応で，運動神経細胞に傷害を与え変性に導く要因になっている可能性が考えられる。エダラボンには，フリーラジカルを消去し，過酸化脂質の発生を抑え神経細胞を保護する作用がある。運動ニューロンを保護し，筋萎縮の進行を遅らせる効果が期待される。

ALSにおける効果

ALS患者に対するエダラボンの大規模治験は2回行われた[10,11]。承認の根拠となった2回目の治験は，対象患者層を診断基準の「Definite」と「Probable」，ALS重症度分類の1度と2度（日常生活自立），努力性肺活量80％以上，罹病期間2年以内などに設定し実施された。改訂ALS機能評価尺度（ALSFRS-R）スコアの変化量にプラセボ群と比較して有意差を認め，エダラボン投薬によりALSの進行が緩やかになりうることが示された。しかし，対象患者層を診断基準の「Probable-laboratory-supported（針筋電図検査による下位運動ニューロン障害の証明を含む）」も含め罹病期間を3年以内にした臨床試験では，エダラボンに明らかな進行抑制効果は認められなかった。

投薬方法

投与・休薬期を合わせた28日間を1クールとして，第1クールのみ14日間連日投与し，第2クールからは2週間で10日間投与して，残りを休薬期間とする。前述したとおり，エダラボンの長期成績は示されていないため，1クールをどこまで繰り返すかについて

は，主治医の判断に委ねられているのが現状である。投与を受ける患者や介護者には，通院のための移動などを含めて大きな負荷が生じる。実際にエダラボンを用いる場合には，どのような段取りで点滴を受けるのか，主治医や多職種で十分に話し合い体制を整える必要がある。場合によっては近医・かかりつけ医にエダラボン治療を依頼するケースもあり，自宅近くの医療施設との連携も重要である。

副作用

本剤で最も問題になりうる副作用に腎障害があり，投与禁忌として重篤な腎機能障害が挙げられている。また，重篤な腎障害を起こしやすい患者として，腎機能障害，脱水，感染症，肝機能障害，心疾患，高度な意識障害（JCS 100以上）のある患者や高齢者が挙げられ，慎重投与の対象となる。併用注意の薬剤として，特にセフェム系抗菌薬が挙げられるが，やはり併用例において急性腎障害の報告が多いためである。腎障害以外の副作用としては，肝機能障害，血小板・白血球（顆粒球）減少，播種性血管内凝固症候群，急性肺障害，横紋筋融解，アナフィラキシーショックなども挙げられる。

エダラボン治療中のリハビリテーション上の注意点

- ALS患者に対するエダラボンの大規模治験において，日常生活に介助を要するレベルの患者も対象に含めた1回目の治験でも，統計学的に有意差を認めるエダラボンの治療効果を示すことはできなかった。ALS重症度分類4度以上や努力性肺活量70％未満の症例では，有効性や安全性は確立されていない。また，エダラボンが数年以上の長期間にわたって効果を維持できるのか，生存期間を延長できるのかについては，エビデンスレベルの高い臨床試験が行われておらず不明である。

- エダラボンの副作用全般として出現しうる全身倦怠感，急性肺障害による呼吸障害，横紋筋融解による筋肉痛や脱力感は，ALSの病状進行によっても現れる可能性があるため，鑑別のために血液検査などを行うことが重要である。また，ALSでは嚥下困難から脱水傾向になりうるため，治療期間は十分な水分補給を指導する必要もある。

- エダラボン投薬にて最も問題となるのが腎障害である。初期症状が浮腫として現れることが多いため，リハビリテーション中にその存在に気づいた場合は主治医に報告することを推奨する。

6 筋萎縮性側索硬化症

◆ 嚥下障害に対する治療

　低栄養や脱水，誤嚥性肺炎に注意し，進行度に応じて食事形態の工夫や，とろみをつける。経口摂取が厳しい場合は，胃瘻からの経管栄養を検討する。経皮内視鏡的胃瘻造設術（PEG）のリスクは，％努力性肺活量が50％以上では低リスク，30～50％では中リスク，30％以下では高リスクとされている[12]。胃瘻造設の合併症は造設時とその後1カ月間に起こりやすい。誤嚥性肺炎を反復する例，経口摂取に強い希望のある例では，発声機能は失われるが喉頭摘出術が行われる場合もある。

◆ 呼吸障害に対する治療

　呼吸筋障害の初期は睡眠時に生じることが多く，夜間頻回覚醒，起床時頭痛，昼間の睡魔・注意力低下などとして表れる（**表1**）。呼吸障害の検出に夜間酸素飽和度モニターが用いられることが多い。治療として，非侵襲的陽圧換気法（NIPPV）があり，導入時期として，NAMDRCの補助呼吸の条件を使用することが多い[13]。

　具体的には，$PaCO_2$ 45mmHg以上，夜間酸素飽和度88％以下が5分以上，％努力性肺活量が50％以下のいずれかがみられた場合の導入が推奨されている。NIPPV導入にあたっては，本人に合ったマスクを選択し，4cmH_2O，8cmH_2O程度で開始し，徐々に装着時間を増やしつつ，状況にあったIPAP値を設定する。球麻痺が顕在化すると，咽喉頭の貯留物などでマスクでの空気の送り込みが困難となるため，気管切開を行ったうえでの人工呼吸器（TPPV）を検討する。

表1　呼吸障害の早期症状

早期の呼吸機能低下症状	・大声が出しにくい ・日常動作時にも息切れがしやすくなる
睡眠時の早期症状	・なかなか寝付けない ・すぐ目覚める，熟眠できない ・昼間うとうとして疲れやすく，考えが集中できない

（文献14より引用）

◆ 痙縮に対する治療

ALSでは錐体路を中心とした上位運動ニューロンが障害されるため痙縮による筋トーヌス亢進が生じる。痙縮は痛みや関節拘縮の原因となり随意運動の妨げになることがあるため，その軽減を図ることは患者の日常生活動作の改善につながり重要である。関節可動域運動や，バクロフェン（リオレサール®，ギャバロン®）やダントロレンナトリウム水和物（ダントリウム®）などの筋弛緩薬が有効なときがある[15]。痙縮の治療としてバクロフェン髄中療法が行われており，ALS患者における痙縮に対しても有効性を認めた報告が存在する[16]。なお，痙縮の治療薬としてボツリヌス毒素治療（ボトックス®）が認可されているが，ALSに対しては，麻痺を悪化させる可能性があるため禁忌となっている。

◆ 流涎に対する治療

ALSでは嚥下機能の低下から唾液を呑み込むことが難しくなり流涎が目立つことがある。過度の流涎は唾液誤嚥につながり，窒息や肺炎という生命予後にかかわる合併症につながる可能性があり治療を検討する必要がある。唾液分泌にかかわる神経伝達物質であるアセチルコリンを抑える抗コリン薬としてトリヘキシフェニジル塩酸塩（アーテン®），ビペリデン（アキネトン®）などが使われるが，口渇，認知障害，便秘などの消化器症状の副作用に注意を要する。また，緑内障患者には投薬禁忌である。

> **流涎の治療薬投与中のリハビリテーション上の注意点**
> - 抗コリン作用を有する三環系抗うつ薬として，アミトリプチリン塩酸塩（トリプタノール）やイミプラミン塩酸塩（トフラニール®）などが使用されることもあるが，抗コリン薬同様の副作用のため使用困難になることも少なくなく，めまい，頻脈，心電図でのQTc延長などに注意を要する。

◆ 強迫笑い，強制泣きに対する治療

強迫笑い，強制泣きとは，自己の感情とは無関係に，突発的に笑うあるいは泣く表情になる症状をいう。特に話そうとしたときに出

6 筋萎縮性側索硬化症

現しやすく，患者は笑いや泣きを抑えることができないため不快感や苦痛を伴うことが多い。ALSにおける出現の機序として，顔面の表情筋を支配する上位運動ニューロンの両側性障害が挙げられる。治療として保険適応外ではあるが，三環系抗うつ薬としてアミトリプチリンやイミプラミンなど，SSRIとして塩酸セルトラリン（ジェイゾロフト®）やエスシタロプラムシュウ酸塩（レクサプロ®）など，SNRIとしてデュロキセチン塩酸塩（サインバルタ®），ドパミン作動薬としてプラミペキソール塩酸塩水和物（ミラペックス® LA，ビ・シフロール®）などが用いられ，一定の効果を示すことが多い[17]。いずれも大きな副作用なく継続使用できることが多いが，SSRIには，睡眠障害，性機能障害の副作用があり注意を要する。

◆ 痛みに対する治療

ALSでは感覚神経は侵されないにもかかわらず種々の痛みが生じ，しばしば苦痛の原因となる。頻度としては約50％の患者に生じ，終末期では70～76％と報告されている[18]。痛みの原因としては，**表2**に示したものが考えられている。

治療として，筋痙攣，痙縮に対しては，抗てんかん薬としてカルバマゼピン（テグレトール®）など，筋弛緩薬として，バクロフェンやダントロレンなど，芍薬甘草湯，メキシレチン塩酸塩（メキシチール®）などを用いる。不動，圧迫による痛みに対しては，関節可動域運動やマッサージ，非ステロイド系抗炎症薬，筋弛緩薬，抗炎症薬の関節内注射などが試みられる。精神的要因に対してはSSRI，SNRIなどの抗うつ薬を使用する。以上の治療で効果が不十分な場合は，がんと同様にオピオイドの積極的使用が診療ガイドライン[14]でも推奨されている。

表2 ALSにおける痛みの原因

- 運動神経障害に起因する筋痙攣や痙縮に伴う痛み
- 筋萎縮のため骨や関節に圧力がかかることによる痛み
- 動けないことによる皮膚への圧迫による痛み
- 精神的要因

（文献19より引用）

◆ ALS終末期の治療

 ALS終末期には，前記した原因での痛み以外にも，唾液誤嚥や呼吸筋麻痺による呼吸苦，死に対する精神的不安などからさまざまな苦痛が生じる。これらの苦痛に対してはモルヒネが有効とされており，呼吸抑制などの副作用に留意して使用することがガイドライン上，推奨されている[14]。ALS患者の約50%が呼吸苦を自覚し，モルヒネなどの強オピオイドの使用により81%で苦痛が緩和されたと報告されている[20]。

【文　献】

1) 小林　禅 ほか：前頭側頭葉変性症（FTLD）の臨床病型（bvFTD, SD, PNFA）と分子病態（FTLD-tau, FTLD-TDP, FTLD-FUS, other FTLD）. *Clin Neurosci* 29(9); 1001-1005, 2011.
2) Neumann M, Sampathu DM, Kwong LK, et al: Ubiquitinated TDP-43 in frontotemporal lobar degeneration and amyotrophic lateral sclerosis. *Science* 314(5796); 130-133, 2006.
3) Arai T, Hasegawa M, Akiyama H, et al: TDP-43 is a component of ubiquitin-positive tau-negative inclusions in frontotemporal lobar degeneration and amyotrophic lateral sclerosis. *Biochem Biophys Res Commun* 351(3); 602-611, 2006.
4) Bensimon G, Lacomblez L, Meininger V: A controlled trial of riluzole in amyotrophic lateral sclerosis. ALS/Riluzole Study Group. *N Engl J Med* 330(9); 585-591, 1994.
5) 柳澤信夫, 田代邦雄, 東儀英夫 ほか：日本における筋萎縮性側索硬化症に対するRiluzoleの二重盲検比較試験. 医学のあゆみ 182(11); 851-866, 1997.
6) Miller RG, Mitchell JD, Lyon M, et al: Riluzole for amyotrophic lateral sclerosis (ALS) / motor neuron disease (MND). *Cochrane Database of Syst Rev* (2); 2012.
7) Bensimon G, Lacomblez L, Delumeau JC, et al: A study of riluzole in the treatment of advanced stage or elderly patients with amyotrophic lateral sclerosis. *J Neurol* 249(5); 609-615, 2002.
8) Parakh S, Spencer DM, Halloran MA, et al: Redox regulation in amyotrophic lateral sclerosis. *Oxid Med Cell Longev*. Epub 2013 Feb 25.
9) Beal MF, Ferrante RJ, Browne SE, et al: Increased 3-nitrotyrosine in both sporadic and familial amyotrophic lateral sclerosis. *Ann Neurol* 42(4); 644-654, 1997.
10) Abe K, Itoyama Y, Sobue G, et al: Confirmatory double-blind, parallel-group, placebo-controlled study of efficacy and safety of edaravone (MCI-186) in amyotrophic lateral sclerosis patients. *Amyotroph Lateral Scler Frontotemporal Degener* 15(7-8); 610-617, 2014.

6 筋萎縮性側索硬化症

11) Clinical Trials.gov Identifier: NCT01492686
12) Miller RG, Jackson CE, Kasarskis EJ, et al: Practice parameter update: the care of the patient with amyotrophic lateral sclerosis: drug, nutritional, and respiratory therapies (an evidence-based review): report of the Quality Standards Subcommittee of the American Academy of Neurology. *Neurology* 73(15); 1218-1226, 2009.
13) Clinical indications for noninvasive positive pressure ventilation in chronic respiratory failure due to restrictive disease, COPD, and nocturnal hypoventilation -a consensus conference report. *Chest* 116(2); 521-534, 1999.
14) 日本神経学会 監,「筋萎縮性側索硬化症診療ガイドライン」作成委員会 編:筋萎縮性側索硬化症診療ガイドライン2013, 南江堂, 2013.
15) Brettschneider J, Kurent J, Ludolph A, et al.: Drug therapy for pain in amyotrophic lateral sclerosis or motor neuron disease. *Cochrane Database Syst Rev* 16(3), 2008.
16) McClelland S 3rd, Bethoux FA, Boulis NM, et al: Intrathecal baclofen for spasticity-related pain in amyotrophic lateral sclerosis: efficacy and factors associated with pain relief. *Muscle Nerve* 37(3); 396-398, 2008.
17) Brooks B: Involuntary emotional expression disorder: treating the untreated. *CNS Spectr* 12(4 Suppl 5); 23-207, 2007.
18) Oliver D: The quality of care and symptom control -the effects on the terminal phase of ALS/MND. *J Neurol Sci* 139(Suppl); 134-136, 1996.
19) Borasio GD, Voltz R, et al.: Palliative care in amyotrophic lateral sclerosis. *J Neurol* 244(Suppl 4); S11-17, 1997.
20) O'Brien T, Kelly M, Saunders C: Motor neuron disease: a hospice perspective. *BMJ* 304(6825); 471-473, 1992.

II 疾患の治療で使用する薬剤とリハビリテーション　A 神経内科・脳神経外科

7 脊髄小脳変性症

大川　聡

■ 脊髄小脳変性症とは

脊髄小脳変性症（SCD）とはその名前のとおり，主に脊髄と小脳に障害が及ぶ神経変性疾患の総称で，さまざまな疾患が含まれる（図1）。臨床的には，緩徐進行性の小脳運動失調を主要症状として，病型によって上位運動ニューロン症候（痙性やクローヌスなど），深部感覚性運動失調，パーキンソン症状，自律神経症状（尿閉，起立性低血圧など），認知障害が併発する。遺伝性，非遺伝性（孤発性）に大きく分けられ，遺伝性が30％，孤発性が70％を占める。遺伝性はさらに常染色体優性（AD）と常染色体劣性（AR）に大別され，わが国ではADの頻度が高い。

わが国の疾患頻度はSCA3（MJD），SCA6，歯状核赤核淡蒼球ルイ体萎縮症（DRPLA）の順に多く，最も新しく発見された

図1　脊髄小脳変性症の病型の概念

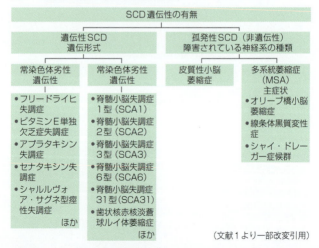

（文献1より一部改変引用）

7 脊髄小脳変性症

SCA31がそれらに次ぐと推定され、この4疾患でわが国のAD-SCDの半数以上を占める。AR-SCDでは、欧米で最も高頻度であるフリードライヒ失調症はわが国でみられず、アプラタキシン欠損症やシャルルヴォア・サグネ型痙性失調症の頻度が高い。

一方、孤発性SCDは小脳失調症のみを呈する皮質性小脳萎縮症（CCA）と多系統萎縮症（MSA）に分類される。孤発性の2/3をMSAが占めるため、MSAはSCD全体で最も高頻度である。

■ 多系統萎縮症とは

かつて小脳失調を主徴とするオリーブ橋小脳萎縮症（OPCA）、パーキンソニズムを主徴とする線条体黒質変性症（SND）、自律神経障害を主徴とするシャイ・ドレーガー症候群（SDS）とよばれていた疾患が存在した。神経病理の進歩により、これらの疾患は発症時の主要症状が異なるだけで、進行とともに3疾患の主要症状がそろう共通病態をもつ同一疾患とみなされ、多系統萎縮症（MSA）と総称されることになった。

病初期に小脳症状を主徴とする小脳型（MSA-C）とパーキンソン症状を主徴する（MSA-P）の2つに分類され、MSA-CはSCDのなかでの鑑別、MSA-Pはパーキンソニズムを呈する疾患との鑑別がしばしば問題となる。鑑別点として、MRIにて、MSA-Cでは橋下部腹側面の萎縮やプロトン密度強調像での橋の十字架サインがみられ、MSA-Pでは被核外側のT2強調像でのスリット状high signalがみられる。また、MSAではパーキンソニズムのなかでも振戦が目立たない、自律神経症状のなかでも神経因性膀胱による尿閉や起立性低血圧が目立つ、錐体路障害がみられるなどが特徴的である[2]。**表1**にMSAほぼ確実例の診断基準を示す[3,4]。

表1　多系統萎縮症がほぼ確実である例の基準

以下に特徴づけられる孤発性，進行性，成人発症（＞30歳）の疾患

- 尿失禁（排尿コントロール不能，男性は勃起不全を伴う）または起立後3分以内の収縮期血圧30mmHg以上もしくは拡張期血圧15mmHg以上の血圧低下を含む自律神経不全に加え，
- レボドパ反応性が不良のパーキンソン症状（筋強剛を伴う運動緩慢，振戦もしくは姿勢反射障害）または，
- 小脳症候群（歩行運動失調に小脳性構音障害，肢節運動失調もしくは小脳性眼球運動障害）を呈する

（文献3，4より引用）

治療

◆ 治療方針

　SCDには多くの疾患が含まれるが，根本治療が存在するのはビタミンE単独欠乏性失調症のみである。したがって，最も高頻度であるMSA含め，対症療法が治療の中心となる。

　経過中に現れる症状が多岐にわたるため，正確な診断だけではなく，病期に応じて患者の状態を把握することも非常に重要である。以下，対症療法において使用される代表的な薬剤について概説する。

◆ 薬物治療

運動失調に対する治療

　脊髄小脳変性症の運動失調に対する薬剤には，プロチレリン酒石酸塩とタルチレリン水和物が存在し，TRH製剤と総称される。

プロチレリン酒石酸塩（ヒルトニン®）

　プロチレリンは視床下部に存在し下垂体からの甲状腺刺激ホルモン（TSH）およびプロラクチン（PRL）の放出を促すTRHの酒石酸塩である。グルタミン酸，ヒスチジン，プロリンの3つのアミノ酸からなるトリペプチドの構造式をもつ。このホルモンに小脳性運動失調改善効果が推測されたきっかけは，TRHにレボドパの中枢神経興奮作用を増強する機能があること[5]，TRHが脳内のノルアドレナリン代謝を促進すること[6]，遺伝性失調マウス

7 脊髄小脳変性症

脳内でノルアドレナリン代謝に障害があること[7]、などの報告である。α₁Aカルシウムチャネル遺伝子異常によって生じた運動失調モデルマウスであるローリングマウスナゴヤに同薬を投与したところ著明な効果が認められたため、その後SCD患者に応用が進められた。

二重盲検試験では、プロチレリンを1日2mg（H群）および1日0.5mg（L群）をそれぞれ15日間筋肉内投与してプラセボ（P群）と比較され、有効以上の改善率はH群14%、L群10%、P群4%という結果で、H群はP群より有意差をもって改善が認められた。対象例をMSA-Cおよび皮質性小脳萎縮症（CCA）に絞ると、改善率はH群15%、L群10%、P群1%という結果で、H群、L群ともにP群よりも有意に優れていた[8]。プロチレリンの効果発現機序はいまだ十分に解明されていないが、ローリングマウスナゴヤでの検討では、小脳内ノルアドレナリンの代謝促進作用や間脳、脳幹、小脳で低下しているブドウ糖代謝の増加作用が関与していると考えられている[9]。

ヒルトニン®注射液は筋注または静注により投与し、2週間連続した後、同期間休薬期間を置き1クールとする。以後このクールを繰り返すか週2～3回の間欠投与とし治療を継続する[10]。実際に投薬する場合、患者は頻回に通院するか入院する必要があるため、運動失調により歩行困難なSCD患者には実用的でないという欠点がある。ヒルトニン®注射液の長所は、中等症までの脊髄小脳変性症、多系統萎縮症の運動失調症状の改善に有効な点である。しかし、どの程度症状改善期間が見込まれるかについてはいまだ臨床試験で確認されておらず、今後の課題とされる。

タルチレリン水和物（セレジスト®）

TRH誘導体をスクリーニングすることにより、経口薬として用いることができる小脳性運動失調症状に対する薬物が2000年に発売になった[11]。化学構造上はTRHに類似するが、TRHの三アミノ酸のN端プロリンがピリミジン核のジオキソ体に変換されている。タルチレリンはTRHに比較してTSH刺激作用は弱

いが，中枢作用は100倍ほど強力である．1日10mgを28～52週間経口投与した二重盲検比較試験の結果では，軽度改善以上の改善率は，実薬群（T群）で22.6％に対しプラセボ群（P群）では11.2％，軽度悪化以上の悪化率は，T群で30.4％に対しP群では45.9％，全般改善度はT群がP群に比べ有意に優れていた[12]．全般改善度の累積悪化率は，投薬28週後でT群はP群より有意に低かった．

タルチレリンの血中濃度は内服して3～5時間でピークになり，その後2～4時間で半減するため血中濃度が比較的長時間安定しており，プロチレリンと比べてはるかに長く血中濃度を維持させることが可能である．

投薬のために頻回に病院を受診することは運動失調による歩行困難がある患者にとって困難であり，注射製剤のみのプロチレリンよりも経口薬であるタルチレリンのほうが患者には好まれる傾向にある．タルチレリンの効果発現機序は不明な点も多いが，グルタミン酸受容体賦活作用，アセチルコリンやモノアミンの代謝回転促進などを介する可能性が考えられている．

TRH製剤の副作用

重大な副作用としてプロチレリンではショック症状，痙攣，下垂体卒中，血小板減少が0.1％未満の頻度で報告されており，タルチレリンでは，痙攣，悪性症候群，肝機能障害，黄疸がそれぞれ1％未満で報告されている．どちらの薬剤もTRHとしての内分泌作用ももち合わせているため，定期的な甲状腺機能検査が推奨される．

> **TRH製剤投薬中のリハビリテーション上の注意点**
> - TRH製剤の重大な副作用に下垂体卒中（脳下垂体内での出血）がある．代表的な症状に突発性頭痛があり，リハビリテーション中に同症状を患者が訴えた場合，発症を疑い主治医に報告することを推奨する．
> - 比較的高頻度の副作用症状としては，悪心，食欲低下，腹痛などの消化器症状や，めまい，ふらつき，頭痛，熱感，顔面紅潮感が挙げられている．

パーキンソニズムに対する治療

パーキンソニズムが強いMSAやSCA3の患者において，特に発症初期に抗パーキンソン病薬が効果を発揮する場合がある。ただし，パーキンソン病よりは効果が期待できないため，抗パーキンソン病薬の中で最も効力のあるレボドパ・ベンセラジド（マドパー®，イーシー・ドパール®）やレボドパ・カルビドパ（メネシット®，ネオドパストン®，パーキストン®）が比較的高容量で用いられる傾向にある。

錘体路症状である痙縮に対する治療

SCA1, 3やMSAでは小脳失調症状に加えて強い痙縮などの錘体路徴候がみられる場合がある。内服薬で改善が困難な場合はバクロフェンの髄腔内投与（ITB）が有効な場合がある。使用頻度の高い抗痙縮薬を**表2**に示す。

表2 使用頻度の高い抗痙縮薬

	一般名	商品名
中枢性筋弛緩薬	エペリゾン塩酸塩	ミオナール®
	チザニジン塩酸塩	テルネリン®
	アフロクアロン	アロフト®
	バクロフェン	ギャバロン®
	ジアゼパム	セルシン®
末梢性筋弛緩薬	ダントロレンナトリウム水和物	ダントリウム®

（文献13より引用）

> **抗痙縮薬投薬中のリハビリテーション上の注意点**
> - 痙性が強い場合は,エペリゾン塩酸塩(ミオナール®),バクロフェン(ギャバロン®),チザニジン塩酸塩(テルネリン®),ダントロレンナトリウム水和物(ダントリウム®)などの抗痙縮薬が使用される。過量投薬になると筋トーヌスが低下し,脱力から易転倒性になることがあり注意を要する。
> - 関節可動域運動を行っているときに筋トーヌス低下が目立つ場合は,抗痙縮薬内服の有無を確認,内服している場合は転倒に注意する必要がある。

起立性低血圧に対する治療

特にMSAでは自律神経障害の代表的症状として起立性低血圧による立ちくらみや失神がみられる。薬剤としては,選択的交感神経α_1受容体刺激作用のあるミドドリン塩酸塩(メトリジン®),ノルアドレナリンの前駆物質であるドロキシドパ(ドプス®)を使用する。その他の昇圧薬として,ノルアドレナリンのシナプス内再取り込み阻害薬であるアメジニウムメチル硫酸塩(リズミック®)がある。ナトリウムを体内に保持することで昇圧作用を発揮するフルドロコルチゾン酢酸エステル(フロリネフ®)は,ミドドリンとの相互作用で起立性低血圧に対する効果が期待できるともいわれる。以上の薬剤の最も留意すべき副作用は臥位高血圧である。臥位高血圧は収縮期血圧200mmHgと欧米では定義されているが,実際には200mmHg以下でも頭痛などの副作用症状が出現しうるため注意が必要である。

> **昇圧薬投薬中のリハビリテーション上の注意点**
> - 起立性低血圧による失神,転倒だけではなく臥位高血圧に注意を払う必要がある。リハビリテーション前にtilt testなどで臥位,立位血圧を評価してからリハビリテーションを開始することを推奨する。

7 脊髄小脳変性症

神経因性膀胱に対する治療

　神経因性膀胱の症状には，頻尿，尿意切迫などの過活動性膀胱と，排尿筋括約筋協働不全や無緊張性膀胱による排尿障害とに分けられる．MSAでは両者が合併することが多い．過活動性膀胱にはオキシブチニン塩酸塩（ポラキス®），プロピベリン塩酸塩（バップフォー®），コハク酸ソリフェナシン（ベシケア®），酒石酸トルテロジン（デトルシトール®），イミダフェナシン（ウリトス®，ステーブラ®）などの膀胱収縮抑制作用を有するムスカリン受容体拮抗薬を用いる．しかし，ムスカリン受容体が唾液腺，腸管，瞳孔毛様体などにも存在することから，口腔内乾燥，便秘，霧視などの副作用や，排尿困難，尿閉などの発現が特にMSAでは懸念される．そのような副作用を回避できる薬剤としてミラベグロン（ベタニス®）があり，既存薬とは異なり膀胱の$β_3$アドレナリン受容体に選択的に作用し膀胱弛緩作用を示す．蓄尿機能は高めるが抗コリン作用はなく，排尿機能に悪影響を及ぼしにくいことが特徴である．無緊張性膀胱にはコリン作動薬であるジスチグミン臭化物（ウブレチド®），ベタネコール塩化物（ベサコリン®）や，シナプス後$α_1$受容体遮断薬であるタムスロシン塩酸塩（ハルナール®），ウラピジル（エブランチル®）やプラゾシン塩酸塩（ミニプレス®）を投薬することが多い．

【文 献】

1) 脊髄小脳変性症・多系統萎縮症の総合情報サイト SCD・MSAネット (http://scd-msa.net/, 2017年2月時点)
2) Watanabe H, Saito Y, Terao S, et al: Progression and prognosis in multiple system atrophy: an analysis of 230 Japanese patients. *Brain* 125(Pt5); 1070-1083, 2002.
3) 渡辺宏久 ほか: IV. 小脳障害の病態. 多系統萎縮症 (MSA) 診断ガイドライン. 小脳と運動失調 小脳はなにをしているのか (西澤正豊 責任編集, 辻 省次 編), 137-145, 中山書店, 2013.
4) Gilman S, Wenning GK, Low PA, et al: Second consensus statement on the diagnosis of multiple system atrophy. *Neurology* 71(9); 670-676, 2008.
5) Plotnikoff NP, Prange AJ Jr, Breese GR, et al: Thyrotropin releasing hormone: enhancement of dopa activity by a hypothalamic hormone. *Science* 178(4059); 417-418, 1972.
6) Keller HH, Bartholini G, Pletscher A: Enhancement of cerebral noradrenaline turnover by thyrotropin-releasing hormone. *Nature* 248(448); 528-529, 1974.
7) Landis SC, Shoemaker WJ, Schlumpf M, et al: Catecholamines in mutant mouse cerebellum: fluorescence microscopic and chemical studies. *Brain Res* 93(2); 253-266, 1975.
8) 祖父江逸郎 ほか: 脊髄小脳変性症に対するthyrotropin releasing hormone tartrateの治療研究—二重盲検比較対照臨床試験による検討. 神経進歩 26(6); 1190-1214, 1982.
9) Nakayama T, Nagai Y: Alterations in local cerebral glucose metabolism and endogenous thyrotropin-releasing hormone levels in rolling mouse Nagoya and effect of thyrotropin-releasing hormone tartrate. *Jpn J Pharmacol* 72(3); 241-246, 1996.
10) 小川紀雄, 黒田広生, 貴名 至 ほか: 脊髄小脳変性症のTRH酒石酸塩による長期療法に関する臨床的研究. 臨牀と研究 60(9); 3073-3082, 1983.
11) Muroga T, Adachi K, Konagaya M, et al: Effects of thyrotropin releasing hormone on cerebellar mutant mice--a kinesiological comparison between rolling mouse Nagoya, weaver and reeler. *Jpn J Med* 21(2); 101-108, 1982.
12) 金澤一郎, 里吉栄二郎, 平山惠造 ほか: Taltirelin hydrate (TA-0910) の脊髄小脳変性症に対する臨床評価—プラセボを対照とした臨床第Ⅲ相二重盲検比較試験. 臨床医薬 13(16); 4169-4224, 1997.
13) 石川欽也 ほか: V. 小脳障害の治療. 脊髄小脳変性症の治療. 薬物治療を中心に. 小脳と運動失調 小脳はなにをしているのか (西澤正豊 責任編集, 辻 省次 編), 224-232, 中山書店, 2013.

II 疾患の治療で使用する薬剤とリハビリテーション
A 神経内科・脳神経外科

8 重症筋無力症

大川 聡

■ 重症筋無力症とは

重症筋無力症（MG）は，神経筋シナプスの筋肉側に存在するアセチルコリン受容体（AChR）に対する自己抗体（抗AChR抗体）が産生され，抗体による神経筋伝導障害から発症する。抗AChR抗体産生には胸腺が密接に関与するため，根本治療として胸腺摘出術が行われることもある。診断は典型的な臨床症状，血清抗AChR抗体陽性，電気生理学的検査による神経伝達障害の存在でなされる[1]。

わが国での有病率は人口10万人当たり11.8人であり，男女比は1：1.7とやや女性に多い。近年の疫学調査では高齢発症MGの頻度の増加が報告されている。

臨床症状として代表的なものでは，眼瞼下垂，複視，構音障害，嚥下障害，四肢近位筋優位筋力低下などが挙げられ，夕方に悪化する日内変動や，運動継続で悪化し安静で改善する易疲労性が特徴的である。また，MG症状が急激に増悪し呼吸不全に陥り，気管内挿管や人工呼吸器管理が必要になることがあり，クリーゼといわれる。一般に症状が眼症状のみの場合は眼筋型，嚥下障害や四肢筋力低下がみられる場合は全身型と分類される。MGでは胸腺異常が約80％で合併し，約20％が胸腺腫，約60％が胸腺過形成とされる。また，他の自己免疫性疾患（甲状腺機能異常症，全身性エリテマトーデスなどの膠原病など）が合併しやすいことでも知られる。

■ 治療

◆ 治療の基本方針

胸腺腫の存在が確定されれば，腫瘍治療という意味で胸腺腫摘除術が適応となり，術後，胸腺腫非合併例と同様に免疫抑制療法を行うことになる。胸腺腫を合併しない特に全身型MGにおいて

は，以前は胸腺異常にかかわらず抗体産生源を絶つ意味で胸腺摘出術が提唱されていた。しかし，近年のメタ解析にて胸腺摘出術の明らかな有効性は証明されなかったため[2]，現在では胸腺摘除術を行わなくてもMG症例は治療しうることになっている。

1980年代，経口副腎皮質ステロイドの漸増・漸減投与方法による高用量治療がなされ（図1），全身型MGによる生命予後は著しく改善した[3]。しかし，寛解率が低いことから中等量ステロイド服用期間が長くなり，ステロイド副作用が顕在化しやすいという問題点があった。容貌の変化，骨粗鬆症，抑うつなどの精神症状などが挙げられ，健康関連QOLを低下させる。多施設研究でのデータ解析により，完全寛解とほぼ同等の患者満足度が得られ完全寛解より多くの患者が到達可能な治療目標として「minimal manifestations：MM（軽微な筋力低下は存在するが，日常生活には支障がない状態）レベルにあり，プレドニゾロン1日服用量が5mg以下である状態」が推奨されている[4,5]。その理由としては後述する同薬の副作用によるQOL低下を避けるためである。

現在のMGの治療の流れとして，この治療目標を達成するため，経口ステロイドは初期から10mg/日以下に抑え，経口ステロイド以外の治療〔抗コリンエステラーゼ阻害薬，カルシニューリン（CN）阻害薬，血液浄化療法，IVIG，ステロイドパルス療法〕を初期から組み合わせることで症状改善を試みる方法が治療ガイドラインでも提案されている（図2）。次に，その具体的な治療内容について解説する。

図1　従来のMG治療の流れ

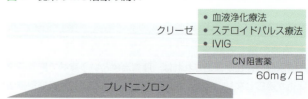

8 重症筋無力症

図2　近年提案されている治療の流れ

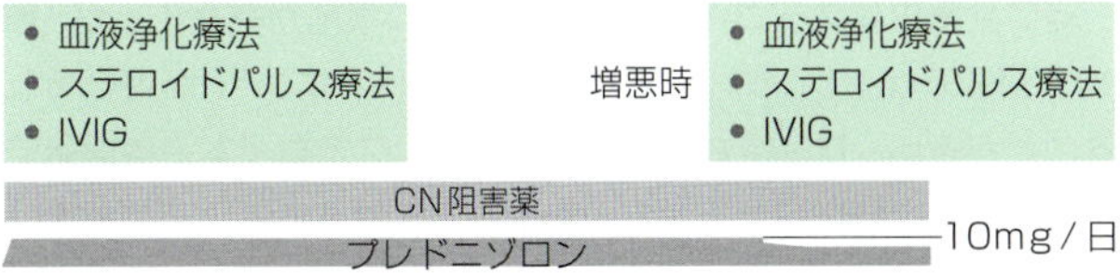

- 血液浄化療法
- ステロイドパルス療法
- IVIG

増悪時

- 血液浄化療法
- ステロイドパルス療法
- IVIG

CN阻害薬

プレドニゾロン ──── 10mg／日

◆ 経口副腎皮質ステロイド

作用機序

　ステロイドは細胞膜を透過し細胞質の糖質コルチコイド受容体（GR）と結合する。結合で活性型になったGRは，核に移行し複数の標的遺伝子DNAまたは転写制御因子に結合し種々の遺伝子発現を抑制する，あるいは誘導する[6]。その過程でインターロイキン（IL）などのサイトカイン産生やリンパ球の増殖・分化を抑制するが，特にIL-2産生を抑制することで細胞障害性T細胞の機能分化も抑制し細胞性免疫を阻害，ヘルパーT細胞依存性の抗体産生を抑制し液性免疫も阻害することで抗AChR抗体産生を抑制する。免疫を介さないステロイドの作用としては，神経筋接合部におけるアセチルコリン遊離促進作用が指摘されている[7]。

表1　経口副腎皮質ステロイド各製剤の持続時間

持続時間	薬　剤
短時間（8時間以内）	ヒドロコルチゾン（コートリル®）
中間（1日）	プレドニゾロン（プレドニン®）
	メチルプレドニゾロン（メドロール®）
長時間（2日）	デキサメタゾン（デカドロン®）
	ベタメタゾン（リンデロン®）

（文献6より引用）

実際の投与方法

経口副腎皮質ステロイドにはさまざまな薬剤が存在するが（**表1**），MGではプレドニゾロン（PSL，プレドニン®）が用いられることが多い。MG特有の副作用として，ステロイド治療開始時，一過性にMG症状が悪化する初期増悪が挙げられる。その機序は，免疫を介するものではなく，AChR関連チャネルへの直接障害や興奮収縮連関の障害などが考えられている[8]。高容量で開始した場合に初期増悪が懸念されるため少量PSLからの開始が推奨される。副腎皮質ステロイドホルモンは生理的に早朝に多く分泌されるため，その日内リズムに合わせて経口ステロイドは朝1回内服とされることが多い。また，急激な減量は症状再燃やクリーゼの原因となりうるためPSLの緩徐な減量が行われる。

従来，副作用の軽減と副腎機能の維持を目的としてしばしば隔日投与が行われてきたが，連日段与との優劣を比較したデータはない[6]。前述のように，これまでのMG治療では漸増した後に一定期間高用量で維持し，徐々に減量する方法が主流とされ，クリーゼ時に血液浄化療法，免疫グロブリン大量静注療法，ステロイドパルス療法を併用，ステロイド抵抗性やステロイド減量困難な時にCN阻害薬を使用する傾向にあった（**図1**参照）。しかし，この方法では中等量経口ステロイド服用期間が長くなり，ステロイド副作用が顕在化し患者QOLの低下が問題視されてきた。近年では，後述のCN阻害薬併用や，血液浄化療法，IVIG，ステロイドパルス療法を積極的に施行することで10mg/日を超えるPSLの投与期間を極力短くする治療法が推奨される流れがある[9]（**図2**参照）。

副腎皮質ステロイドの副作用

副腎皮質ステロイドの副作用を**表2**に示す。代表的なものを次に解説する。

8 重症筋無力症

表2 ステロイドの主な副作用

長期投与の重要な副作用	骨粗鬆症,無菌性骨壊死,白内障,易感染,創傷治癒遅延,脂肪肝,動脈硬化,小児での低身長など
投与開始後比較的早期に起こる副作用	糖尿病,精神病(うつ状態を含む),高血圧,消化性潰瘍,ステロイド筋症,ざ瘡など
その他	満月様顔貌,皮膚線条,多毛,不眠,食欲増進と体重増加,皮下出血と紫斑,月経異常,発汗と顔面紅潮,多尿と多汗,脱毛,浮腫,低カリウム血症など

ステロイド薬の急激な減量・休薬による副腎不全も重要な副作用である

(文献10より引用)

易感染

副腎皮質ステロイドは,白血球の病巣への動員やT細胞機能を抑制するため,継続投与されることで病原体に対する防御能が低下し,通常の免疫能では生じえない感染症が生じやすくなる。感染症を有意に生じさせる経口副腎皮質ステロイド量については,全身性エリテマトーデスにおいてPSLが一定量を超えると日和見感染が急増するというデータが報告されている[6,10]。日和見感染症対策として,特にニューモシスチス肺炎予防としてST合剤(バクタ®,バクトラミン®,ダイフェン®)の少量内服が推奨されている[11]。副作用としては,皮疹,発熱,腎機能低下,骨髄抑制による血球減少症,低血糖,高カリウム血症などが代表的である。

ステロイド糖尿病

糖尿病はステロイド大量投薬数カ月で顕在することが多い。内服が朝になるため,血糖値は午後2時ごろに高く,夜には低下し空腹時は正常になるという特徴がある。

骨粗鬆症

ステロイドは,骨芽細胞機能を抑制すると同時に骨吸収を増加させ骨粗鬆をもたらす。重症度はステロイド投与量と相関し,PSL 7.5mg/日以下であれば影響は少ないとされる[12]。「ステロイド性骨粗鬆症の管理と治療ガイドライン」では,①既存骨折

あり,②年齢50歳以上,③ステロイド投与量がPSL換算で5mg/日以上,④腰椎骨密度(%YAM)80未満の4項目でスコアリングし(表3),3点以上で投薬が推奨され,第一選択薬としてアレンドロン酸ナトリウム水和物もしくはリセドロン酸ナトリウム水和物,代替治療薬として遺伝子組み換えテリパラチド,イバンドロン酸ナトリウム水和物,アルファカルシドール,カルシトリオールが挙げられている[13]。

無菌性骨壊死

好発部位として大腿骨頭や下腿両端,足などの荷重部位が挙げられるが,上腕骨頭にも生じる。主要症状は疼痛で壊死部の微小骨折による。ステロイド開始から1カ月以降に生じることが多いが,ステロイドパルス療法が誘因になることもある。診断はMRIでなされることが多く,治療として人工骨頭置換がなされる。

ステロイド筋症(ステロイド・ミオパチー)

内因性糖質コルチコイド(副腎皮質ホルモン)過剰のある患者で強い近位筋萎縮や筋力低下が来ることが報告されていたが,治療として糖質コルチコイドを投薬された患者においても同様の症

表3 骨折危険因子スコア

危険因子		スコア
既存骨折	なし	0
	あり	7
年齢[歳]	50未満	0
	50〜65未満	2
	65以上	4
ステロイド投与量[PSL*換算 mg/日]	5未満	0
	5〜7.5未満	1
	7.5以上	4
腰椎骨密度[%YAM]	80以上	0
	70〜80未満	2
	70未満	4

＊PSL:prednisolone(プレドニゾロン)

8 重症筋無力症

状を呈することが認められ，これをステロイド筋症（ステロイド・ミオパチー）とよぶようになった。筋力低下は徐々に進行し遠位筋より近位筋，上肢より下肢に目立つ。症状は左右対称性で，筋痛を伴うこともある。血清CK，LDH，アルドラーゼなどの筋原酵素は常に正常である。

副腎皮質ステロイド投薬中のリハビリテーション上の注意点

- 特に高容量内服時は易感染が問題となる。人混みを避けられる時間にリハビリテーションを行えるよう，リハビリテーションの時間と場所を工夫することを推奨する。
- リハビリテーションを行う前に，特に高齢者の場合は骨密度を確認しておき，値に応じてリハビリテーション強度を設定することが望まれる。脊椎圧迫骨折が疑われたら主治医に報告することを推奨する。
- ステロイドミオパチーは潜在性に進行し気づかれにくい。特に下肢帯筋に必発するので，リハビリテーション時には同筋群の徒手筋力検査（MMT）評価が望まれる。優位に筋力低下が認められた場合は薬の減量が必要な場合もあるため，主治医に報告することを推奨する。

◆ ステロイドパルス療法

ステロイドパルス療法は効果発現が早く，ステロイドの副作用が比較的少ない治療法である。しかし，高容量のステロイドが投与されることでMG症状の初期増悪をきたしやすく注意が必要とされる。治療開始後5日目までに初期増悪は生じやすく，速やかに対応できるよう入院治療が原則である。

通常，自己免疫疾患ではメチルPSLの3日間投与を1クールとして行うが，MGでは初期増悪を警戒し，間隔を数日空けながら3日投薬することもある。眼筋型MGでは初期増悪が生じてもクリーゼに陥るリスクが少ないため，ガイドライン上でも推奨されている[14]。全身型MGでは，初期増悪でクリーゼに陥る危険性があるため，いきなりステロイドパルス療法を行ってはならない。通常，PSL内服後に行うが，四肢脱力が目立つ症例や球症状がある症例では血液浄化療法後に行うことが推奨されている。

◆ カルシニューリン阻害薬

　MGにおける内科的根本治療の中心は，従来，副腎皮質ステロイド療法でありアザチオプリンやシクロスポリン（CsA）など免疫抑制剤は，ステロイド抵抗性・依存性の症例や胸腺摘出後の難治例に限られていた。しかし，わが国でタクロリムス（FK-506）が開発されると，MGに対しても免疫抑制剤，特にCN阻害薬（タクロリムス，CsA）が頻繁に使用されるようになった。

作用機序

　CN阻害薬は，抗体刺激によるCD4ヘルパーT細胞のサイトカイン産生やT細胞依存性B細胞の機能を抑制すると考えられている。抗原提示細胞からの抗原刺激によりT細胞受容体を介しTリンパ球細胞内カルシウム濃度が上昇する[15]。これによりCNが活性化し，転写因子NFATcが核内に移行し複合体を形成，インターロイキン-2（IL-2）などの種々のサイトカイン遺伝子に結合し，その発現を促進，産生されたIL-2はTリンパ球増殖を促進する。CsAが，Tリンパ球内でサイクロフィリンと結合しCNの活性化を阻害して効果を発揮するのに対し，タクロリムスもFKBPと結合し，CN活性化を阻害し効果を発揮する。CN活性化を阻害することが，IL-2などのサイトカイン産生やTリンパ球活性化を抑え，最終的にB細胞の抗AChR抗体産生抑制につながる。さらにタクロリムスには，抗原提示により活性化した胸腺細胞や末梢Tリンパ球のアポトーシスを促進する作用や[16]，GRの核内移行を促進する作用もいわれており[17]，副腎皮質ステロイドとの相互作用も期待できる。

カルシニューリン阻害薬の副作用

　一般的な注意点として，タクロリムス，CsAに共通の副作用は細胞性免疫・液性免疫低下による易感染である。特に肝炎ウイルスの再活性化による劇症感染を予防するために，特にB型では投薬前には抗体価をチェックすることが推奨される[18]。タクロ

8 重症筋無力症

リムスでは筋痙攣，耐糖能障害，白血球増多などが，シクロスポリンでは歯肉肥厚，多毛，高血圧，腎障害などが生じやすい。禁忌の対象としては，タクロリムスではCsA，ボセンタン投薬中の患者やカリウム保持性利尿薬投与中，妊婦または妊娠の可能性のある患者が挙げられ，CsAでは，タクロリムス，ロスバスタチンカルシウム，ボセンタン，アリスキレンフマル酸塩投薬中の患者が挙げられる。ともにグレープフルーツを摂取すると血中濃度が上昇するため飲食を避けるよう指導する。グレープフルーツ成分も両薬もともに肝臓のCYP3A4酵素にて代謝されるためCN阻害薬の作用が増強され上記副作用が生じやすいためである。免疫抑制機序による発がん性が懸念されるが，両薬とも明らかな因果関係はないとされる[19]。両薬とも血中トラフ濃度を測定することで過剰投薬からの副作用を予防することが推奨されている。

> **カルシニューリン阻害薬投薬中のリハビリテーション上の注意点**
> - 副腎皮質ステロイドと同様，内服時は易感染が問題となる。人混みを避けられる時間にリハビリテーションを行えるよう，リハビリテーションの時間と場所を工夫することを推奨する。

◆ 抗コリンエステラーゼ阻害薬

神経筋接合部のコリンエステラーゼ活性を可逆的に阻害して，アセチルコリンの作用を増強させる薬剤である。しかしアセチルコリンを伝達物質とする自律神経系においてもシナプスでの伝達を促進させるため自律神経機能が亢進し副作用が惹起されやすい。根本治療ではなく対症療法として症状を改善する薬物として初期から使用される。

薬剤の種類と特徴を**表4**に示す。ピリドスチグミン臭化物（メスチノン®）は効果発現まで30分程度，3～4時間の持続効果で副作用が少ない。アンベノニウム塩化物（マイテラーゼ®）は強力で作用時間が長く，過量投薬からクリーゼを惹起するおそれがあり慎重な投薬が必要である。エドロホニウム塩化物（アンチレクス®）は唯一静注可能な抗コリンエステラーゼ阻害薬で，非常

に短時間で効果を発現する。主にMGの診断時に行われるテンシロンテストとして使用される。

副作用としては、ムスカリン性作用による腹痛、下痢、悪心、嘔吐などの消化器症状が比較的多く認められ、その他、唾液分泌過多、流涙、発汗、動悸、徐脈、縮瞳、頻尿なども挙げられる。

表4 主な抗コリンエステラーゼ阻害薬

一般名	商品名
ピリドスチグミン臭化物	メスチノン®
アンベノニウム塩化物	マイテラーゼ®
ジスチグミン臭化物	ウブレチド®
エドロホニウム塩化物	アンチレクス®

> **抗コリンエステラーゼ阻害薬投与中のリハビリテーション上の注意点**
> - 抗コリンエステラーゼ阻害薬の副作用におけるニコチン性作用として、筋線維束攣縮、筋痙攣、脱力などが挙げられる。副作用の出現は個人差が大きく、少量でも副作用が強く出る患者もいる。混みを避けられる時間にリハビリテーションを行えるよう、リハビリテーションの時間と場所を工夫することを推奨する。

◆ 血液浄化療法

患者血液を血球成分と血漿成分に分離し血漿成分を5%アルブミンで置換する単純血漿交換、血漿成分をさらに二次膜に通し分子量の大きい免疫グロブリンを除去したアルブミンを患者に戻す二重膜濾過法、血漿成分をトリプトファンもしくはフェニルアラニンのカラムに通して免疫グロブリン成分を除去してから患者に戻す免疫吸着法が存在する。一般的に単純血漿交換が最も有効で、免疫吸着法の効果が劣るとされる。血液浄化療法の効果は数週間と一時的ではあるが、早急な効果が期待でき、副腎皮質ステロイドやCN阻害薬の効果が出るまでの治療や、クリーゼをきたしたときの治療として用いられる。詳細は、p.71、「多発性神経炎」の項目を参照してほしい。

8 重症筋無力症

◆ 免疫グロブリン大量静注療法（IVIG）

　献血ヴェノグロブリン®注の1日1回点滴静注，5日間行う。血液浄化療法と同様に効果は数週間と一時的ではあるが早急な効果が期待でき，副腎皮質ステロイドやCN阻害薬の効果が出るまでの治療や，クリーゼをきたしたときの治療として用いられる。詳細は，p.71,「多発性神経炎」の項目を参照してほしい。

[文献]

1) 日本神経学会 監,「重症筋無力症診療ガイドライン」作成委員会 編: 重症筋無力症診療ガイドライン2014, 10-17, 南江堂, 2014.
2) 吉川弘明, 岩佐和夫, 高守正治: 重症筋無力症治療の現状と展望―胸腺手術の観点から. Brain Nerve 63(7); 729-736, 2011.
3) Grob D, Brunner N, Namba T, et al: Lifetime course of myasthenia gravis. Muscle Nerve 37(2); 141-149, 2008.
4) Utsugisawa K, Suzuki S, Nagane Y, et al: Health-related quality-of-life and treatment targets in myasthenia gravis. *Muscle Nerve* 50(4); 493-500, 2014.
5) 日本神経学会 監,「重症筋無力症診療ガイドライン」作成委員会 編: 重症筋無力症診療ガイドライン2014, 26-28, 南江堂, 2014.
6) 三森明夫: ステロイド薬と他の免疫抑制薬. 膠原病診療ノート 第3版, 47-79, 日本医事新報社, 2013.
7) Dal Belo CA, Leite GB, Fontana MD, et al: New evidence for a presynaptic action of prednisolone at neuromuscular junctions. *Muscle Nerve* 26(1); 37-43, 2002.
8) Miller RG, Milner-Brown HS, Mirka A: Prednisone-induced worsening of neuromuscular function in myasthenia gravis. *Neurology* 36(5); 729-732, 1986.
9) 日本神経学会 監,「重症筋無力症診療ガイドライン」作成委員会 編: 重症筋無力症診療ガイドライン2014, 58-61, 南江堂, 2014.
10) 日本神経学会 監,「慢性炎症性脱髄性多発根ニューロパチー, 多巣性運動ニューロパチー診療ガイドライン」作成委員会 編: 慢性炎症性脱髄性多発根ニューロパチー, 多巣性運動ニューロパチー診療ガイドライン2013, 73-74, 南江堂, 2013.
11) Green H, Paul M, Vidal L, et al: Prophylaxis for Pneumocystis pneumonia (PCP) in non-HIV immunocompromised patients. *Cochrane Database Syst Rev* 18(3); 2007.
12) Adachi JD, Bensen WG: Corticosteroid-induced osteoporosis. *Semin Arthritis Rheum* 22(6); 375-384, 1993.
13) Suzuki Y, Nawata H, Soen S, et al: Guidelines on the management and treatment of glucocorticoid-induced osteoporosis of the Japanese Society for Bone and Mineral Research: 2014 update. *J Bone Miner Metab* 32(4); 337-350, 2014.
14) 日本神経学会 監,「重症筋無力症診療ガイドライン」作成委員会 編: 重症筋無力症診療ガイドライン2014, 52-53, 南江堂, 2014.
15) Stepkowski SM: Molecular targets for existing and novel immunosuppressive drugs. *Expert Rev Mol Med* 2(4); 1-23, 2000.
16) Hashimoto Y, Matsuoka N, Kawakami A, et al: Novel immunosuppressive effect of FK 506 by augmentation of T cell apoptosis. *Clin Exp Immunol* 125(1); 19-24, 2001.
17) Ning YM, Sánchez ER: Potentiation of glucocorticoid receptor-mediated gene expression by the immunophilin ligands FK506 and rapamycin. *J Biol Chem* 268(9); 6073-6076, 1993.
18) 厚生労働省／難治性の肝・胆道疾患に関する調査研究班, 肝硬変を含めたウイルス性肝疾患の治療の標準化に関する研究班: 免疫抑制・化学療法により発症するB型肝炎対策ガイドライン（改訂版）, 2011.
19) Ponscti JM, Azem J, Fort JM, et al: Long-term results of tacrolimus in cyclosporine- and prednisone-dependent myasthenia gravis. *Neurology* 64(9); 1641-1643, 2005.

II 疾患の治療で使用する薬剤とリハビリテーション
B 循環器内科・心臓血管外科

1 心筋梗塞

新保麻衣,渡邊博之

■ 治療の流れ

ST上昇型急性心筋梗塞では,早期再灌流療法〔主に経皮的冠動脈インターベンション(PCI)〕の有効性が確立されている。冠動脈病変の部位や程度,全身状態によっては,冠動脈バイパス術(CABG)が選択されることもある。再灌流療法と並行して抗血小板剤の投与も行われる。二次予防として,β遮断薬,スタチン,レニン・アンジオテンシン・アルドステロン(RAA)系阻害薬の早期開始が望まれる。

心臓リハビリテーションは運動耐用能改善や冠危険因子の是正などの包括的ケアを目指し,急性期から開始する。

■ 発症急性期に使用される薬物

◆ 初期標準治療

心筋梗塞と診断したら,MONA(morphine:モルヒネ塩酸塩,oxygen:酸素,nitrate:硝酸薬,aspirin:アスピリン)で速やかに初期対応にあたる。

モルヒネ塩酸塩(麻薬)

鎮痛,鎮静作用があり,持続する胸痛に対して用いる。血管拡張作用もあるため,肺うっ血にも有効。呼吸抑制や血圧変動,嘔吐などの副作用があり,注意を要する。腎機能低下例では作用が延長しやすい。循環血漿量が減少している例では,血圧低下をきたしやすい。

硝酸薬:ニトログリセリン(ニトロペン®,ミオコール®スプレー)

冠動脈や末梢の動静脈の拡張作用がある。冠攣縮の予防や解除,側副路血流の増加による虚血心筋の血流改善が得られる。収縮期血圧90mmHg未満の症例や右室梗塞合併が疑われる下壁梗塞では投与を避ける。

アスピリン（抗血小板薬）

シクロオキシゲナーゼ-1阻害によりトロンボキサンA_2の生成を抑制することで血小板凝集を抑える。アスピリンアレルギーなどの禁忌がない限り全例に投与し，原則として生涯内服を継続する。より早期の抗血小板作用を期待し，アスピリン（バイアスピリン®，バファリン）をかみ砕いて服用させる。アスピリンアレルギーがある場合は，チエノピリジン系薬剤（クロピドグレル，プラスグレル）で代用する。

ATP感受性カリウムチャネル開口薬（ニコランジル）

PCI施行時に冠微小循環改善を目的に投与される。慢性期にも狭心症状を伴う場合，長期間投与することがある。

◆ PCI後の薬物療法

PCI施行後，集中治療室に入室し全身管理を行う。

抗血小板薬（表1）

心筋梗塞はプラークが破綻し血栓が形成され冠動脈が閉塞されることで生じる。そのため，血栓性閉塞の予防に抗血小板剤が用いられる。PCI後は抗血小板2剤併用療法（DAPT，アスピリン＋クロピドグレルまたはプラスグレル）が必要である。副作用には出血リスク増大がある。日本人は世界的にみると出血性合併症が多いとされている。特に心房細動合併例で抗凝固薬との併用が必

表1 抗血小板薬

一般名	商品名
アスピリン	バイアスピリン®
チエノピリジン系薬剤	クロピドグレル，プラスグレル
クロピドグレル硫酸塩	プラビックス®
プラスグレル塩酸塩	エフィエント®
クロピドグレル硫酸塩・アスピリン配合剤	コンプラビン®

要となる場合は高リスクである。消化管出血のリスクが高い場合，プロトンポンプ阻害薬（PPI）の投与を検討する。

> **心臓リハビリテーション上の注意点**
> - ステント血栓症予防（特に薬剤溶出性ステント留置後）のためにも，DAPTは非常に重要である。入院中に行われる心臓リハビリテーション時には基本的に服薬を忘れることはないはずであるが，包括的ケアの一環として服薬継続の重要性の説明，服薬の有無の確認も行うとよい。

抗凝固療法

ヘパリンナトリウム（ヘパリン）

アンチトロンビンⅢと結合し，Ⅹa，Ⅶa，Ⅸa，Ⅺa因子を不活性化することで抗凝固効果を得る。半減期は0.5～1時間と短く，原則24時間の持続点滴で使用する。活性化全凝固時間（ACT）や活性化部分トロンボプラスチン時間（APTT）をモニターして投与量を調節する。PCI時にはヘパリン単回静注投与が推奨されている。副作用に出血，肝障害，ヘパリン起因性血小板減少症（HIT）がある。副作用がみられた場合は，使用中止または他剤への速やかな変更を考慮する。

ワルファリンカリウム（ワーファリン）

心房細動合併例や心室瘤形成例に対し，血栓予防目的に用いる。ビタミンK作用に拮抗し肝臓におけるビタミンK依存性血液凝固因子の生合成を抑制することで抗凝固効果を発揮する。食事の影響を受けやすく，納豆，クロレラ，青汁は禁忌となる。絶食中はヘパリンで代用することが多い。

> **抗凝固薬使用中の心臓リハビリテーション上の注意点**
> - 抗凝固薬の副作用は，やはり出血。ワルファリンは併用薬との薬物相互作用も多く，効きやすさに個人差がある。血液検査でPT-INR（症例によるが，1.6～2.6程度に調整する）を確認し，ワルファリンの用量調節が必要。
> - 特にワルファリンを導入した初めの時期はこまめにPT-INRをチェックし，過延長している場合は主治医に相談する。

抗不整脈薬

心筋梗塞による心筋障害はしばしば不整脈の発生要因となる。心室細動 (VF) の場合は非同期下除細動を行う。VFが停止しない場合や心室頻拍の場合，アミオダロン塩酸塩（アンカロン®），ニフェカラント塩酸塩（シンビット®）などを用いる。急性期にはリドカイン（キシロカイン®）が用いられることもある。アミオダロンの代表的な副作用には，甲状腺機能異常，間質性肺炎，肝機能異常などがある。間質性肺炎は時に致死的となる。薬物相互作用も多い。

> **抗不整脈薬使用中の心臓リハビリテーション上の注意点**
> - アミオダロンなどの抗不整脈薬は，心室頻拍などの致死性不整脈に対して使用されていることが多く，そのような症例はしばしば低心機能である。リハビリテーションでは，バイタルサインや自覚症状，不整脈出現に注意を要する。
> - アミオダロンやニフェカラントは心電図上QT延長をきたし，torsade de pointesなどの重篤な不整脈を誘発する危険性がある。心電図チェックを忘れないこと。

強心薬

心原性ショック合併時に用いる。催不整脈作用もあるため，不整脈合併例では注意を要する。

ドパミン塩酸塩（イノバン®，カタボン®Hiなど）

血圧上昇作用をもつため，心原性ショックの際に持続静注で使用される。陽性変時作用による心拍数上昇や催不整脈作用がある。また，腸管運動低下などの副作用もある。

ドブタミン塩酸塩（ドブポン®，ドブトレックス®）

心収縮増加が主な作用で，血圧上昇作用はドパミンほどではない。ドパミンと同じく，心拍数上昇や催不整脈の副作用がある。

ノルアドレナリン（ノルアドリナリン®）

動脈を強力に収縮させることにより血圧を上昇させる。単独で使用することは少なく，ドパミンで血圧増加の不十分な心原性ショックの際に併用されることが多い。

1 心筋梗塞

> **強心薬使用中の心臓リハビリテーション上の注意点**
> - 大量の強心薬投与を要する場合は，全身状態は不安定と考えられ，心臓リハビリテーションは原則禁忌である。患者の病態確認（必要に応じ主治医にも確認），バイタルチェックを行う。

カルペリチド（ハンプ®）

血管拡張作用，利尿作用があり，急性心不全に対して用いられることが多い。再灌流障害に有用と考えられており，心筋梗塞急性期に使用することもある。血圧低下に注意が必要である。

◆ 二次予防に用いられる薬剤

初期治療後は，予後改善や二次予防が重要となる。

β遮断薬：ビソプロロールフマル酸塩（メインテート®），カルベジロール（アーチスト®）

心拍数減少，心筋収縮の抑制により心筋酸素消費量を減少させる。心臓突然死，致死性不整脈，心不全などに対して有効。禁忌がない症例へは原則投与が推奨される。導入初期には心不全増悪を惹起することがあり，低心機能例では少量から開始し徐々に増量する。心原性ショックや房室ブロックを呈する例では投与を控える。冠攣縮性狭心症への単独投与は推奨されない。気管支喘息にβ遮断薬は禁忌とされているが，ビソプロロールは$β_1$受容体への選択性が高く，慎重投与となっている。

脂質代謝異常改善薬（表2）

心筋梗塞の二次予防のために重要である。HMG-CoA還元酵素阻害薬（スタチン）は強力な血中コレステロール低下作用のほか，内皮機能改善作用をもち，心筋梗塞の一次・二次予防と予後改善にエビデンスが豊富である。重篤な副作用に横紋筋融解症がある。筋肉痛を訴えることもある。

スタチンのほかに，表2に示す薬剤があり，併用することもあ

表2 脂質代謝異常改善薬

	一般名	商品名	適応
スタチン (HMG-CoA 還元酵素阻害薬)	ピタバスタチンカルシウム	リバロ	－
	ロスバスタチンカルシウム	クレストール®	
	アトルバスタチンカルシウム水和物	リピトール®	
コレステロールトランスポーター阻害薬	エゼチミブ	ゼチーア®	高LDLコレステロール血症
PCSK9阻害薬	エボクロマブ	レパーサ®	
フィブラート系薬剤	フェノフィブラート	リピディル®, トライコア®	高トリグリセライド血症
	イコサペント酸 (EPA) エチル	エパデール	

る。フィブラート系薬剤（フェノフィブラート）との併用で，特に腎機能低下例で横紋筋融解症の頻度が高まるので注意が必要である。近年，高LDLコレステロール血症治療薬として，PCSK9阻害薬（レパーサ®）が注目されており，スタチンとの併用効果が期待されている。

レニン・アンジオテンシン・アルドステロン系阻害薬

心筋梗塞後のリモデリング予防，二次予防を目的に広く用いられている。

アンジオテンシン変換酵素（ACE）阻害薬（表3）

降圧薬としての作用ももつ。すべての心筋梗塞患者では禁忌のない限り早期投与を考慮すべきである。低血圧では注意を要する。空咳の副作用があるため，不耐例に対してはアンジオテンシンII受容体拮抗薬（ARB，表3参照）を使用する。

1 心筋梗塞

表3 レニン・アンジオテンシン・アルドステロン系阻害薬

ACE阻害薬	・エナラプリルマイレン酸塩（レニベース®） ・イミダプリル塩酸塩（タナトリル®）
ARB	・テルミサルタン（ミカルディス®） ・バルサルタン（ディオバン®） ・アジルサルタン（アジルバ®） ・オルメサルタンメドキソミル（オルメテック®）　など

心臓リハビリテーション上の注意点
- ACE阻害薬，β遮断薬は急性期から導入され，漸増していくことが多い。血圧低下，起立性低血圧をきたす可能性があるため，バイタルサインのチェック，処方内容，用量の確認を忘れない。β遮断薬では徐脈にも注意する。

II 疾患の治療で使用する薬剤とリハビリテーション
B 循環器内科・心臓血管外科

2 狭心症

新保麻衣,渡邊博之

■ 治療の流れ

狭心症の治療目標は,発作の予防や狭心症状の軽減により生活の質を改善させることと,心筋梗塞への進展を阻止し生命予後を改善させることである。狭心症には,器質性狭心症,冠攣縮性狭心症,両者の混合がある。治療法としては,生活習慣の改善や薬物療法のほか,器質性狭心症に対しては経皮的冠動脈インターベンション(PCI)や冠動脈バイパス術(CABG)による血行再建術がある。運動療法も有効である。

胸痛が頻回に起こるなど不安定な状態になった場合は不安定狭心症とよばれる。心筋梗塞と合わせて急性冠症候群(ACS)ともよばれ,緊急冠動脈造影検査とそれに引き続くPCIなどの迅速な対応が必要となる疾患群である。

■ 狭心症で使用する薬剤

主に狭心症症状の軽減を目的とした抗狭心症薬と,心筋梗塞予防や予後改善のための二次予防薬に分けられる(表1)。心筋梗塞と共通する薬剤が多いため,併せて参考にしてほしい。

◆ 狭心症発作時の薬剤

硝酸薬:ニトログリセリン

発作時に舌下投与する。また,持続性製剤を用いることで発作予防も期待できる。持続投与で耐性を生じることもある。勃起不全治療薬(シルデナフィルクエン酸塩など)との併用で重篤な低血圧を惹起する可能性があるため,使用歴を確認する。

◆ 発作予防や予後改善のための薬剤

硝酸薬の利点はスプレー,舌下,内服〔一硝酸イソソルビド(ア

2 狭心症

表1 狭心症で使用する薬

			治療経過と副作用	対処法・予後
抗狭心症薬	硝酸薬		ニトログリセリン	・ニトロペン® ・ミオコール®スプレー
二次予防薬	抗血小板剤		アスピリン	バイアスピリン®
			クロピドグレル硫酸塩	プラビックス®
			プラスグレル塩酸塩	エフィエント®
	カリウムチャネル開口薬		ニコランジル	・シグマート® ・ニコランマート®
	β遮断薬		ビソプロロールフマル酸塩	メインテート®
			カルベジロール	アーチスト®
	脂質代謝異常改善薬	HMG-CoA還元酵素阻害薬（スタチン）	ピタバスタチンカルシウム	リバロ®
			ロスバスタチンカルシウム	クレストール®
			アトルバスタチンカルシウム水和物	リピトール®
		ACE阻害薬	エナラプリルマイレン酸塩	レニベース®
			イミダプリル塩酸塩	タナトリル®
	カルシウム拮抗薬	ジヒドロピリジン系	・ニフェジピン ・ベニジピン塩酸塩	・アダラート®CR ・コニール®
		ベンゾチアゼピン系	ジルチアゼム塩酸塩	ヘルベッサー®
		フェニルアルキルアミン系	ベラパミル塩酸塩	ワソラン®

イトロール®）〕，静脈内投与〔ニトログリセリン（ミオコール®）〕，皮膚貼付〔硝酸イソソルビド（フランドル®テープ）〕など，さまざまな投与方法があることだが，二次予防への効果は明らかではない。ここでは硝酸薬以外の薬剤について述べる。

抗血小板薬

消化管出血，アスピリンアレルギーなどの禁忌がない限りは，狭心症治療の第一選択薬である。

ATP感受性カリウムチャネル開口薬

血管平滑筋のK_{ATP}チャネルを開口させ細胞内カルシウムを減少させるとともに，硝酸薬作用も併せもつ。硝酸薬と比べ血圧低下が少ない。動悸や頭痛などの副作用がある。

β遮断薬

心拍数や心収縮抑制により心筋酸素需要を減らす。労作性狭心症では第一選択薬とされる。冠攣縮性狭心症では、β遮断薬によって血管弛緩作用のある$β_2$受容体までブロックされ血管の攣縮が惹起されることがあるため、原則禁忌とされる（カルシウム拮抗薬との併用を考慮する場合もある）。気管支喘息、高度徐脈でも原則禁忌。

脂質代謝異常改善薬：HMG-CoA還元酵素阻害薬（スタチン）

スタチンについては、一次予防、二次予防ともに有効性が報告されている。詳細は、p.121、「心筋梗塞」の項目を参照してほしい。

レニン・アンジオテンシン・アルドステロン系阻害薬

RAAS系阻害薬であるACE阻害薬は、心筋梗塞後と同様、中等度から高リスクの狭心症においても予後改善効果が認められている。左心機能低下、高血圧症、糖尿病、慢性腎臓病合併例などでは積極的な投与が推奨される。ACE阻害薬で空咳などの副作用があり忍容性がない場合は、アンジオテンシンⅡ阻害薬（ARB）への変更を検討する。

カルシウム拮抗薬

冠動脈拡張による冠血流増加、末梢血管拡張による後負荷軽減などにより抗狭心症作用を示す。カルシウム拮抗薬の長期予後に関する十分なエビデンスはない。しかし、ベニジピン、ニフェジピンやジルチアゼムは冠攣縮予防効果が強く、冠攣縮性狭心症の第一選択薬である。

> **心臓リハビリテーション上の注意点**
> - 虚血性心疾患（心筋梗塞、狭心症など）では、服薬をしっかり行うことと生活習慣の是正が非常に重要となる。特に冠攣縮性狭心症では、発作予防のため服薬継続が欠かせない。喫煙や飲酒、脂質異常やストレスも冠攣縮を惹起する要因となるため、服薬継続の重要性やリスク管理についての指導も大切。

II 疾患の治療で使用する薬剤とリハビリテーション　B 循環器内科・心臓血管外科

3 開心術後

星野良平

■ 開心術後の離床

　開心術後の離床の練習は，循環動態が安定し次第開始する（詳細は日本循環器学会ウェブサイトで「心血管疾患におけるリハビリテーションに関するガイドライン」を参照してほしい）。

　近年，手術の低侵襲化，術後管理の進歩から手術当日に人工呼吸器を離脱して，手術後1日目から立位および歩行を開始することも多くなってきた。心臓外科手術後の標準的な経過を**表1**に示す。ここでは，はじめに主に集中治療室で使用する静脈内投与の薬剤，次いで経口摂取が可能になってからの内服薬について解説する。

■ 主に術後急性期，集中治療室で使用する薬剤（静脈内投与製剤）

◆ 鎮静薬

ミダゾラム（ドルミカム®）

　ベンゾチアゼピン系薬剤で，脳内のGABA$_A$ニューロン受容体を活性化することにより作用を発現する。鎮静，催眠，抗痙攣，抗不安，健忘の各作用を有するが，鎮痛作用はない。作用発現が早く鎮静に有用だが，持続効果が短いため十分な鎮静効果を得るためには持続投与が必要である。高齢者はミダゾラムによる鎮静作用に対して感受性が高い。呼吸抑制，低血圧を引き起こす可能性がある。またせん妄を引き起こすことがある。

プロポフォール（ディプリバン®）

　中枢神経系のGABA$_A$受容体を含む複数の受容体に結合して神経伝達を抑制する。鎮静，催眠，抗不安，健忘，制吐，抗痙攣作用を有するが，鎮痛作用はない。健忘作用はミダゾラムより弱い。

表1　心臓外科手術後の標準的な介入

ステージ	病日	実施内容
A	術当日の夜	1. 血管作動薬離脱 2. 呼吸器離脱，抜管 3. 経鼻胃チューブ抜去 4. スワンガンツカテーテル，動脈ライン抜去 5. ベッドから起き上がり，椅子に座る 6. β遮断薬やアスピリンを開始
B	手術後1日目	1. 胸腔チューブの抜去（ドレナージが少なくなれば） 2. 病棟に移動：心電図モニタや酸素飽和度計を72時間装着 3. ベッドから起き上がり歩く 4. 食事をとる 5. 尿道カテーテルを抜去 6. 弁置換患者はワルファリンカリウムの投与を開始
C	手術後2〜3日目	1. 胸腔チューブの抜去（ドレナージが少なくなれば） 2. 抗菌薬を中止（最長術後48時間） 3. 十分に栄養が摂れるように食事をとる 4. 活動性を上げる 5. 術前の体重を目標に，利尿薬継続 6. 自宅での医療サービスやリハビリテーションの計画作成
D	手術後3〜4日目	1. 退院前の検査（ヘマトクリット，電解質，BUN，クレアチニン，胸部X線写真，心電図） 2. ペーシングワイヤーを抜去 3. 退院場所を評価する（自宅かリハビリテーション施設か） 4. 退院指導を始める
E	手術後4〜5日目	1. 機械弁の患者にヘパリンを考慮する 2. 退院時の投薬を注意深く再検討し，患者や家族に指導する 3. 自宅またはリハビリテーション施設に退院

(文献1より引用)

作用発現が早く，短期間投与では作用消失も速やかである．容量依存的に呼吸抑制，低血圧を引き起こし，この作用はほかの鎮静薬・鎮痛薬を併用するときに強く生じる．

デクスメデトミジン塩酸塩（プレセデックス®）

選択的$α_2$アドレナリン受容体作動薬で，鎮静・鎮痛作用，オ

ピオイド節減効果，交感神経抑制作用を有する。デクスメデトミジンの鎮静パターンは他剤と大きく異なり，軽い刺激で容易に覚醒し，意思の疎通が良好で，呼吸抑制はほとんど認めない。そのため人工呼吸離脱後（気管挿管抜管後）の投与も可能である。また，せん妄発症の危険性もミダゾラム，プロポフォールより低い。

> **鎮静薬投与時のリハビリテーション上の注意点**
> 【ミダゾラム】
> - 呼吸状態，血圧低下に注意が必要である。
>
> 【プロポフォール】
> - ほかの鎮静薬・鎮痛薬を併用している呼吸・循環状態が不安定な患者では呼吸抑制，低血圧に注意が必要である。
>
> 【デクスメデトミジン】
> - 低血圧および徐脈をきたしやすいので，循環血液量減少患者，刺激伝導系に障害のある患者では特に注意が必要である。

◆ 持続静脈注射で使用する強心薬

カテコラミン類

ドパミン塩酸塩（イノバン®）

ノルアドレナリンの前駆物質であり，またノルアドレナリンの放出を促す。陽性変時作用および陽性変力作用により心拍出量を増す。低用量で腎血流量を増すといわれている。

ドブタミン塩酸塩（ドブトレックス®，ドブポン®）

合成のカテコラミンで，陽性変力作用により心拍出量を増す。末梢血管を拡張させる。

アドレナリン（ボスミン®）

直接交感神経受容体に作用し，陽性変時作用および陽性変力作用により心拍数を増加させ心拍出量を増す。α受容体刺激作用により末梢血管を収縮させる。

ノルアドレナリン（ノルアドリナリン®）

末梢血管に対する強い血管収縮作用と，心臓に対する陽性変力作用を有する。

> **強心薬投与時のリハビリテーション上の注意点**
>
> 【ドパミン】
> - 中等量以上使用している患者では,どの程度の体動が可能か,特別な指示が必要である。
> - 薬液が血管外に漏出すると,皮膚の壊死を引き起こすおそれがある。
>
> 【ドブタミン】
> - 薬液が血管外に漏出すると,皮膚の壊死を引き起こすおそれがある。
> - 治療域で頻脈を起こす。心室性期外収縮,心室頻拍などの不整脈に注意が必要である。
>
> 【アドレナリン】
> - アドレナリンを必要とする患者は,血行動態が不安定なので,通常リハビリテーションは禁忌である。
>
> 【ノルアドレナリン】
> - 薬液が血管外に漏出すると,皮膚の壊死を引き起こすおそれがある。
> - ノルアドレナリンを必要とする患者は,血行動態が不安定なので,通常,リハビリテーションは禁忌である。

◆ PDE3阻害薬

ミルリノン(ミルリーラ®),オルプリノン塩酸塩水和物(コアテック®)

細胞内のサイクリックAMP濃度を上昇させ,陽性変力作用と血管拡張作用を発揮する。心拍増加作用はほとんどない。

> **PDE3阻害薬投与時のリハビリテーション上の注意点**
> - 投与量が変更されたときには,循環動態の変化と身体負荷への反応に特に注意が必要である。末梢血管を拡張させるので低血圧が起きやすい。

◆ 血管拡張薬

ニカルジピン塩酸塩(ペルジピン®)

選択的に動脈の平滑筋を弛緩させ,末梢血管抵抗を下げる。陰性変力作用はなく,心拍数にほとんど影響を与えない。血行動態の安定している患者の降圧の第一選択薬。

3 開心術後

ジルチアゼム塩酸塩（ヘルベッサー®）

カルシウム拮抗薬のグループに属し，細胞内へのCa^{2+}の流入を減じて，心筋・血管平滑筋の収縮を抑制する。末梢血管抵抗を下げ，血圧を低下させる。心拍数を下げるので，頻脈性心房細動・心房粗動に対する心拍数コントロールにも用いられる。橈骨動脈グラフトのスパスム予防にも用いられる。

ニトログリセリン（ミリスロール®），硝酸イソソルビド（ニトロール®）

両剤ともに亜硝酸薬のグループに属し，動静脈どちらの拡張作用があるものの静脈の拡張作用が強いとされている。静脈の拡張により心臓の前負荷を軽減し，血圧を下げる。血圧低下作用はニトログリセリンで強く，冠血冠拡張作用はイソソルビドで強い。

ニコランジル（シグマート®）

亜硝酸薬と同様に冠血管および末梢静脈拡張作用を有するが，亜硝酸薬に比べて，冠血流の増加に比し血圧低下が少ない。さらに虚血に対する心筋保護作用を有するとの報告がある。

> **血管拡張薬投与時のリハビリテーション上の注意点**
> - 低血圧と不整脈の注意深い観察が必要である。
> - ニトログリセリンは肺動静脈シャント量を増やし，低酸素血症をきたすことがある。

◆ 抗不整脈薬

アミオダロン塩酸塩（アンカロン®）

心室頻拍，心室細動，心房細動など多様な不整脈に有効な「広範囲」抗不整脈薬である。短期投与と長期投与で効果が異なる。

リドカイン（キシロカイン®）

心室性不整脈の抑制作用が主で，血行動態的に心抑制が少なく，QT延長作用がない。

> **抗不整脈薬投与時のリハビリテーション上の注意点**
>
> 【アミオダロン】
> - 生命に危険のある心室頻拍/心室細動に際してアミオダロンを使用しているときにはリハビリテーションは禁忌。徐脈，まれに房室ブロックをきたすことがあるので心電図モニターに注意を払う。ワルファリンとの相互作用でPT-INRの延長をきたし，出血傾向を呈することがある。
>
> 【リドカイン】
> - 持続静注で中枢神経症状（朦朧状態，せん妄，振戦など）をきたすことがある（特に60歳以上の高齢者）。

◆ 強心配糖体

ジゴキシン（ジゴシン®）

古くから強心薬として用いられてきたジゴキシンは，ほかの強心薬が頻脈を引き起こすのに対して，陽性変力作用と徐脈効果をもつユニークな薬剤である。その陽性変力作用は弱いことから，今日では頻脈性心房細動における心拍数コントロールの目的で主に使用される。

> **ジゴキシン投与時のリハビリテーション上の注意点**
> - 高齢者，腎機能低下者では消化器症状（食思不振，悪心，嘔吐），中枢神経症状（頭痛，疲労感，混迷），新たな不整脈，房室伝導障害などのジゴキシン中毒を起こす危険がある。

◆ 利尿薬

フロセミド（ラシックス®）

ループ利尿薬であるフロセミドは，腎臓のネフロンのヘンレ係蹄の太い上行脚における$Na^+/K^+/2Cl^-$共輸送を抑制することにより水の再吸収を抑制し利尿効果をもたらす。

カルペリチド（ハンプ®）

心臓から分泌される体液量および循環調節に関与している心房性ナトリウム利尿ペプチド。動脈および静脈を拡張させる。またナトリウムの排泄を促し，尿量を増加させる。

3 開心術後

> **利尿薬投与時のリハビリテーション上の注意点**
> 【フロセミド】
> - 利尿作用に加えて静脈拡張作用があるので,循環血液量減少による低血圧に注意が必要。カリウムの再吸収も抑制するので低カリウム血症に起因する不整脈に対しても注意深い観察が必要である。
>
> 【カルペリチド】
> - 血管を拡張させ尿量を増加するので低血圧に注意が必要。投与量を変更したときには,循環動態の変化に注意が必要である。

■ 主に集中治療室退室後に使用する薬剤(内服薬)

◆ 抗血小板薬,抗凝固薬

アスピリン(バファリン)

抗炎症作用をもつ薬剤として開発されたアスピリンは,血小板のシクロオキシゲナーゼ1を阻害しトロンボキサンA_2の産生を抑制することにより血小板凝集抑制効果を現す。冠動脈バイパス術において,グラフト閉塞予防・心イベント抑制のため,術後6時間以内に内服を開始する。

クロピドグレル硫酸塩(プラビックス®)

クロピドグレルは血小板のADP受容体を阻害することにより,血小板の活性化を抑制する。冠動脈バイパス術後に,アスピリンを使用できない症例,あるいはアスピリンと併用して内服する。

ワルファリンカリウム(ワーファリン)

肝臓のミクロゾーム内で,ビタミンKの活性を阻害することにより,ビタミンK依存性の凝固因子の形成を阻害する。弁膜症患者の術後,経口摂取が可能になり次第内服を開始する。各々の患者のワーファリンの維持量は,PT-INRを測定し決定する。各術式における至適PT-INRを**表2**に示す(日本循環器学会ウェブサイト「循環器疾患における抗凝固・抗血小板療法に関するガイドライン」も参照のこと)。

> **抗血小板薬,抗凝固薬内服時のリハビリテーション上の注意点**
> - 脳出血などの臓器内出血,粘膜・皮下などの組織にも出血を生じることがあるので,外傷の防止および注意深い患者の観察が必要である。

表2 人工弁置換術,弁形成術のワーファリン療法

術　式	ワーファリン	期　間
1. 大動脈弁置換術(生体弁)	PT-INR 2.0〜3.0	危険因子*を伴っている場合,術後3カ月
2. 大動脈弁置換術(機械弁)	PT-INR 2.0〜3.0	終生
3. 僧帽弁形成術	PT-INR 2.0〜3.0	術後3カ月
4. 僧帽弁置換術(生体弁)	PT-INR 2.0〜3.0	術後3カ月 危険因子*を伴っている場合は終生
5. 僧帽弁置換術(機械弁)	PT-INR 2.5〜3.5	終生
6. 大動脈弁+僧帽弁置換術(生体弁)	PT-INR 2.0〜3.0	術後3カ月
7. 大動脈弁+僧帽弁置換術(機械弁)	PT-INR 3.0〜4.5	終生
8. 上記術式に心房細動を伴っている場合は,終生継続		

*危険因子:凝固能亢進状態,血栓塞栓症の既往,左室駆出率35%未満,前壁・心尖部梗塞の既往,心房細動の既往
(文献1より引用)

◆ β遮断薬(βブロッカー)

ビソプロロールフマル酸塩(メインテート®),カルベジロール(アーチスト®)

　交感神経のアドレナリン受容体のうち,β受容体のみに遮断作用を示す。$β_1$受容体は,刺激により陽性変力作用(心収縮増加),陽性変時作用(頻脈)を現す。$β_2$受容体は,刺激により平滑筋の弛緩をもたらす。β遮断薬はβ受容体の作用を遮断することにより,高血圧,虚血性心疾患,うっ血性心不全,頻脈性不整脈の治療薬として幅広く用いられている。開心術後では,術後の心房細動の予防,術後高血圧の治療に用いられ,さらに陳旧性心筋梗塞のある患者,左心機能低下患者への投与が推奨されている。

3 開心術後

> **β遮断薬投与時のリハビリテーション上の注意点**
> - β遮断薬が運動療法に及ぼす影響については議論のあるところである。運動療法効果には有意差がなく,心拍変動からみた心臓リハビリテーション効果にも影響を与えないとする報告[8, 9]がある一方,β遮断薬が運動療法における心拍の反応を鈍らせるため,心拍を基準にした運動療法の処方では,結果的に負荷が足りなくなるとする報告[10]もある。この点についてはさらなる検討が必要である。

◆ 利尿薬

ループ利尿薬:フロセミド(ラシックス®)など

術直後には静脈注射で用いていたループ利尿薬であるフロセミドは,経口摂取が可能になれば内服薬で使用する。ループ利尿薬にはこのほかに,血中半減期の比較的長いトラセミド(ルプラック®),アゾセミド(ダイアート®)がある。リハビリテーション上の注意点については,p.137を参照してほしい。

アルドステロン拮抗薬:スピロノラクトン(アルダクトン®A),エプレレノン(セララ®)

アルドステロンをミネラルコルチコイド受容体レベルで遮断することで,腎臓の遠位尿細管~集合管でナトリウムの再吸収を阻害し利尿効果をもたらす。カリウム保持作用があることから,ほかの利尿薬と併用することで,ほかの利尿薬のカリウム排泄増加作用を代償する。心臓に存在するミネラルコルチコイド受容体に作用して,心臓の線維化などを阻害し,心血管系を保護する効果を有する。エプレレノンのほうがミネラルコルチコイド受容体に対する選択性が高い。

> **アルドステロン拮抗薬投与時のリハビリテーション上の注意点**
> - 高齢者や糖尿病腎症を合併した患者では特に高カリウム血症をきたしやすいので,知覚過敏,筋力低下,悪心,不整脈などの症状を認めるときには注意が必要である。

◆ 抗不整脈薬

アミオダロン塩酸塩（アンカロン®）

心房細動の予防として，術後数週間内服する。メイズ手術（心房細動に対する手術で，心房壁に興奮伝導の遮断路を作成する）の場合は術後数カ月間内服する。

> **リハビリテーション上の注意点**
> - 既存の不整脈を悪化するおそれがあるほか，徐脈，血圧低下が現れることがあるので注意が必要である。

【文 献】

1) Bojar RM: Manual of Perioperative care in Adult Cardiac Surgery, 5th edition, Wiley-Blackwell, 2011.
2) Opie LH, Gersh BJ: Drugs for the Heart, 8th edition, Elsevier, 2013.
3) 香坂 俊 編：ER・ICUで必要な循環器薬の知識と使い方—日米のエビデンスの狭間で—新装版，総合医学社，2015.
4) 岩尾 洋，雪村時人：循環器の薬理学—薬物による生体機能の修飾と臨床作用—，メディカル・サイエンス・インターナショナル，2009.
5) Stephens RS, Whitman GJ: Postoperative critical care of the adult cardiac surgical patient: Part I: Routine Postoperative Care. *Crit Care Med* 43(7); 1477-1497, 2015.
6) 日本麻酔科学会：麻酔薬および麻酔関連薬使用ガイドライン，第3版 第4訂，2016.（http://www.anesth.or.jp/guide/guideline-iyakuhin-index.html，2017年2月時点）
7) 日本集中治療医学会J-PADガイドライン作成委員会：日本版・集中治療室における成人重症患者に対する痛み・不穏・せん妄管理のための臨床ガイドライン．日集中医誌 21(5); 539-579, 2014.
8) Pavia L, Orlando G, Myers J, et al: The effect of beta-blockade therapy on the response to exercise training in postmyocardial infarction patients. *Clin Cardiol* 18(12); 716-720, 1995.
9) Malfatto G, Facchini M, Sala L, et al: Effects of cardiac rehabilitation and beta-blocker therapy on heart rate variability after acute myocardial infarction. *Am J Cardiol* 81(7); 834-840, 1998.
10) Tabet JY, Meurin P, Ben Driss A, et al: Determination of exercise training heart rate in patients on beta-blockers after myocardial infarction. *Eur J Cardiovasc Prev Rehabil* 13(4): 538-543, 2006.

| II | 疾患の治療で使用する薬剤とリハビリテーション | B | 循環器内科・心臓血管外科 |

4　心不全

阿部起実，新保麻衣，渡邊博之

■ 治療の流れ

　心不全とは，心臓の器質的および/あるいは機能的異常により心ポンプ機能が破綻し，それに基づき，うっ血，浮腫，臓器虚血などの症状が出現，あるいは悪化した状態を指す。これら心不全の結果起こる症状に対して，酸素投与や薬物などの治療を行うのだが，それと同時に心不全を起こしている原因（心筋梗塞，不整脈，心筋症など）に対する治療も並行して行かなければならない。侵襲的治療としてカテーテル治療，アブレーション治療，ペースメーカー植え込み術などが挙げられるが，ここでは薬物治療に限って説明する。

■ 急性期

　急性心不全重症例や慢性心不全急性増悪症例では，呼吸状態により薬物経口摂取ができない場合があり，状態に応じて即効性の静注薬を使用することが多い。

◆ 心不全の管理に用いられる一般的な薬剤

利尿薬

　利尿薬とは，尿量を増加させる作用をもつ薬物の総称。各薬剤で作用機序が異なる。単剤で効果不十分の場合は，複数を組み合わせて使用することもある。副作用は薬剤によって少しずつ異なるが，電解質異常，脱水，血圧低下，高尿酸血症などがある。

ループ利尿薬静注薬：フロセミド（ラシックス®）

　即効性の静注薬。時間尿に応じて単発静注することが多い。尿量が確保できない場合は持続静注することもある。低ナトリウム血症，低カリウム血症の副作用がある。長期あるいは，頻回使用で腎機能が悪化することもある。血圧への作用は少ない。

カルペリチド（ハンプ®）

持続静注のみの使用のため，ほぼ急性期のみに用いられる。利尿作用を有するが，腎機能への影響はないとされる。血圧降下作用があるので，低血圧，ショックには注意が必要。

トルバプタン（サムスカ®）

内服薬のみなので経口摂取ができる場合にのみ使用できる。腎機能への影響は少ないとされる。強力な利尿作用を有するため，脱水や高ナトリウム血症の副作用に注意する。

強心薬・昇圧薬（カテコラミン）

カテコラミンは低血圧を伴った急性心不全や慢性心不全の急性増悪時に使用される。長期投与で不整脈による突然死が増えるとされ，安定したら他剤への切り替えが望ましい。

ドパミン塩酸塩（イノバン®，カタボン®Hiなど）

血圧上昇作用をもつため，心原性ショックの際に持続静注で使用される。心拍数上昇や催不整脈の副作用がある。また腸管運動低下の副作用もある。

ドブタミン塩酸塩（ドブポン®，ドブトレックス®）

心収縮増加がメインの作用で，血圧上昇作用はドパミンほどではない。ドパミンと同じく，心拍数上昇や催不整脈の副作用がある。

ノルアドレナリン（ノルアドリナリン®）

動脈を強力に収縮させることにより血圧を上昇させる。単独で使用することは少なく，ドパミンで不十分な心原性ショックの際に併用されることが多い。

> **心臓リハビリテーション上の注意点**
> - 慢性心不全も運動療法のよい適応である。
> - カテコラミンの使用は，運動療法の相対的禁忌（絶対的禁忌ではない）とされており，全身状態やバイタルサインをしっかりチェックしながら低強度の運動療法から開始する（大量のカテコラミンを使用している場合は循環動態が"不安定"と考えられ，リハビリテーション延期を考慮，主治医と要相談）。

4 心不全

抗凝固薬：ヘパリンナトリウム，アルガトロバン水和物（ノバスタン®HI）

心房細動では左房内血栓を形成しやすく，また広範な心筋梗塞や拡張型心筋症での著しい心収縮低下例では心室内に血栓形成をきたす場合があり，それらに対して予防的に投与される。一般的にはヘパリンナトリウムが使用されるが，ヘパリンによる副作用〔肝機能障害，ヘパリン起因性血栓症（HIT）など〕が問題となる場合は，ノバスタン®HIで代用される。

◆ 心不全の原因治療に用いられる薬

ここでは，頻脈と高血圧に対する薬について述べる。急性心筋梗塞に対する薬については，p.121，「心筋梗塞」の項目を参照してほしい。

頻脈に対する薬（表1）

β遮断薬，カルシウム拮抗薬

どちらも心拍数を減少させるが，心収縮抑制の副作用も併せもつため，心不全の際には用量に注意が必要。主に頻脈性心房細動の心拍数コントロールに用いられる（場合によっては心室性不整脈へも使用される）。

抗不整脈薬

主に心室頻拍などの心室性不整脈に対して用いられる。アンカロン®以外の静注抗不整脈薬は，心機能抑制作用があるため心不全急性期に用いられる抗不整脈薬は限られている。

ジギタリス

主に頻脈性心房細動などの上室性頻拍時の心拍数コントロールに使用される。陽性変力作用と陰性変時作用を併せもち，強心薬に分類されることもある。血中濃度の有効域が狭くジギタリス中毒となることがあるため，薬物治療モニタリング（TDM）を行いながら管理する。ほぼ腎で代謝されるため，腎機能障害例では減量を考慮する。

表1 頻脈に対する薬

	一般名	商品名
β遮断薬	ランジオロール塩酸塩	オノアクト®
	プロプラノロール塩酸塩	インデラル®
カルシウム拮抗薬	ベラパミル塩酸塩	ワソラン®
	ジルチアゼム塩酸塩	ヘルベッサー®
抗不整脈薬	アミオダロン塩酸塩	アンカロン®
ジギタリス	ジゴキシン	• ジゴシン® • ハーフジゴキシン®

心臓リハビリテーション上の注意点
- 抗不整脈薬によって，心電図変化が惹起されることがある。
- アミオダロン塩酸塩ではQT延長，ジギタリスではST盆状降下などがよくみられる。
- 心臓リハビリテーション時にこのような心電図変化がみられた場合は，服薬歴も確認すること。

高血圧に対する薬

カルシウム拮抗薬（ニカルジピン塩酸塩：ペルジピン®）は，血圧を下げ心臓への負荷を軽減する。

硝酸薬（ニトログリセリン：ミオコール®，硝酸イソソルビド：ニトロール®）は，血圧を下げ心臓への負荷を軽減するだけではなく，静脈を拡張させて血液を貯め込むことにより心臓へ流入する血液量を少なくさせることによっても負担を軽減させる。

■ 慢性期（表2）

急性期を脱したら，静注薬から内服薬への移行がなされる。また長期予後の観点から，血圧値にかかわらず心臓保護作用をもった後述の降圧薬，利尿薬を導入することが多い。

利尿薬

ループ利尿薬内服薬

副作用は前述の静注薬とほぼ同じ。うっ血や浮腫の改善によるADL改善効果がある。

4 心不全

カリウム保持性利尿薬

利尿作用は少ないが，慢性心不全の予後改善効果をもつ。名前のとおり高カリウム血症が副作用として出ることがあるので，腎障害を有する患者では注意が必要。スピロノラクトンでは有名な副作用に男性患者の女性化乳房がある。

バソプレシンV₂受容体拮抗薬

前述と同じだが，従来の治療でコントロールが難しい慢性心不全例では長期内服することもある。

表2 心不全慢性期に用いられる薬

分類	種類	薬剤名
利尿薬	ループ利尿薬内服薬	・フロセミド（ラシックス®） ・アゾセミド（ダイアート®） ・トラセミド（ルプラック®）　など
利尿薬	カリウム保持性利尿薬	・スピロノラクトン（アルダクトン®） ・エプレレノン（セララ®）
利尿薬	バソプレシンV₂受容体拮抗薬	トルバプタン（サムスカ®）
利尿薬	サイアザイド系利尿薬	トリクロルメチアジド（フルイトラン®）
降圧薬	ARB	・テルミサルタン（ミカルディス®） ・バルサルタン（ディオバン®） ・アジルサルタン（アジルバ®） ・オルメサルタンメドキソミル（オルメテック®）　など
降圧薬	ACE阻害薬	・エナラプリルマイレン酸塩（レニベース®） ・イミダプリル塩酸塩（タナトリル®） ・ペリンドプリルエルブミン（コバシル®）　など
降圧薬	β遮断薬	・カルベジロール（アーチスト®） ・ビソプロロールフマル酸塩（メインテート®）
降圧薬	カルシウム拮抗薬	・アムロジピンベシル酸塩（アムロジン®） ・ニフェジピン（アダラート®） ・シルニジピン（アテレック®） ・アゼルニジピン（カルブロック®） ・ベニジピン塩酸塩（コニール®）　など
抗凝固薬	経口抗凝固薬	・ワルファリンカリウム（ワーファリン）
抗凝固薬	DOAC	・アピキサバン（エリキュース®） ・ダビガトランエテキシラートメタンスルホン酸塩（プラザキサ®） ・エドキサバントシル酸塩水和物（リクシアナ®） ・リバーロキサバン（イグザレルト®）
抗不整脈薬		・シベンゾリンコハク酸塩（シベノール®） ・アプリンジン塩酸塩（アスペノン®） ・フレカイニド酢酸塩（タンボコール®） ・ベプリジル塩酸塩水和物（ベプリコール®） ・アミオダロン塩酸塩（アンカロン®）　など

サイアザイド系利尿薬

利尿作用は弱く,主に塩分摂取量が多い高血圧患者への降圧薬として使用されることが多い。高尿酸血症に注意する。

心不全のコントロールが難治であるとこれらを多剤で内服する症例も少なくない。

心臓リハビリテーション上の注意点
- 利尿薬の効果が強すぎて脱水症状をきたすこともある。ふらつきなどの自覚症状,皮膚の状態や舌の乾燥の有無,血圧などを確認すること。腎機能増悪をきたすこともある。

降圧薬

ARB,ACE阻害薬

降圧薬だが,心筋のリモデリングを抑制するため慢性心不全予後改善効果を有する。ACE阻害薬は空咳の副作用があるが,ARBではなし。

β遮断薬

交感神経活性の抑制により,慢性心不全の予後改善作用がある。その効果は用量依存性であるが,導入時には徐脈,低血圧や心不全増悪をきたすことがあるので注意する。特に導入初期では少量から開始し漸増する。

カルシウム拮抗薬

副作用が少なく使用しやすい。

心臓リハビリテーション上の注意点
- 運動療法への運動処方時,Karvonenの式などを用いて心拍数から運動強度を設定することがある。β遮断薬を内服している場合,心拍数は低下するため,心拍数のみを用いた運動処方では過負荷となることもあるので要注意。可能であれば心肺運動負荷試験(CPX)を施行し,運動処方を決定することが望ましい。
- 運動療法前後で,どの程度血圧,脈拍が変動したかということも重要な情報。β遮断薬をはじめとする薬剤の用量調整をどうするかの判断材料にもなる。

4 心不全

抗凝固薬

経口抗凝固薬,DOAC

心房細動の血栓予防に対しては,従来のワーファリンよりDOACのほうが出血性合併症が少なく,禁忌だった納豆を食べることができる,モニタリングが不要などのメリットが多い。しかし,心室内血栓,弁膜症に伴う心房細動,機械弁に対してはワーファリンのみ使用可能であるため,症例によって使い分けが必要となる。

抗不整脈薬

心不全の発症や増悪要因に不整脈がかかわっている際に使用される。ただし前述のようにアミオダロン塩酸塩以外は心機能低下の副作用ももっているため,症例によって正しく薬剤を選択する必要がある。アミオダロンは心室性不整脈(心室頻拍など)に対して使用されることもある。

> **心臓リハビリテーション上の注意点**
> - 普段は洞調律でも,発作性心房細動,非持続性心室頻拍など,一時的に起こる不整脈もある。どのような不整脈が出現したのか,それに対して何の薬剤が用いられたのか,患者の状態はどうなのか,チェックすること。抗不整脈薬を使用すると徐脈や洞停止やほかの不整脈を誘発する場合もあり,注意が必要。

| II | 疾患の治療で使用する薬剤とリハビリテーション | B | 循環器内科・心臓血管外科 |

5 閉塞性動脈硬化症

加藤　宗，新保麻衣，渡邊博之

■ 治療の流れ

　近年では新規デバイスの開発により，血管内治療の適応が拡大されてきているが，早期からの運動療法の介入は有効な治療法の一つである。特にFontaine分類II度（間欠性跛行）において，その役割は大きく，薬物療法との併用により，跛行症状の軽減が期待される。Fontaine分類III度以上の重症例では血管内治療やバイパス手術などが必要とされるが，血行再建後に運動療法を継続することで開存性が向上され，症状の軽減も期待される。また，継続的に運動療法を行うことで，高血圧症，脂質異常症，糖尿病など，他の生活習慣病に対しても，副次的な改善効果が期待される。

■ 閉塞性動脈硬化症患者に使用される内服薬

　閉塞性動脈硬化症では抗血小板薬，血管拡張薬のほか，冠血管危険因子である高血圧症，脂質異常症，糖尿病に対する薬物療法が主体となる。選択される薬剤は心不全ほか，合併症の有無により検討されるため，患者それぞれの病態を把握する必要がある。

◆ 主に使用される抗血小板薬，血管拡張薬

　主に血管拡張作用も有する薬剤が選択され，間欠性跛行の改善効果や，血行再建術後の開存性の向上を目的として使用される。

シロスタゾール（プレタール®）

　抗血小板作用のほか，血管拡張作用や血管内皮機能改善作用を有し，間欠性跛行を有する閉塞性動脈硬化症において第一選択薬である。副作用として，心拍数増加作用があるため，狭心症や心筋梗塞などの虚血性心疾患を合併する患者では，発作を誘発することがあり注意が必要である。運動療法時には，心拍数のモニタ

5 閉塞性動脈硬化症

リングが重要であり,狭心症症状に注意しなければならない。

アスピリン（バイアスピリン®）

脳梗塞や狭心症など,動脈硬化性疾患に最も一般的に処方されている抗血小板薬である。血管拡張作用はなく,跛行症状の改善効果は確立されていないが,合併する心血管イベントの予防を目的として使用されることがある。

チクロピジン塩酸塩（パナルジン®）

強い抗血小板作用を有し,血行再建術後のグラフト開存に有効性が示されているが,跛行症状の改善効果は確立されていない。副作用としては肝機能障害や顆粒球減少が問題とされる。

クロピドグレル硫酸塩（プラビックス®）

主に虚血性心疾患に対する血行再建術の際,ステント血栓症の予防を目的として使用されるほか,脳梗塞の予防に使用されることが多い。跛行症状の改善効果は示されておらず,国内では閉塞性動脈硬化症に対する適応はない。

サルポグレラート塩酸塩（アンプラーグ®）

血小板凝集の抑制作用,血管収縮抑制作用を有し,閉塞性動脈硬化症に伴う潰瘍,疼痛,冷感の改善効果が報告されている。出血性合併症のリスクは比較的少なく,他の抗血小板薬と併用で使用されることが多い。

イコサペント酸エチル（エパデール）

青魚の魚脂中に含まれる多価不飽和脂肪酸の一種で,血小板凝集抑制作用と脂質改善効果を有している。単剤で跛行症状を改善する効果は示されていないが,スタチン投与下において,低HDL血症や高トリグリセリド血症が持続する場合に追加で考慮される。

プロスタグランジン

血管拡張作用,血小板凝集抑制作用を有し,閉塞性動脈硬化症による潰瘍や疼痛などの症状緩和を期待して用いられる。

> **抗血小板薬使用中のリハビリテーション上の注意点**
> - 転倒や出血性合併症に注意する。転倒による出血リスクが通常より高いため,個々の患者のADLに合わせて運動療法を開始する。特に脳梗塞既往がある場合,麻痺の有無を確認し,転倒リスクを十分に評価する必要がある。
> - 虚血性心疾患や内頸動脈狭窄など,ほかの併存疾患の有無を確認する。心疾患を合併する患者では,狭心症状の有無や心電図変化にも注意する。
> - シロスタゾール使用患者では,特に頻脈の出現に注意する。

◆ 主に使用される冠血管危険因子の治療薬

HMG-CoA還元酵素阻害薬(スタチン)

具体的な薬剤の名称は,p.129,**表1**を参照してほしい。高LDL血症に対する第一選択薬であり,血管内皮機能を改善させる効果が期待されている。TASC Ⅱでは閉塞性動脈硬化症患者全例にスタチンを推奨しており,LDL < 100mg/dL(冠動脈疾患を合併する患者ではLDL < 70mg/dL)を目標として管理している。

> **スタチン使用中のリハビリテーション上の注意点**
> - スタチンの副作用として,横紋筋融解症がある。持続する筋肉痛や脱力感などの症状に注意する。

降圧薬

血圧管理により動脈硬化の進行を抑える働きがある。140/90mmHg未満(糖尿病,腎不全合併患者では130/80mmHg未満)を目標に降圧管理を行う。

ARB

具体的な薬剤の名称は,p.127,**表3**を参照してほしい。血管平滑筋のAT₁受容体に作用して降圧効果をもつほか,心臓や

5 閉塞性動脈硬化症

腎臓の線維芽細胞に作用してリモデリングの抑制効果なども期待される。腎機能が低下している患者では高カリウム血症に注意が必要であるが,現在降圧薬の第一選択薬として広く普及している。

カルシウム拮抗薬(ジヒドロピリジン系)

具体的な薬剤の名称は,p.145,表2を参照してほしい。血管平滑筋細胞に作用し,末梢血管抵抗を低下させ血圧低下をきたす。比較的降圧効果が強く,致命的な副作用も少ないことから多くの患者で使用されている。また,冠動脈の攣縮を抑制する効果があることから,冠攣縮性狭心症の治療薬としても用いられる。

利尿薬(サイアザイド系)

ヒドロクロロチアジドやトリクロルメチアジド(フルイトラン®)などがある。腎尿細管に作用してNaの再吸収を阻害し,塩分が水分排泄を増加させることで降圧効果を示す。食塩感受性が高い患者に有効である。

β遮断薬

具体的な薬剤の名称は,p.145,表2を参照してほしい。心収縮力を抑制することで降圧効果を示すが,一方でα作用が優位となることで末梢血管を収縮させ,跛行症状を増悪させる懸念があるため,閉塞性動脈硬化症では慎重投与とされている。慢性心不全や冠動脈疾患の治療薬であるため心疾患合併患者では内服していることが多い。

> **降圧薬使用中のリハビリテーション上の注意点**
> - 運動強度が強すぎると血圧上昇をきたす可能性があるので注意する。
> - 過度の降圧により,下肢症状が増悪する可能性があるので運動前後の血圧をモニタリングする。特にβ遮断薬内服患者では,跛行症状を増悪させる可能性があるため注意する。

糖尿病治療薬(表1)

糖尿病は閉塞性動脈硬化症ほか,全身の動脈硬化を増悪させる重大な危険因子であり,高率に足趾の潰瘍・感染を合併する。TASC Ⅱでも糖尿病合併患者においては,HbA1c 7.0%未満を

目標に，積極的な血糖管理が推奨されている。

詳細は，p.266,「糖尿病」の項目を参照してほしい。

表1 糖尿病治療薬

DPP4阻害薬	・シタグリプチンリン酸塩水和物（ジャヌビア®，グラクティブ®） ・ビルダグリプチン（エクア®） ・アログリプチン安息香酸塩（ネシーナ®） ・リナグリプチン（トラゼンタ®） ・テネリグリプチン臭化水素酸塩水和物（テネリア®）
ビグアナイド系薬	メトホルミン塩酸塩（メトグルコ®）
SU剤	・グリメピリド（アマリール®） ・グリベンクラミド（ダオニール®，オイグルコン®）　など
αグルコシダーゼ阻害薬	・ボグリボース（ベイスン®） ・アカルボース（グルコバイ®） ・ミグリトール（セイブル®）　など
SGLT2阻害薬	・イプラグリフロジンL-プロリン（スーグラ®） ・ダパグリフロジンプロピレングリコール水和物（フォシーガ®） ・カナグリフロジン水和物（カナグル®） ・エンパグリフロジン（ジャディアンス®）　など

糖尿病治療薬使用中のリハビリテーション上の注意点

- 糖尿病治療薬（特にインスリン治療やSU剤）使用時には，低血糖発作に注意する。空腹時の運動は低血糖発作を誘発しやすく，食後1時間後頃より運動療法を開始するのが望ましい。これにより，食後高血糖の改善も得られやすく，閉塞性動脈硬化症の運動療法により，糖尿病治療への副次的な改善効果も期待される。
- 糖尿病性神経障害を有する患者では足趾の観察を行い，適切な履物を準備する。足趾に壊疽がみられる場合は，運動療法による症状増悪や感染併発の可能性が高く，血行再建術や感染コントロールが先行される。
- SGLT2阻害薬使用患者では脱水と血圧低下に注意する。

| II | 疾患の治療で使用する薬剤とリハビリテーション | B | 循環器内科・心臓血管外科 |

6　大動脈瘤・大動脈解離

山中卓之，新保麻衣，渡邊博之

■ 治療の流れ

治療の目標は破裂・再解離の予防であり，手術の有無にかかわらず適切な降圧管理が必須となる。急性期においては，離床が身体機能やせん妄の改善を促し，術後の早期回復につながるため，鎮痛や適度な降圧，心拍数調節を行いながら徐々に安静度を拡大していく。慢性期には運動負荷試験を用いて，運動強度と血圧変動の関連を評価する。血圧管理目標は基本的には収縮期血圧130mmHg未満に維持するが，離床に難渋する場合は，厳重な全身管理のもと個別の目標を設定する例も多い。

ここでは大動脈解離と大動脈瘤術後の急性期について述べる。

■ 主に使用される鎮痛薬とその特徴

解離の進展による疼痛や人工呼吸管理中の苦痛に対しては鎮痛薬と鎮静薬が使用される。鎮静が得られていても鎮痛が不十分な場合，血圧が大きく変動することがあるので，鎮静薬を使用中でも血圧変動に留意する。

◆ オピオイド麻薬

天井効果がなく（鎮痛極量が存在しない），痛みが強い場合に増量が可能であるため，緊急手術を含め侵襲的ストレスが予想される場合に用いられる。効果が強い場合は縮瞳がみられるため，定期的に瞳孔径の観察を行う。

フェンタニル

速効性があり作用時間が短いため，持続静脈投与で使用される。モルヒネと比較して血管拡張作用が少ないため，循環動態が不安定なケースでも使用しやすいメリットがある。

モルヒネ塩酸塩水和物

作用時間が長いため間欠的投与されることが多い。腎障害で作用が遷延する可能性があるため注意が必要となる。

◆ オピオイド拮抗性麻薬

ブプレノルフィン塩酸塩（レペタン®）

モルヒネの25〜40倍の鎮痛効果があるとされ，作用時間も約6時間と長い。鎮痛極量が存在し，オピオイド麻薬の効果に拮抗する。

ペンタゾシン（ペンタジン®，ソセゴン®）

作用時間は3〜4時間程度。交感神経刺激作用で末梢血管収縮，血圧上昇，心筋酸素消費量の上昇をきたすため，大血管疾患に用いられることは少ない。

NSAIDs

鎮痛緩和の補助薬として使用される。消化器潰瘍・血圧低下・腎障害・血小板凝集抑制などの副作用があり，クリティカルケアの現場では使用しづらい場面も多いが，経口摂取が可能となってから，各種疼痛管理目的に頓用で用いることがある。アスピリン，ジクロフェナクナトリウム（ボルタレン®），フルルビプロフェンアキセチル（ロピオン®）などがある。

アセトアミノフェン（カロナール®，アセリオ®）

腎障害の副作用がないとされる。国内で静注薬の使用が可能となったが，副作用の一つの肝機能障害の頻度がどの程度のものかまだ不明確な点がある。

> **心臓リハビリテーション上の注意点**
> - 大動脈解離は，発症48時間は絶対安静。その後徐々に安静度を拡大していく。

6 大動脈瘤・大動脈解離

■ 主に使用される鎮静薬とその特徴

◆ ミダゾラム（ドルミカム®），ジアゼパム（セルシン®），フルニトラゼパム（ロヒプノール®）

　健忘を伴う鎮静作用がある。作用発現までは2〜5分程度，作用持続も1〜3時間と短い。鎮痛効果がないため，十分な鎮痛が得られたうえで使用する。ベンゾジアゼピンの使用自体がせん妄発症のリスクファクターであるため，鎮静深度に注意しつつなるべく短時間での使用にとどめる。フェンタニルとの併用で呼吸抑制が強く表れることがある。カルシウム拮抗薬（ジルチアゼム塩酸塩，ベラパミル塩酸塩など）やプロトンポンプ阻害薬（ランソプラゾールナトリウム，オメプラゾールなど）の併用で作用が増強する可能性がある。

◆ プロポフォール（ディプリバン®）

　鎮静・健忘作用がある。作用発現は1分以内と早く，作用持続時間は10〜20分とされ，人工呼吸管理離脱の際に使用しやすい。制吐作用があるため，術後に用いられることもある。末梢血管拡張と心抑制による血圧低下に加えて，代謝性アシドーシス，高トリグリセリド血症，急性膵炎，横紋筋融解症などの副作用に注意が必要である。

◆ α受容体作動薬：デクスメデトメジン塩酸塩（プレセデックス®）

　鎮静・健忘に加えて，軽度の鎮痛効果をもつ。ただし，いずれの作用も他薬剤より弱く，十分な鎮痛薬の使用下でほかの鎮静薬との併用が必要となる。呼吸抑制とせん妄が少なく，使用中のコミュニケーションも可能である。副作用として血圧変動や徐脈があるが，いずれも初期のローディング投与を避ければ，大きな問題となることは少ない。

■ 主に使用される降圧薬とその特徴

◆ β遮断薬（表1）

　大血管疾患の降圧管理における第一選択薬。入院を含めた解離関連イベントを減少させるとの報告がある[2]。交感神経刺激の減弱を介した陰性変力作用，陰性変時作用を有し，血圧を降下させる。ランジオロールは$β_1$選択性が高く，数分で効果が発現し，作用時間は10〜20分と短い。静注用プロプラノロールは作用時間が2〜3時間と長いため，あまり用いられなくなってきている。超急性期は調節性のよい静注薬が用いられるが，経口薬を開始し離床を促すケースも多い。急性期解離症例において，降圧とともに脈拍を60/分未満に抑制すると慢性期の解離関連イベントが少なくなるとの報告もある[3]。副作用は血圧低下と徐脈がある。ランジオロールでは陰性変力作用が前面に出て血圧が低下することが多く，適切なモニタリングが必要である。

> **心臓リハビリテーション上の注意点**
> - 大動脈解離の急性期では，血圧だけではなく脈拍管理も重要である。現在の日本のガイドラインでは大動脈解離症例での心リハエントリー時の心拍数の制限について，明確な記載はないが，リハビリテーション前後での脈拍の変動にも留意する。

硝酸薬：ニトログリセリン（ミオコール®）

　一酸化窒素の放出によって冠動脈や容量血管である細静脈を拡張作用させる。そのため心臓の前負荷を軽減し，心筋酸素消費量を下げる。副作用として脳血管拡張による頭痛や悪心・嘔吐がある。血管内容量が不足している場合は，血圧低下に気を付ける必要がある。

表1 β遮断薬

	一般名	商品名
静注	ランジオロール塩酸塩	オノアクト®
	プロプラノロール塩酸塩	インデラル®
経口	カルベジロール	アーチスト®
	ビソプロロールフマル酸塩	メインテート®

カルシウム拮抗薬（表2）

ジヒドロピリジン系

　静注薬としてはニカルジピン塩酸塩の使用頻度が高い。血管平滑筋に作用して冠動脈や末梢動脈を拡張させる。心臓への作用は弱く，非ジヒドロピリジン系と異なり陰性変力・陰性変時作用はない。効果発現まで10分，作用持続は2時間以上とされる。血管内容量が少ない場合に低血圧，また反跳性の頻脈を起こすことがある。

非ジヒドロピリジン系

　非ジヒドロピリジン系薬のジルチアゼム塩酸塩は血管平滑筋に作用し末梢動脈を拡張させる。心臓に対する陰性変時作用・陰性変力作用をもつ。ベラパミル塩酸塩は陰性変時，変力作用がともに強いため，血行動態悪化に注意する。

表2　カルシウム拮抗薬

ジヒドロピリジン系	・ニカルジピン塩酸塩（ペルジピン®）静注 ・ニフェジピン（アダラート®CR） ・アムロジピンベシル酸塩（アムロジン®） ・シルニジピン（アテレック®）　　など
非ジヒドロピリジン系	・ジルチアゼム塩酸塩（ヘルベッサー®）経口・静注 ・ベラパミル塩酸塩（ワソラン®）経口・静注

ACE阻害薬（p.127, 表3参照）

　経口の降圧薬。腹部大動脈瘤の破裂を予防するとの報告がある[4]。副作用は血圧低下や高カリウム血症，空咳などが知られている。

ARB（p.127, 表3参照）

　アンギオテンシンⅠ受容体を直接阻害して降圧作用を示す。低血圧・高カリウム血症などの副作用がある。

心臓リハビリテーション上の注意点

- 大動脈解離では,とにかく降圧が重要である。収縮期血圧<120mmHg未満となるように管理する。ただし,降圧薬が追加され,低血圧となることもあるので,静注薬,内服薬の内容をチェックし,リハビリテーション前後での血圧測定もしっかり行う。リハビリテーション前後で収縮期血圧が制限指示を超えて変動する場合は,主治医に報告をする。

II 疾患の治療で使用する薬剤とリハビリテーション　C 呼吸器内科・呼吸器外科

1　肺炎

本間光信

■ 肺炎の臨床

　感染症としての肺炎は，その発症頻度，生命予後の観点から重要な疾患である。

　症状としては，咳嗽，喀痰，呼吸困難などの呼吸器症状に加え，発熱，倦怠感，また重篤な例では意識障害などの全身症状が出現する。

　検査所見としては，血液検査では種々の炎症反応の亢進がみられ，胸部単純X線写真では肺血管を透見できる淡いすりガラス様陰影やエアブロンコグラムを認める濃い浸潤影が出現する。しかし，最も基本的かつ重要な検査は原因となった病原微生物の検索である。その主な検体は喀痰であり，塗抹，培養の両方を併施する。血液培養，抗原検査，抗体検査，遺伝子増幅検査などの検査もあるが，実臨床の場では既存の原因微生物検索法の能力に限界があるため，同定できない例が少なからず存在する。また，原因微生物が判明してから抗菌薬が投与されることはむしろまれであり，治療はエンピリック治療（経験的治療）で開始されることが多い。エンピリック治療では，原因微生物をカバーする可能性を高めるために，一般に広域スペクトルの抗菌薬が使用されるが，原因微生物やその薬剤感受性が判明した際には速やかに適正かつ狭域スペクトルの抗菌薬を用いる標的治療に切り換えることが推奨される。

■ 肺炎の疫学

　厚生労働省の調査によると，2014年のわが国の入院患者に占める肺炎の割合は，気管支喘息，COPD，肺癌といった呼吸器疾患よりも多く，年代別では高齢者に多かった。

　また，肺炎による死亡者数は，抗菌薬の開発を含む医療の進歩

に伴い1940年代から急速に減少したが、1980年代から増加に転じ、その後、その傾向が続いており、2011年には脳血管疾患を抜いて悪性腫瘍、心疾患に次ぐ、死因の第3位になった。この原因としては、人口の高齢化、治療の進歩（生物学的製剤、抗がん剤などの使用）に伴う免疫能低下例の増加、耐性菌の増加などが考えられるが、死亡例は65歳以上の高齢者が全体の96％以上を占め、75歳以上になると5歳ごとに死亡者数が急増することからも、最大の原因は人口の高齢化といえるであろう。わが国の人口の高齢化の進行は著しく、それに伴い肺炎の死亡率も増加傾向にあったが、2014年の厚生労働省の人口動態統計によると、2011年をピークに反転して男女とも減少傾向にある。その要因の一つに、死因としての老衰の著しい増加が注目されている。

■ 肺炎の分類

◆ 発症場所や患者背景の観点からの分類

市中肺炎（CAP）

一般家庭で発症した肺炎で、患者に基礎疾患がないか、あっても治療経過に影響を与えない程度の軽微なものであり、原因微生物としての耐性菌の頻度も少ない。

原因微生物としては肺炎球菌が最も多く、インフルエンザ菌、マイコプラズマ・ニューモニエ、クラミジア・ニューモニエがこれに次ぐ。

院内肺炎（HAP）

入院から48時間以後に発症した肺炎で、耐性菌が原因微生物となる頻度が高くなる。人工呼吸器関連肺炎（VAP）も含まれる。

原因微生物としては、メチシリン耐性黄色ブドウ球菌（MRSA）を含む黄色ブドウ球菌が最も多く、緑膿菌、クレブジエラ属の順で続く。

1 肺炎

医療・介護関連肺炎（NHCAP）

医療ケアや介護を受ける高齢者に発症した，臨床的性格上，CAPとHAPの両方の特徴を併せもつ肺炎といえる。

原因微生物は，患者における耐性菌感染のリスクの有無で異なる。耐性菌感染のリスクがない場合は，肺炎球菌，メチシリン感受性黄色ブドウ球菌（MSSA），クレブジエラ属，大腸菌などのグラム陰性腸内細菌，インフルエンザ菌，口腔内連鎖球菌，非定型病原体としてのクラミジア属が考えられる。耐性菌感染のリスクがある場合には，これらに加え，緑膿菌，MRSA，アシネトバクター属，ESBL産生腸内細菌も考慮しなければならない。

◆ 発症機序による分類

誤嚥性肺炎

CAP，HAP，NHCAPのいずれにも含まれる。

原因微生物は，口腔内常在菌である嫌気性菌のペプトストレプトコッカス属，プレボテラ属，フソバクテリウム属，広義の嫌気性菌であるストレプトコッカス・ミレリ群が多い。好気性菌としては黄色ブドウ球菌が最も多く，大腸菌，肺炎桿菌，緑膿菌がこれに次ぐ。

人工呼吸器関連肺炎

人工呼吸器関連肺炎は，誤嚥性肺炎に含まれる。

原因微生物は，その発症機序から以前は嫌気性菌の関与が重視されていたが，近年では否定的で，緑膿菌，腸内細菌，ヘモフィルス属，アシネトバクター属などのグラム陰性桿菌が多く，グラム陽性球菌である黄色ブドウ球菌の関与も大きいことが判明した。また，複数菌感染であることも多い。

◆ 原因微生物や臨床所見の観点からの分類

細菌性肺炎

病像が典型的肺炎球菌肺炎に類似し，その多くでβ-ラクタム系抗菌薬が有効な病原微生物による肺炎。

非定型肺炎

病像が典型的肺炎球菌肺炎とは異なり，β-ラクタム系抗菌薬が無効な病原微生物による肺炎。

日本呼吸器学会は，細菌性肺炎と非定型肺炎の鑑別を重視し，数多くの肺炎症例の臨床像を検討した結果から，**表1**に示す6つの鑑別項目を設定している。このうち，4項目以上が合致した場合は非定型肺炎が疑われ，3項目以下であれば細菌性肺炎が疑われるとしている。この基準による診断の感度は78％，特異度は93％といわれており，かなり有用性が高いと評価できる。

肺炎には以上のような分類法があるが，日本呼吸器学会は2017年4月に「成人肺炎診療ガイドライン2017」を発行し，成人肺炎の診療の流れについての考え方を示した（**図1**）。すなわち，発症した場所により，CAPとHAP/NHCAPの2つに大別し，さらにそれぞれを重症度や患者背景因子などで3群に分類する。各群のエンピリック治療に際しての抗菌薬の選択について，その指針を示している。

表1　市中肺炎における細菌性肺炎と非定型肺炎の鑑別項目

1) 年齢60歳未満
2) 基礎疾患がない，あるいは軽微
3) 頑固な咳がある
4) 胸部聴診上，所見が乏しい
5) 痰がない，あるいは迅速診断法で原因菌が証明されない
6) 末梢血白血球数が10,000/μL未満である

肺炎マイコプラズマおよびクラミジア属で検討されたもの

（文献2より許可を得て転載）

1 肺炎

図1 成人肺炎の診療フローチャート

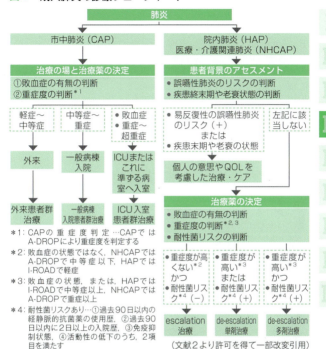

*1：CAPの重症度判定…CAPではA-DROPにより重症度を判定する
*2：敗血症の状態ではなく，NHCAPではA-DROPで中等症以下，HAPではI-ROADで軽症
*3：敗血症の状態，または，HAPではI-ROADで中等症以上，NHCAPではA-DROPで重症以上
*4：耐性菌リスクあり…①過去90日以内の経静脈的抗菌薬の使用歴，②過去90日以内に2日以上の入院歴，③免疫抑制状態，④活動性の低下のうち，2項目を満たす

(文献2より許可を得て一部改変引用)

■ 肺炎のエンピリック治療における抗菌薬の選択

◆ 市中肺炎

はじめに，全身管理が必要な状態である敗血症の有無と**表2**に示すA-DROPによる肺炎の重症度から，軽症～中等症を外来患者群治療，中等症～重症を一般病棟入院患者群治療，重症～超重症または敗血症合併をICU入室患者群治療に分類し，治療の場所を決定する。その後，それぞれでエンピリック治療抗菌薬を選択して治療を開始する。抗菌薬の選択に際しては，患者の年齢，基礎疾患の有無などの背景因子や症状などを参考に，可能性の高い原因微生物を想定することが大切である（**表3**）。

表2 A-DROPシステム

A（Age）：男性70歳以上，女性75歳以上
D（Dehydration）：BUN 21mg/dL以上または脱水あり
R（Respiration）：SpO₂ 90%以下（PaO₂ 60torr以下）
O（Orientation）：意識変容あり
P（Blood Pressure）：収縮期血圧90mmHg以下

軽　症：上記5項目のいずれも満たさないもの
中等症：上記項目の1つまたは2つを有するもの
重　症：上記項目の3つを有するもの
超重症：上記項目の4つまたは5つを有するもの。ただし，ショックがあれば1項目のみでも超重症とする

（文献2より許可を得て転載）

表3 市中肺炎のエンピリック治療抗菌薬

	外来患者群	一般病棟入院患者群	集中治療室入室患者群
内服薬	・β-ラクタマーゼ阻害薬配合ペニシリン系薬*¹ ・マクロライド系薬*² ・レスピラトリーキノロン*³,⁴	—	—
注射薬	・セフトリアキソン ・レボフロキサシン*⁴ ・アジスロマイシン	・スルバクタム・アンピシリン ・セフトリアキソン or セフォタキシム ・レボフロキサシン*⁴ ※非定型肺炎が疑われる場合 ・ミノサイクリン ・レボフロキサシン*⁴ ・アジスロマイシン	A法：カルバペネム系薬*⁵ or タゾバクタム・ピペラシン B法†：スルバクタム・アンピシリン or セフトリアキソン or セフォタキシム C法：A or B法＋アジスロマイシン D法：A or B法＋レボフロキサシン*⁴,⁶ E法：A or B or C or D法 ＋ 抗MRSA薬*⁷

*1：細菌性肺炎が疑われる場合…スルタミシリン，アモキシシリン・クラブラン酸（高用量が望ましい）
*2：非定型肺炎が疑われる場合…クラリスロマイシン，アジスロマイシン
*3：慢性の呼吸器疾患がある場合には第一選択薬…ガレノキサシン，モキシフロキサシン，レボフロキサシン，シタフロキサシン，トスフロキサシン
*4：結核に対する抗菌力を有しており，使用に際しては結核の有無を慎重に判断する
*5：メロペネム，ドリペネム，ビアペネム，イミペネム・シラスタチン
*6：代替薬…シプロフロキサシン*⁴ or パズフロキサシン*⁴
*7：MRSA肺炎のリスクが高い患者で選択する…リネゾリド，バンコマイシン，テイコプラニン，アルベカシン
†：緑膿菌を考慮しない場合

（文献2より許可を得て一部改変引用）

1 肺炎

◆ 院内肺炎／医療・介護関連肺炎

　高齢者や全身状態不良例が多く，CAPに比べて原因微生物検索のための十分な検査が困難なため，よりエンピリック治療が重要となる。

　CAPとは異なり，はじめに患者背景について検討する。**表4**に示すような繰り返す誤嚥性肺炎のリスクがあったり，疾患終末期や老衰状態に該当する場合は，個人の意志やQOLを考慮した治療・ケアが選択される。しかし，経過中は適宜，患者本人や家族の意志を確認し，状況に応じて治療法を変更することが可能であることを説明しておき，その機会を保証する。反復する誤嚥のリスクがなく，疾患終末期や老衰状態にない場合は，敗血症の有無，また肺炎の重症度を，HAPでは生命予後予測因子（I-ROAD）と肺炎重症度規定因子（**図2**）により，NHCAPではA-DROPにより判断し，さらに**表5**で耐性菌のリスクも判断したうえで治療法を選択する。

　すなわち，

①敗血症ではなく，肺炎の重症度が高くなく，耐性菌リスクもない群

②敗血症か，または肺炎の重症度が高いか，または耐性菌リスクを有する群

③敗血症か，または肺炎の重症度が高く，かつ耐性菌リスクも有する群

の3群に分類し，それぞれ**表6**に示すescalation治療，de-escalation単剤治療，de-escalation多剤治療を行う。

　それぞれの治療における具体的な抗菌薬選択の実際を**表7**に示す。

　検体として適正な喀痰の塗抹・培養検査，血液培養検査，尿中抗原検査などにより原因微生物が同定された場合は，標的治療に変更する。その際の抗菌薬の選択は狭域の抗菌薬を選択することが基本であるが，合併症を有している例や，肺炎が中等症以上の例では，広域の抗菌薬の選択が適切な場合もありうる（**表8，9**）。

表4 嚥下機能障害をきたしやすい病態

- 陳旧性および急性の脳血管障害
- 神経変性疾患と神経筋疾患, パーキンソン病
- 意識障害, 認知症
- 胃食道逆流, 胃切除後（特に胃全摘）, アカラシア, 強皮症
- 寝たきり状態
- 咽頭・喉頭腫瘍
- 口腔の異常（歯の噛み合わせ障害, 義歯不適合, 口内乾燥など）
- 気管切開, 経鼻胃管（経管栄養）
- 鎮静薬・睡眠薬・抗コリン薬など口内乾燥をきたす薬剤

(文献3より引用)

図2 院内肺炎の重症度分類

1. 生命予後予測因子（I-ROAD）

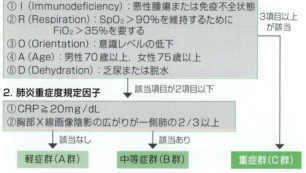

① I (Immunodeficiency)：悪性腫瘍または免疫不全状態
② R (Respiration)：$SpO_2 > 90\%$を維持するために $FiO_2 > 35\%$を要する
③ O (Orientation)：意識レベルの低下
④ A (Age)：男性70歳以上, 女性75歳以上
⑤ D (Dehydration)：乏尿または脱水

3項目以上が該当 → 重症群（C群）

該当項目が2項目以下 ↓

2. 肺炎重症度規定因子

① $CRP \geq 20\,mg/dL$
② 胸部X線画像陰影の広がりが一側肺の2/3以上

該当なし → 軽症群（A群）
該当あり → 中等症群（B群）

(文献2より許可を得て転載)

表5 耐性菌のリスク因子

1. 過去90日以内の経静脈的抗菌薬の治療歴
2. 過去90日以内に2日以上の入院歴
3. 免疫抑制状態
4. 活動性の低下：$PS \geq 3$, Barthel Index*< 50, 歩行不能, 経管栄養または中心静脈栄養法

→2項目以上で耐性菌の高リスク群

* Barthel Index：1. 食事, 2. 移動, 3. 整容, 4. トイレ動作, 5. 入浴, 6. 歩行, 7. 階段昇降, 8. 着替え, 9. 排便, 10. 排尿について各0～15点で評価し, 0～100点でスコアリングする

(文献2より許可を得て一部改変引用)

1 肺炎

表6 院内肺炎/医療・介護関連肺炎の治療法

escalation 治療	狭域の薬剤を使用し，改善が得られない場合に，必要に応じて広域の薬剤への変更も考慮する治療
de-escalation 単剤治療	広域の注射薬剤で初期治療を開始し，改善を確認し，可能であれば狭域の薬剤への変更を考慮する治療
de-escalation 多剤治療	当初から広域の注射薬剤の2剤併用で治療を開始。ただし，β-ラクタム系薬の併用は行わない

表7 院内肺炎/医療介護関連肺炎のエンピリック治療抗菌薬

	escalation治療	de-escalation単剤治療	de-escalation多剤治療
適応	・敗血症[*1]（−）で，重症度が高くない[*2] かつ ・耐性菌リスク[*3]（−）	・敗血症[*1]（＋）。または，重症度が高い[*2] または ・耐性菌リスク[*3]（＋）	・敗血症[*1]（＋）。または，重症度が高い[*2] かつ ・耐性菌リスク[*3]（＋）
内服薬 (外来治療が可能な場合)	・β-ラクタマーゼ阻害薬配合ペニシリン系薬[*4]＋マクロライド系薬[*5] ・レスピラトリーキノロン[*6,7]	−	−
注射薬	・スルバクタム・アンピシリン ・セフトリアキソン[*8]，セフォタキシム 非定型肺炎が疑われる場合 ・レボフロキサシン[*7,8]	【単剤投与】 ・タゾバクタム・ピペラシリン ・カルバペネム系薬[*9] ・第四世代セフェム系薬[*8,10] ・ニューキノロン系薬[*7,8,11]	【2剤併用投与】 ※ただしβ-ラクタム系薬の併用は避ける ・タゾバクタム・ピペラシリン ・カルバペネム系薬[*9] ・第四世代セフェム系薬[*8,10] ・ニューキノロン系薬[*7,8,11] ・アミノグリコシド系薬[*8,12,13] MRSA感染を疑う場合[*14] 抗MRSA薬[*15]を追加

[*1]：図1参照
[*2]：重症度が高い…NHCAPではA-DROPで重症以上，HAPではI-ROADで中等症（B群）以上
[*3]：表5参照
[*4]：スルタミシリン，アモキシシリン・クラブラン酸（いずれも高用量が望ましい）
[*5]：クラリスロマイシン，アジスロマイシン
[*6]：ガレノキサシン，モキシフロキサシン，レボフロキサシン，シタフロキサシン，トスフロキサシン
[*7]：結核に対する抗菌力を有しており，使用に際しては結核の有無を慎重に判断する
[*8]：嫌気性菌感染を疑う際には使用を避けるか，クリンダマイシンまたはメトロニダゾールを併用する
[*9]：メロペネム，ドリペネム，ビアペネム，イミペネム・シラスタチン
[*10]：セフォゾプラン，セフェピム，セフピロム
[*11]：レボフロキサシン，シプロフロキサシン，パズフロキサシン（パズフロキサシンは高用量が望ましい）
[*12]：アミカシン，トブラマイシン，ゲンタマイシン
[*13]：腎機能低下時や高齢者には推奨されない
[*14]：以前にMRSAが分離された既往あり，または，過去90日以内の経静脈的抗菌薬の使用歴あり
[*15]：リネゾリド，バンコマイシン，テイコプラニン，アルベカシン

（文献2より許可を得て一部改変引用）

表8 肺炎の標的治療(原因微生物判明時)における抗菌薬の選択:外来治療

	外来治療(内服薬)		
	第一選択薬	第二選択薬	第三選択薬
肺炎球菌	アモキシシリン(高用量使用が望ましい)	レスピラトリーキノロン	−
インフルエンザ菌	・β-ラクタマーゼ阻害剤配合ペニシリン系薬(高用量が望ましい) ・セフジトレン ピボキシル(高用量が望ましい)	レスピラトリーキノロン	−
クレブシエラ属	β-ラクタマーゼ阻害剤配合ペニシリン系薬	ニューキノロン系薬	−
肺炎マイコプラズマ	マクロライド系薬	・ミノサイクリン ・レスピラトリーキノロン	−
レジオネラ・ニューモフィラ	−	−	−
肺炎クラミジア,オウム病クラミジア	ミノサイクリン塩酸塩	マクロライド系薬	レスピラトリーキノロン
MSSA	β-ラクタマーゼ阻害薬配合ペニシリン系薬	マクロライド系薬	−
MRSA	リネゾリド	−	−
レンサ球菌	・アモキシシリン水和物 ・アジスロマイシン水和物	β-ラクタマーゼ阻害薬配合ペニシリン系薬	レスピラトリーキノロン
モラクセラ・カタラーリス	β-ラクタマーゼ阻害薬配合ペニシリン系薬	マクロライド系薬	レスピラトリーキノロン
嫌気性菌	β-ラクタマーゼ阻害薬配合ペニシリン系薬	レスピラトリーキノロン	−
緑膿菌	ニューキノロン系薬	−	−

(文献2より許可を得て一部改変引用)

表9 肺炎の標的治療(原因微生物判明時)における抗菌薬の選択:入院治療

	入院治療(注射薬)			
	第一選択薬	第二選択薬	第三選択薬	第四選択薬
肺炎球菌	ペニシリン系薬	セフトリアキソン	第四世代セフェム系薬	カルバペネム系薬
インフルエンザ菌	スルバクタム・アンピシリン	・第三世代セフェム系薬 ・タゾバクタム・ピペラシリン	ニューキノロン系薬	−
クレブシエラ属	・第二,三世代セフェム系薬 ・スルバクタム・アンピシリン	タゾバクタム・ピペラシリン	ニューキノロン系薬	−
肺炎マイコプラズマ	・ミノサイクリン ・マクロライド系薬	ニューキノロン系薬	−	−

(次ページに続く)

1 肺炎

表9 肺炎の標的治療(原因微生物判明時)における抗菌薬の選択:入院治療(続き)

	入院治療(注射薬)			
	第一選択薬	第二選択薬	第三選択薬	第四選択薬
レジオネラ・ニューモフィラ	ニューキノロン系薬(重症の場合:ニューキノロン系薬+アジスロマイシン)	–	–	–
肺炎クラミジア,オウム病クラミジア	ミノサイクリン	アジスロマイシン	レボフロキサシン	–
MSSA	・スルバクタム・アンピシリン ・セファゾリン	・ミノサイクリン ・クリンダマイシン	–	–
MRSA	・バンコマイシン ・テイコプラニン ・リネゾリド	アルベカシン	–	–
レンサ球菌	・ペニシリン系薬 ・アジスロマイシン	・スルバクタム・アンピシリン ・タゾバクタム・ピペラシリン	–	–
モラクセラ・カタラーリス	スルバクタム・アンピシリン	第二,三世代セフェム系薬	ニューキノロン系薬	–
嫌気性菌	スルバクタム・アンピシリン	・メトロニダゾール ・クリンダマイシン(空洞形成など他の菌との混合感染を考慮する場合:タゾバクタム・ピペラシリン,カルバペネム系薬)	–	–
緑膿菌	・ピペラシリン ・タゾバクタム・ピペラシリン	第三,四世代セフェム系薬	ニューキノロン系薬	カルバペネム系薬

(文献2より許可を得て一部改変引用)

抗菌薬の副作用

肺炎治療に使用する抗菌薬の副作用について,系統別に概説する。

◆ ペニシリン系抗菌薬

アナフィラキシーショックのほかに,発疹,発熱,好酸球増多などのアレルギー反応がある。

また,腸内細菌叢が乱れることによる下痢や,ナトリウム塩製剤,カリウム塩製剤の大量投与による高ナトリウム血症,高カリウム血症にも注意が必要である。

他剤との相互作用で注意すべきものに,腸内細菌のビタミンK産生抑制によるワルファリンカリウムの作用増強がある。

> **ペニシリン系抗菌薬投与中のリハビリテーション上の注意点**
> - 最も注意すべきはアナフィラキシーショックである。その頻度は1万分の1程度と低率ではあるが，症状は重篤であり，発現防止には十分な問診と投与後の慎重な経過観察が必要である。

◆ セフェム系抗菌薬

ペニシリン系抗菌薬と同様に，アナフィラキシーショックなどのアレルギー反応が最も重要と考えられる。ペニシリン系抗菌薬との交叉反応は高くはないが，ペニシリン系抗菌薬によるアナフィラキシーショックなどの重篤な既往を有する場合は，投与を避けることが望ましい。

本系統の抗菌薬の副作用で特徴的なものに，アンタビュース（嫌酒薬）様反応がある。3位側鎖にチオメチルーテトラゾール基を有するセフェム系抗菌薬が投与されている患者が飲酒すると，血中のアセトアルデヒド濃度が上昇し，嘔気・嘔吐，頭痛，顔面紅潮などの症状が出現するものである。該当する抗菌薬を投与する際には，一定の期間，アルコール摂取を控えさせる必要がある。

◆ カルバペネム系抗菌薬

重大な副作用である中枢神経症状のほかに，アナフィラキシーショック，Stevens-Johnson症候群，Lyell症候群なども認められることがある。

他剤との相互作用で注意すべきは，バルプロ酸服用中のてんかん患者への投与である。本系統の薬剤がバルプロ酸の血中濃度を低下させ，てんかん発作の抑制効果を弱化させる可能性があるからである。

> **カルバペネム系抗菌薬投与中のリハビリテーション上の注意点**
> - 重大な副作用として，痙攣，錯乱，意識障害などの中枢神経症状がある。これらは腎機能障害，中枢神経障害を有している患者に発生しやすく，特にイミペネム・シラスタチンナトリウムでは注意を要する。

1 肺炎

◆ アミノ配糖体系抗菌薬

腎障害，聴神経障害，神経・筋ブロックが特に注意すべき副作用であり，いずれも用量依存性に起こることも知っておかなければならない。

腎障害が発生，増悪しやすい患者背景因子として，高齢，高度脱水，腎機能低下などが挙げられる。通常，投与開始から1週間以内に血清クレアチニンの上昇が認められるが，可逆性であるとされている。

相互作用に関して注意すべきは，麻酔薬，筋弛緩薬との併用による呼吸抑制や，血液代用薬，ループ利尿薬，シクロスポリン，アムホテリシンB，白金製剤，バンコマイシンなどの他の腎機能障害を惹起しやすい薬剤との併用による腎毒性発現のリスクの上昇で，可能であれば併用を回避すべきであるが，やむを得ず使用する場合には十分な注意が必要である。

> **アミノ配糖体系抗菌薬投与中のリハビリテーション上の注意点**
> - 聴神経障害は眩暈，耳鳴りで始まり，その後，聴力低下が認められるようになる。腎障害とは異なり，不可逆性である。
> - 神経・筋接合部を遮断するため，重症筋無力症様の症状が発現することがある。特に，筋弛緩薬，麻酔薬を投与されている患者，重症筋無力症の患者では，呼吸筋麻痺の発生に注意を払わなければならず，基本的には使用を避けるべきである。

◆ ニューキノロン系抗菌薬

血糖異常，心電図異常などの副作用があり，現に，ガチフロキサシン水和物は重篤な高血糖，低血糖の発現のため，スパルフロキサシンはQT延長，光線過敏症のリスクのために販売中止となっている。

また，小児の軟骨形成障害の可能性があるため，18歳以下の小児，妊婦，授乳婦には原則として使用しない。

> **ニューキノロン系抗菌薬投与中のリハビリテーション上の注意点**
> - 痙攣，眩暈，失神などの中枢神経症状，心電図所見におけるQT延長，血糖異常，光線過敏症などが重要である。

◆ マクロライド系抗菌薬

下痢や嘔気などの消化器症状が主なものである。エリスロマイシンでは，肝機能障害も比較的よく認められる副作用である。

相互作用としては，抗コレステロール薬であるスタチン系の薬剤とエリスロマイシン，クラリスロマイシンで，横紋筋融解が起こるリスクがある。

この2剤に関しては，ほかにも相互作用を有する薬剤が多いため，投与前に慎重に併用薬を確認する必要がある。

> **マクロライド系抗菌薬投与中のリハビリテーション上の注意点**
> - 頻度は低いが重要なものとして，心電図上のQT延長や心室頻拍があり，心室細動につながるため注意が必要である。

◆ テトラサイクリン系抗菌薬

嘔気，嘔吐，食思不振，下痢などの消化器症状が多い。また，特徴的なものとして，歯牙の着色，エナメル質形成不全惹起の可能性があり，8歳未満の小児や妊婦，授乳婦への投与は避ける。そのほかに，ドキシサイクリン塩酸塩水和物では光線過敏症が，ミノサイクリン塩酸塩では前庭神経症状が認められることがある。

相互作用で注意すべきは，カルシウム，マグネシウム，鉄などを含む薬剤との併用で，これらの金属イオンとキレート結合して吸収が阻害され，効果が減弱されたり，ワルファリンカリウムなどの抗凝固薬やスルホニル尿素系血糖降下剤の作用を増強したりする可能性がある。

> **テトラサイクリン系抗菌薬投与中のリハビリテーション上の注意点**
> - 長期投与によって頭蓋内圧亢進症状が出現する場合があり，視野障害を伴う例もあるため，視野異常の有無の検査を要する。

◆ グリコペプチド系抗菌薬

特異な副作用として，バンコマイシン塩酸塩の投与速度が速すぎた場合に，ヒスタミンが遊離されることで，レッド・パーソン症候群とよばれる顔面から上胸部にかけての皮膚紅潮の発現があ

る。テイコプラニンでも認められることがあるが，その頻度はバンコマイシンに比べて極めてまれとされている。

腎機能障害は血中濃度に大きく影響されるため，TDMを行いながら慎重に投与しなければならないが，単独投与の場合の発症頻度はそれほど高いものではない。しかし，アミノ配糖体系抗菌薬，ループ利尿薬など腎毒性のある薬剤との併用時には，急性腎不全の発症に注意を払う必要がある。

◆ モノバクタム系抗菌薬

ほかのβ-ラクタム系抗菌薬と異なる特別な副作用はなく，皮疹，下痢，肝機能障害，好酸球増多などが主で，安全ではあるが，セフタジジム水和物にアレルギー反応を示す例には投与を控えるべきとされている。

◆ オキサゾリジノン系抗菌薬

頻度は低いが血小板減少に注意を要する。また，相互作用としてセロトニン症候群が現れることがある。これは服薬後数時間以内に出現することが多く，服薬中止により通常24時間以内に消失するとされているが，まれに横紋筋融解症や腎不全などの重篤な状態に陥る。リネゾリドとの併用により本症候群の発症率が高くなるといわれているため，注意が必要である。

> **オキサゾリジノン系抗菌薬投与中のリハビリテーション上の注意点**
> - 相互作用ではセロトニン症候群が重要である。セロトニン症候群とは, 抗うつ薬 (SSRI) などのセロトニン系の薬物の服用中に出現する, 不安, 興奮, いらいらなどの精神症状, 四肢の不随意運動, 震えなどの錐体外路症状, 発汗, 頻脈, 発熱などの自律神経症状を指す。

■ セラピストが注意すべき抗菌薬の副作用

以上のように，抗菌薬には多くの系統があり，また，そのなかにいくつもの薬剤が存在し，その一つひとつにそれぞれの副作用があり，その種類も多岐にわたる。

肺炎患者のリハビリテーション施行に際し，セラピストが知っておいたほうがよいと思われる注意すべき抗菌薬の主な副作用を**表10**に要約した。

また，肺炎は高齢者に多いため，種々の合併疾患をもち，その治療を受けている可能性が高いことが想定される。合併疾患に対して使用されている薬剤についての情報も把握し，その副作用についても考慮した慎重な対応が必要と考える。

表10 セラピストが注意すべき抗菌薬の系統別副作用

抗菌薬の系統	副作用
ペニシリン系・セフェム系	アナフィラキシーショック
カルバペネム系	中枢神経症状，てんかん発作（バルプロ酸服用中のてんかん患者）
アミノ配糖体系	聴神経障害，神経・筋ブロック
ニューキノロン系	中枢神経症状，QT延長，血糖異常
マクロライド系	QT延長，心室頻拍
テトラサイクリン系	視野障害を伴う頭蓋内圧亢進症状（長期投与の場合）
オキサゾリジノン系	セロトニン症候群（セロトニン系薬剤服用中の患者）

【文 献】

1) 日本呼吸器学会市中肺炎診療ガイドライン作成委員会：成人市中肺炎診療ガイドライン 改訂第2版，日本呼吸器学会，2007.
2) 日本呼吸器学会成人肺炎治療ガイドライン2017作成委員会 編：成人肺炎診療ガイドライン2017，日本呼吸器学会，2017.
3) 嚥下性肺疾患研究会世話人会 編：嚥下性肺疾患の診断と治療，ファイザー，2003.
4) 渡辺 彰 編：抗菌薬 臨床ハンドブック，ヴァンメディカル，2006.

II 疾患の治療で使用する薬剤とリハビリテーション
C 呼吸器内科・呼吸器外科

2 肺癌の手術後

齊藤 元

■ 治療の流れ

周術期管理の進歩と手術適応の拡大に伴い、肺癌患者の高齢化が進んでおり、多くの併存症を有する患者が増加し、いわゆる持病として内服加療されている薬の種類は極めて多岐にわたっている。肺癌手術では、胸腔鏡手術（VATS）および標準開胸手術などのアプローチや手術創の程度に応じて呼吸筋・呼吸補助筋が損傷を受け（図1）、かつ術式に応じた切除肺容量に準ずる呼吸機能低下は避けられないといった特殊性がある（図2）。そのような背景の下、肺癌術後呼吸器合併症（肺炎、ARDSなど）は、術後合併症全体の半数以上を占め、手術関連死の主な原因として広く知られている[1]。一方、肺癌患者は慢性閉塞性肺疾患（COPD）を高率に合併するため、肺切除周術期において適応患者への呼吸リハビリテーションの有効性は極めて高く[2-5]、特に肺移植周術期において呼吸リハビリテーションは標準的に施行されている[6]。

呼吸器外科手術の一般的経過として、手術終盤での閉胸操作の際に胸腔ドレーンが留置され、麻酔覚醒後に集中治療室または病棟回復室へ帰室となる。多くの症例では術翌日から離床を促し、第1病日朝より経口摂取開始となり、胸腔ドレーンは気瘻がないこと、排液が十分少なくなったことを確認して抜去するが、第2～4病日のタイミングで抜去する症例が多い。おおむね手術直後から胸腔ドレーン抜去までを急性期、胸腔ドレーン抜去後から退院までを回復期と考え、症例に応じてリハビリテーションを必要としている（図3）。そして、術後合併症などなく順調に経過すれば、術後約6～10日で退院することが多い。

肺切除周術期のために使用する薬剤でリハビリテーションに直接影響するものは少ないが、術前併存症に対して内服している薬剤を手術後に内服再開する点（例えば、循環器疾患に対して抗血

栓薬を内服している患者の，創部が安定していない時期での内服再開）に特殊性があり，注意が必要な場合がある。

図1 肺癌の手術アプローチ

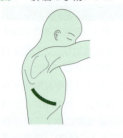
a. 後側方切開標準開胸

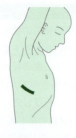
b. 胸腔鏡補助手術

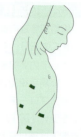
c. 完全胸腔鏡下手術

図2 肺癌の術式

a. 肺部分切除

b. 肺区域切除

c. 肺葉切除

d. 肺全摘

図3 肺癌術後の経過

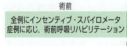
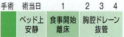

■ 急性期で使用される薬

術後疼痛管理は，麻酔導入時に挿入した硬膜外チューブに自己調整硬膜外鎮痛装置（PCEA）を接続，硬膜外麻酔薬を持続注入する。疼痛時には一定間隔にボーラス投与が可能であり，多くの症例では術後第4〜6病日まで継続する。硬膜外麻酔を使用できない場合は，経静脈的自己調整鎮痛法（IV-PCA）を用いる。な

2 肺癌の手術後

お消化管手術と異なり,術翌日より経口摂取可能となることから,鎮痛管理は硬膜外麻酔および内服薬が中心となる。当施設では第1病日よりロキソプロフェン内服,または腎機能低下のみられる症例ではアセトアミノフェン内服とし,疼痛が強い症例はプレガバリンまたはトラマドール/アセトアミノフェン配合の内服を適時併用としている。

◆ 主に使用される鎮痛薬とその特徴

硬膜外麻酔

術中より開始,術後第4〜6病日まで継続。

レボブピバカイン塩酸塩(ポプスカイン®)

アミド型長時間作用性局所麻酔薬。知覚神経・運動神経遮断作用は,ロピバカインより強く,期待する鎮痛作用,年齢,身長,体重,全身状態などにより適宜投与速度を調節する。運動神経麻痺が顕著な場合には,濃度・速度を減じるなどで対応する[7]。

ロピバカイン塩酸塩水和物(アナペイン®)

アミド型長時間作用性局所麻酔薬。心毒性が低い。臨床的に同じ麻酔効果を発現するには,レボブピバカインに比較して約1.5倍の用量が必要である。排泄半減期は1.8時間で肝代謝を受ける。また,ロピバカインは胎盤を通過する[7]。

フェンタニルクエン酸塩(フェンタニル)

μ_1選択的アゴニストであり,鎮痛作用はモルヒネの50〜200倍の強さをもち,催眠効果も少ない。また血圧を低下させないため循環動態が安定している。腸管に対する影響が少なく,術後に用いる薬剤として有効である。硬膜外麻酔では局所麻酔薬にフェンタニルを混合し投与する。なおIV-PCAの場合は,呼吸抑制に注意して開始する。呼吸回数10回/分前後を目安に,呼吸パターンも含め慎重に観察する。副作用として,めまい・ふらつき・嘔気・傾眠があるが,症状が発現した場合は,持続投与量を減量するなどの対応をとる[8]。

内服

術翌日より開始。退院後もある程度創部痛が落ち着くまで継続する症例が多い。

ロキソプロフェンナトリウム水和物（ロキソニン®）

非ステロイド性抗炎症薬（NSAIDs）は痛みに対して第一選択となり，鎮痛作用のほかに，抗炎症作用，解熱作用，抗血小板作用などの薬理作用をもち，日常医療に頻繁に用いられる。ロキソプロフェンはプロピオン酸誘導体の酸性NSAIDsであり，胃腸障害が比較的少ないが，一般のNSAIDs同様に副作用として出血傾向や腎機能障害を起こすこともあり，注意が必要である[9]。

アセトアミノフェン（カロナール®）

アニリン系鎮痛解熱薬であり，NSAIDsに比較し効果は緩やかであるが，副作用が少なく，長期使用も比較的安全といわれている。個人差はあるが，効果発現までは約15～60分程度で持続時間は2～6時間程，軽度の痛みに有効であり，腎臓や胃腸の機能障害を起こしにくい利点をもつ[10]。

トラマドール塩酸塩/アセトアミノフェン配合錠（トラムセット®）

モルヒネなどの強オピオイドに比較し，便秘などの副作用の比較的少ない弱オピオイドのトラマドールとアセトアミノフェンの配合剤で，中等度の痛みに対して用いられる。副作用としては，オピオイド鎮痛薬に特徴的な眠気・めまい・嘔気などがある[11]。

プレガバリン（リリカ®）

NSAIDsで鎮痛できない神経障害性疼痛に対して用いられる。呼吸器外科領域では主に開胸創部の肋間神経痛などが対象となる。副作用としては，眠気・めまい・ふらつきがあり，特に高齢者では転倒などに注意が必要である[12]。

◆ 術前より使用していた薬剤の再開・継続

COPD治療薬

周術期は継続する。肺癌にCOPDを合併する率は高いが，おおむね薬物療法でコントロールされてから手術となる症例がほと

んどである。そのため,安定期COPD薬物療法が術前から行われている症例には,術前からの使用薬剤を手術直後も継続して投与する。なお,吸入薬に関して常用量であれば,あまり大きな問題とはならない[13](**表1**)。

降圧薬

術後急性期は水分バランスがまだ安定していないため,降圧薬を再開した際に,まれに低血圧症状を呈することがあるので,注意が必要である。

糖尿病薬

周術期は糖尿病に対して,一時的にインスリン・コントロールとする場合がある。術後経口摂取が開始となっても,疼痛などの影響により食事量にばらつきがある場合がある。その際には血糖コントロールが不安定となり,低血糖または高血糖などの症状が出現することもあるため,注意が必要である。

表1 代表的なCOPD吸入薬

薬剤	製品名	主な副作用
長時間作用性吸入抗コリン薬(LAMA)	・スピリーバ® ・シーブリ®	口渇,眼圧上昇,前立腺肥大症における排尿障害など
長時間作用性吸入β_2刺激薬(LABA)	・オンブレス® ・オーキシス® ・セレベント®	頻脈・不整脈,手指振戦など
LAMA + LABA	・ウルティブロ® ・アノーロ®	LAMA,LABAの副作用に準じる。口渇など
テオフィリン	テオドール®	有効血中濃度を超えるとテオフィリン中毒(悪心・嘔吐,頻脈・不整脈など)
吸入ステロイド薬+LABA	・アドエア® ・シムビコート®	咽頭違和感,嗄声,動悸など

> **リハビリテーション上の注意点**
> - 鎮痛薬にはトラムセット®やリリカ®にみられるような，眠気・めまい・ふらつきなどの症状を呈することがある．内服直後は個人差があるため，特に高齢者では転倒などに注意が必要と思われる．なお，肺癌術後で胃切除の既往のある患者を，術後早期に長時間仰臥位にすることは誤嚥性肺炎のリスクを増大するので，基本的に禁忌と考えてよい（肺癌術後合併症の約半数は肺炎であり，生命にかかわるARDS発症原因の一つでもある）．

■ 回復期で使用される薬

回復期では，疼痛も幾分軽減する傾向にあり，内服鎮痛薬の容量も急性期と同様または減少する．一方，胸腔ドレーン抜去後であり，再出血のリスクが軽減する時期でもあるため，術前抗血栓薬を内服されていた患者では，術前にいったん休薬となった抗血栓薬が，この時期に再開となる．

◆ 術前より使用していた薬剤の再開

抗血栓薬

術前併存症に応じて，基本的には動脈系（動脈硬化，動脈ステントなど）には抗血小板薬，静脈系（心房細動，深部静脈血栓など）には抗凝固薬が投与されており，それぞれ術前休薬期間を経て手術が施行され，術後可及的早期に内服を再開する[14]（**表2**）．多くの抗血栓薬は，内服後早期に抗血栓作用を発現する．この時期は比較的安定しているとはいえ，再出血リスクの可能性を念頭におかなくてはいけない．また後側方標準開胸などの肋骨切断症例では胸郭はまだ安定していないため，この時期の胸郭可動にも注意が必要である．

2 肺癌の手術後

表2 代表的な抗血栓薬

	薬 剤	製品名	術前中止期間
抗血小板薬	アスピリン	バイアスピリン®	7日
	チクロピジン塩酸塩	パナルジン®	10～14日
	クロピドグレル塩酸塩	プラビックス®	10～14日
	イコサペント酸エチル	エパデール	7～10日
	シロスタゾール	プレタール®	4日
	ジピリダモール	ペルサンチン®	2日
	ベラプロストナトリウム	プロサイリン®	1～2日
	サルポグラート塩酸塩	アンプラーグ®	1～2日
	リマプロストアルファデクス	オパルモン®	1日
抗凝固薬	ヘパリンナトリウム	ヘパリンナトリウム	4～6時間
	ワルファリンカリウム	ワーファリン	5～7日
	ダビガトランエテキシラートメタンスルホン酸塩	プラザキサ®	1～2日
	エドキサバントシル酸塩水和物	リクシアナ®	1日
	リバーロキサバン	イグザレルト®	1～2日
	アピキサバン	エリキュース®	2～4日

> **リハビリテーション上の注意点**
> - 抗血栓薬の再開により血栓形成のリスクは低減するが，一方で再出血のリスクは依然と残る．特に開胸創部はまだ安定しているとはいえず，後側方標準開胸など，肋骨切断症例などでは激しい体動により肋骨切断部の変位や再出血などのリスクがある．この時期はまだ胸郭の安定性が健常人と比較し不十分であるとの認識が必要と思われる．また肺，区域切除例においては，まれに遅発性気胸の報告もあり，過度な肺拡張により気胸が出現するリスクも念頭におくことが望ましい．

【文 献】

1) Committee for Scientific Affairs, The Japanese Association for Thoracic Surgery, Masuda M, Kuwano H, Okumura M, et al.: Thoracic and cardiovascular surgery in Japan during 2013: Annual report by The Japanese Association for Thoracic Surgery. *Gen Thorac Cardiovasc Surg* 63(12); 670-701, 2015.
2) British Thoracic Society Standards of Care Subcommittee on Pulmonary Rehabilitation: Pulmonary rehabilitation. *Thorax* 56(11); 827-834, 2001.
3) Nici L, Donner C, Wouters E, et al.: ATS/ERS Pulmonary Rehabilitation Writing Committee: American Thoracic Society/European Respiratory Society statement on pulmonary rehabilitation. *Am J Respir Crit Care Med* 173(12); 1390-1413, 2006.
4) Ries AL, Make BJ, Lee SM, et al.: National Emphysema Treatment Trial Research Group: The effects of pulmonary rehabilitation in the national emphysema treatment trial. *Chest* 128(6); 3799-3809, 2005.
5) Mujovic N, Mujovic N, Subotic D, et al.: Preoperative pulmonary rehabilitation in patients with non-small cell lung cancer and chronic obstructive pulmonary disease. *Arch Med Sci* 10(1); 68-75, 2014.
6) Cooper JD, Trulock EP, Triantafillou AN, et al.: Bilateral pneumectomy (volume reduction)for chronic obstructive pulmonary disease. *J Thorac Cardiovasc Surg* 109(1); 106-116, 1995.
7) 竹内 譲 ほか: 麻酔薬および麻酔関連薬使用ガイドライン第3版, 135-140, 日本麻酔科学会, 2016.
8) Oda R, Morii H, Chiba M, et al.: Efficacy of fentanyl intravenous patient-controlled analgesia (IV-PCA) in relief of postoperative pain. *Jpn J Pharm Healths Care Sci* 35(7); 495-500, 2009.
9) ロキソプロフェンナトリウム水和物製剤 添付文書, 第一三共, 2016年3月改訂 (第19版).
10) アセトアミノフェン錠 添付文書, あゆみ製薬, 2016年1月改訂 (第12版).
11) トラマドール塩酸塩/アセトアミノフェン配合錠 添付文書, ヤンセンファーマ, 2016年6月改訂 (第8版).
12) プレガバリンカプセル 添付文書, ファイザー, 2014年9月改訂 (第8版).
13) 玉置 淳: 吸入療法のABC. 日本呼吸ケア・リハビリテーション学会誌 25(1); 47-52, 2015.
14) 堀 正二 ほか: 循環器病の診断と治療に関するガイドライン (2008年度合同研究班報告), 循環器疾患における抗凝固・抗血小板療法に関するガイドライン (2009年改訂版), 1-91, 2015.

II 疾患の治療で使用する薬剤とリハビリテーション
C 呼吸器内科・呼吸器外科

3 COPD

佐野正明

■ 治療の流れ

COPDの安定期の薬物療法の基本は,気管支拡張薬（β_2刺激薬,抗コリン薬,メチルキサンチン）である。呼吸機能による病期分類だけではなく,労作時呼吸困難などの症状の程度,増悪頻度などを加味して重症度を判断し,治療法を段階的に組み合わせ強化する。安定期COPDの管理を図1に示す。さらに増悪時には,ABCアプローチ〔A（antibiotics）：抗菌薬,B（bronchodilators）：気管支拡張薬,C（corticosteroids）：ステロイド薬〕による治療を加える。

図1 安定期COPDの管理

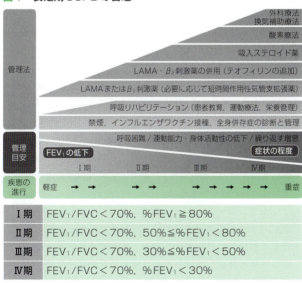

Ⅰ期	$FEV_1/FVC < 70\%$, $\%FEV_1 \geq 80\%$
Ⅱ期	$FEV_1/FVC < 70\%$, $50\% \leq \%FEV_1 < 80\%$
Ⅲ期	$FEV_1/FVC < 70\%$, $30\% \leq \%FEV_1 < 50\%$
Ⅳ期	$FEV_1/FVC < 70\%$, $\%FEV_1 < 30\%$

（文献1より一部改変引用）

■ 安定期に使用される薬

強い労作時のみに呼吸困難があるときは、必要に応じ労作前に短時間作用性$β_2$刺激薬（SABA）、または短時間作用性抗コリン薬（SAMA）吸入を使用する。日常の労作時に呼吸困難がある場合には、長時間作用性抗コリン薬（LAMA）、または長時間作用性$β_2$刺激薬（LABA）を定期使用し、呼吸リハビリテーションを併用する。自覚症状の改善に乏しい場合や呼吸機能低下が著しい場合は、LAMA、LABAの併用やテオフィリンを追加する。さらに、頻回の増悪を繰り返す患者では、吸入ステロイド薬（ICS）を併用する。**表1**に、COPDの治療で使用する主な薬剤を示す。

◆ 主に使用される気管支拡張薬とその特徴

$β_2$刺激薬

$β_2$刺激薬がβ受容体に結合すると、G蛋白を介してアデニル酸シクラーゼ（AC）が活性化され、ACはMgの存在下にATPからcAMPを産生する。cAMPはミオシン軽鎖をリン酸化するcAMP依存性のプロテインキナーゼAを活性化する。その結果、細胞内Ca^{2+}濃度が低下することで、平滑筋が弛緩する（**図2**）。

SABA（**表1**参照）

SABAは運動時の呼吸困難の予防に有効で、重症患者では入浴などの日常生活の呼吸困難の予防に有用である。

LABA

- ホルモテロールフマル酸塩水和物（オーキシス®タービュヘイラー®）：1日2回投与であり、濃度に関係なく薬剤の最大反応を引き出す能力（固有活性）が高く、気管支拡張効果において、即効性と持続性を併せもつ。
- インダカテロールマレイン酸塩（オンブレス®吸入用カプセル）：1日1回投与可能である。インダカテロールは細胞膜に対する親和性が他剤よりも高く、長時間そこに留まって少しずつ効果を発現し続けることで極めて長時間効果発現の持続が可能である。

図2 β₂刺激薬，抗コリン薬，テオフィリンの作用機序

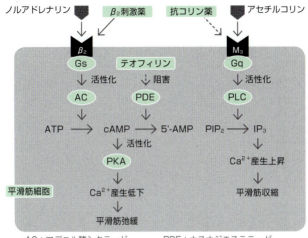

AC：アデニル酸シクラーゼ　　　PDE：ホスホジエステラーゼ
PKA：プロテインキナーゼA　　 PLC：ホスホリパーゼC

(文献3より引用)

- サルメテロールキシナホ酸塩（セレベント®ディスカス®）：日2回吸入である。ホルモテロールやインダカテロールに比べ，作用発現が遅く，最大効果が得られるまで1〜2時間かかる。
- ツロブテロール（ホクナリン®テープ）：肝での代謝（first pass effect）を経ずに気道に作用する。極めて緩徐に一定量の薬剤が放出されるよう工夫がされており，さらに高齢者でも使用しやすいなどの利点がある。副作用として，頻脈，手指の振戦，動脈血酸素分圧低下などあるが，その頻度は経口薬に比べて少なく，常用量であれば問題ない。貼付薬で皮膚のかゆみやかぶれが認められる場合には貼付部位の変更が必要である。

抗コリン薬

アセチルコリン（ACh）がM₃受容体に結合すると，ホスホリパーゼC（PLC）の活性化を介して，IP₃への変換が促進される。

表1 COPDの治療で使用する主な薬剤

	一般名	商品名	注意点
SABA	サルブタモール	サルタノール®インヘラー アイロミール™エアゾール	過量投与にならないよう に注意する。 1日4回(8吸入)まで
	プロカテロール	メプチンエアー® メプチン®スイングヘラー®	
SAMA	イプラトロピウム	アトロベント®エロゾル	副作用：口渇，前立腺肥 大で排尿困難
LAMA	チオトロピウム	スピリーバ®吸入用カプセル スピリーバ®レスピマット®	副作用：口渇，前立腺肥 大で排尿困難
	グリコピロニウム	シーブリ®吸入用カプセル	
	アクリジニウム	エクリラ®ジェヌエア®	
	ウメクリジニウム	エンクラッセ®エリプタ®	
LABA	サルメテロール	セレベント®ロタディスク® セレベント®ディスカス®	喘息の合併例ではICSと 併用する。貼付薬は高齢， 重症例で吸入が困難なと きに用いる
	インダカテロール	オンブレス®吸入用カプセル	
	ホルモテロール	オーキシス®タービュヘイラー®	
	ツロブテロール	ホクナリン®テープ	
LAMA/ LABA 配合薬	グリコピロニウム/インダカテロール配合薬	ウルティブロ®吸入用カプセル	
	ウメクリジニウム/ビランテロール配合薬	アノーロ®エリプタ®	―
	チオトロピウム/オロダテロール配合薬	スピオルト®レスピマット®	

3 COPD

ICS/LABA配合薬	サルメテロール/フルチカゾン配合薬	アドエア®250ディスカス® アドエア®125エアゾール	肺炎の発現リスクが高いと考えられる患者へ投与する場合には注意する
	ホルモテロール/ブデソニド配合薬	シムビコート®タービュヘイラー®30 シムビコート®タービュヘイラー®60	
	ビランテロール/フルチカゾン配合薬	レルベア®100エリプタ®	
ICS(糖質コルチコイド)	—	—	わが国ではICS単剤のCOPDへの適応がないため、実際にはICS/LABA配合薬に変更することが多い
テオフィリン徐放薬	テオフィリン	テオドール®錠 テオロング®錠, 顆粒 ユニフィル®LA錠	少量投与を原則とする
喀痰調整薬	ブロムヘキシン	ビソルボン®注	痰の喀出が困難なときに用いる気管支拡張薬との併用が原則
	レカルボシステイン	ビソルボン®吸入液, 細粒, 錠	
	フドステイン	ムコダイン®DS, 錠	
		クリアナール®錠, 内用液	
	アンブロキソール	ムコソルバン®DS, 内用液, 錠 ムコソルバン®Lカプセル, 錠	

IP$_3$は細胞内のカルシウムを上昇させ，気管支平滑筋を収縮させる。抗コリン薬はAChによるムスカリン（M）受容体への結合を拮抗阻害することで気管支平滑筋を拡張する（図2参照）。COPDにおいては，主にAChによって気道収縮をきたしており，抗コリン薬が治療薬として重要である。

SAMA：イプラトロピウム臭化物水和物（アトロベント®エロゾル）

オキシトロピウム臭化物（テルシガン®エロゾル）は2016年10月に製造中止となった。COPDに対する最大の気管支拡張反応はSAMAが優れる。運動時の呼吸困難の予防にも有効で，重症患者では入浴などの日常生活の呼吸困難の予防に有用である。

LAMA

- チオトロピウム臭化物水和物（スピリーバ®レスピマット®，スピリーバ®カプセル）：M$_3$受容体からの解離が遅く，1回の吸入で作用が24時間持続するため，朝1回の吸入により1秒量（FEV$_1$）や努力肺活量（FVC）の増加作用が翌朝まで持続する。さらに運動耐容能も改善するが，その効果はリハビリテーションの併用により増強する。

- グリコピロニウム臭化物（シーブリ®吸入用カプセル）：1日1回の吸入で24時間気管支拡張作用が持続し，チオトロピウムに劣らず患者の息切れを軽減し，QOLの改善，および増悪を抑制し，運動耐容能を増加する。

- アクリジニウム臭化物（エクリラ®ジェヌエア®）：1日2回吸入であり，COPDによる症状が午前中と夜間に症状がある患者にとっては本剤のような1日2回の吸入薬が適している。

- ウメクリジニウム臭化物（エンクラッセ®エリプタ®）：1回1吸入で1日1回でよく，吸入操作も開けて吸うだけの簡単なデバイスである。抗コリン薬は体内への吸収率が低く，常用量であれば全身性の副作用はほとんど問題にならないが，閉塞隅角緑内障の患者では禁忌である。開放隅角緑内障には問題ないため，眼科への確認が勧められる。前立腺肥大症の患者ではまれに排尿困難症状が悪化する副作用があるが，薬剤の使用を中止

すれば速やかに消失する。

LAMA/LABA配合薬

LABAはコリン作動性神経終末に存在するβ₂受容体に作用し，Achの遊離を抑制し，LAMAによる気道平滑筋の拡張作用を増強させる。また，LAMAによるM₃受容体の拮抗作用は，LABAによって増加した気管支平滑筋内のcAMP濃度を保持する効果があり，LABAによる気道平滑筋の拡張作用を増強させる。LABAとLAMAの併用は相乗効果があると考えられている。

具体的な薬剤の名称は**表1**を参照してほしい。ウルティブロ®，アノーロ®エリプタ®，スピオルト®レスピマット®は1日1回吸入の配合薬である。いずれの薬剤も単剤との比較では良好な気管支拡張効果を示している。副作用は，それぞれLABA，LAMAの項に示す。

メチルキサンチン

テオリフィン製剤の気管支拡張作用は主に非特異的ホスホジエステラーゼ（PDE）阻害作用によりcAMP濃度が上昇し，その結果として気管支平滑筋弛緩作用を示す（**図2**参照）。

テオフィリン（ユニフィル®LA，テオドール®，テオロング®）がある。血中のモニタリングを行い，至適血中濃度の10〜20μg/dLを保つことが必要である。また，抗炎症効果，好酸球に対する直接的な脱顆粒抑制，アポトーシスの誘導は，5μg/mL程度で発現する。副作用として，嘔気・嘔吐などの消化器症状，興奮・痙攣・昏睡などの中枢神経症状，上室性頻拍・心室性頻拍・心房細動・心停止などの循環器症状がある。また血中濃度に影響を及ぼす要因として，**表2**に示すものがある。

表2 テオフィリンのクリアランスに影響を及ぼす因子

クリアランス減少（血中濃度を上げる）	• 加齢（50歳以上より減少傾向），極端な肥満 • 肝障害，心不全，ウイルス感染，発熱 • 薬剤：アロプリノール，マクロライド系薬，シメチジン，ジアゼパム，ワルファリンカリウム，ニューキノロン系薬，チアベンダゾール，プロプラノロール塩酸塩など
クリアランス増加（血中濃度を下げる）	• 喫煙（15本／日以上） • 薬剤：バルビツール酸系薬，抗てんかん薬（カルバマゼピン，フェニトインなど），リファンピシン，イソプロテレノールなど

（文献4より一部改変引用）

気管支拡張薬使用中のリハビリテーション上の注意点

- 運動により低酸素血症が惹起されたり気管支喘息を合併する例では，気道狭窄が誘発されることがあるため注意が必要である。あらかじめ，SABAやSAMAを吸入しておくのもよい。
- $β_2$刺激薬，抗コリン薬，テオフィリンには，動悸，頻脈の副作用があり，心拍数，脈拍の変化には注意が必要である。
- モニタリングにより，低酸素血症，心拍数変化，血圧低下等の患者の状態を注意深く観察し，リスク管理を徹底したうえで，体位変換，ポジショニング，気道クリアランスなどを施行する。

◆ 主に使用される抗炎症薬とその特徴

ICS/LABA配合薬

急性増悪頻度が年間2回以上の患者にICSの併用が推奨される。**図3**にステロイドの作用機序を示す。喘息COPDオーバーラップ（ACO）では，COPDの重症度にかかわらずICSが積極的な適応となる。わが国ではICS単剤のCOPDへの適応がないため，実際にはICS/LABA配合薬で治療することが多い。ICSとLABAを組み合わせるとステロイドが$β_2$受容体数を増加させ，$β_2$刺激薬はステロイド受容体の核内移行を促進し，相互の作用を増強する。

COPDへの適応があるICS/LABA配合薬を**表3**に示す。配合

薬は患者にとって利便性が高く、コンプライアンスやアドヒアランスを高め、それぞれ単剤で使用するよりもCOPD患者の呼吸機能、運動耐容能、呼吸困難を改善する。口腔・咽頭カンジダ症、嗄声などの局所の副作用が問題になることも少なからずあり、吸入後は必ずうがいを励行して、口腔・咽頭症状を軽減する。肺炎の発現リスクが高いと考えられる患者へ投与する場合には注意する。

図3 ステロイドの作用機序

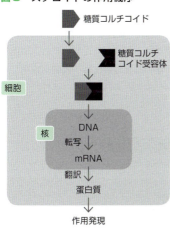

細胞膜を通過した糖質コルチコイドは、細胞質内にある糖質コルチコイド受容体と結合する。糖質コルチコイドと結合した受容体は活性化されて核内でDNAと結合し、遺伝子の転写を促進または抑制して、特定の蛋白質合成を調整する。その結果、糖・蛋白質・脂質代謝に対する作用、抗炎症作用、免疫抑制作用、血球成分に対する作用など、種々の作用を発現する

(文献3より引用)

表3 COPDへの適応があるICS/LABA配合薬

一般名	商品名
サルメテロールキシナホ酸塩/フルチカゾンプロピオン酸エステル配合薬	● アドエア®250ディスカス® ● アドエア®125エアゾール
ブデソニド/ホルモテロールフマル酸塩水和物配合薬	シムビコート®タービュヘイラー®
ビランテロールトリフェニル酢酸塩/フルチカゾンフランカルボン酸エステル	レルベア®100エリプタ®

マクロライド：クラリスロマイシン（クラリス®，クラリシッド®），エリスロマイシン（エリスロシン®）

マクロライド少量長期内服によるCOPDの全増悪頻度の抑制，入院頻度の抑制，QOLの向上などが示されている。マクロライドのCOPD増悪抑制効果には，気道炎症の抑制作用，喀痰減少作用，細菌病原性抑制作用，抗ウイルス作用などの関与が報告されている。

◆ 主に使用される喀痰調整薬とその特徴（表4）

喀痰調整薬にはCOPD患者の呼吸機能，呼吸困難，およびQOLに対する改善効果はないという報告が多いが，COPDの増悪頻度と増悪の罹病期間軽度ではあるが有意に減少する。増悪抑制機序については，痰の粘弾性の改善以外にも，抗酸化作用，ムチン遺伝子発現抑制作用，ウイルス感染抑制などが示されている。

表4　喀痰調整薬

一般名	商品名
L-カルボシステイン	ムコダイン®
アンブロキソール塩酸塩	ムコソルバン®
フドステイン	クリアナール®
ブロムヘキシン塩酸塩	ビソルボン®

■ 増悪期の治療

COPDの増悪時の薬物療法の基本はABCアプローチである（p.183参照）。

気管支拡張薬

増悪時の第一選択は，SABAの吸入で，症状に応じて1～数時間ごとに反復する。SABAで効果がなければSAMAの併用が行われる。これら吸入気管支拡張薬で奏功しないときはテオフィリン薬（経口や，多くの場合はアミノフィリンの持続静脈投与）が

併用されるが，血中濃度のモニターが必要である．

ステロイド薬

増悪時における短期的なステロイド薬の全身投与（経口ないし経静脈投与）は，呼吸機能（1秒量）や低酸素血症をより早く改善し，回復までの期間を改善する．さらに再発リスクを軽減し，入院期間短縮も期待できる．プレドニゾロンの5日間の投与が一つの目安となる．

抗菌薬

増悪時には，インフルエンザ菌，肺炎球菌，モラクセラ・カタラーリスによる気道感染の頻度が高い．外来では，経口ペニシリン系薬，経口ニューキノロン系薬の5〜10日間の投与が推奨される．入院では，注射用β-ラクタム系/βラクタマーゼ阻害薬，第三，四世代セフェム系薬，カルバペネム系薬，ニューキノロン系薬を3〜7日を目安とする．

[文献]

1) 日本呼吸器学会 COPDガイドライン第4版作成委員会 編：COPD（慢性閉塞性肺疾患）診断と治療のためのガイドライン 第4版, p.64, メディカルレビュー社, 2013.
2) 日本COPD対策推進会議 編：COPD診療のエッセンス 2014年版, 日本医師会, 2014.（http://dl.med.or.jp/dl-med/nosmoke/copd_essence2014_page.pdf, 2017年3月時点）
3) 安藤菜甫子 ほか：喘息の薬. 医療 67(6); 257-264, 2013.
4) 佐野正明：COPDの管理・治療. COPD（慢性閉塞性肺疾患）Q&A, 改訂版（泉 孝英, 編）, 81-84, 医薬ジャーナル社, 2000.

| II | 疾患の治療で使用する薬剤とリハビリテーション | C | 呼吸器内科・呼吸器外科 |

4 気管支喘息

佐野正明

■ 治療の流れ

　長期管理の基本は気道炎症を標的とした吸入ステロイド薬（ICS）であり，喘息症状の有無にかかわらず，すべての患者において用いられる。ICSは気道炎症を改善するとともに，早期に導入すれば気道リモデリングの進行を抑制する可能性がある。コントロールが不良な場合にはICSの増量だけではなく，長時間作用性$β_2$刺激薬（LABA），ロイコトリエン受容体拮抗薬（LTRA），テオフィリン徐放製剤などの併用を行う。これらの薬剤でも管理不十分の場合には長時間作用性抗コリン薬（LAMA），抗IgE抗体や経口ステロイド薬を使用する。さらに，好酸球増多のある患者に抗IL-5抗体が上市された。また，内服薬や貼付薬を含め，$β_2$刺激薬単独で喘息を治療してはならない。喘息長期管理薬を**表1**に示す。

■ 安定期の治療

◆ 治療ステップ1

　軽症間欠型相当（軽度の症状が週1回未満）では，低用量のICSを定期的に使用し，症状があるときに短時間作用性$β_2$刺激薬（SABA）を追加吸入する。ICSが使用できない場合にはLTRAまたはテオフィリン徐放製剤のいずれかを処方する。

◆ 治療ステップ2

　軽症持続型相当（毎日ではないが，週1回以上の症状を認める）では，低〜中用量のICSを定期的に使用し，症状があるときにSABAを追加吸入する。ICS単独で管理不十分の場合にはLABA，LTRAまたはテオフィリン徐放製剤のいずれかを併用する。

4 気管支喘息

◆ 治療ステップ3

中等症持続型相当（症状が毎日あり，SABAの吸入がほぼ毎日必要）では，中～高用量のICSにLABA，LTRA，テオフィリン徐放製剤またはLAMAのいずれかを併用し，症状があるときにSABAを追加吸入する。

表1　喘息長期管理薬の種類と薬剤

1. 副腎皮質ステロイド薬
   1) 吸入ステロイド薬
      (1) ベクロメタゾンプロピオン酸エステル
      (2) フルチカゾンプロピオン酸エステル
      (3) ブデソニド
      (4) シクレソニド
      (5) モメタゾンフランカルボン酸エステル
   2) 経口ステロイド薬
2. 長時間作用性β_2刺激薬
   1) 吸入薬　サルメテロールキシナホ酸塩
   2) 貼付薬　ツロブテロール
   3) 経口薬　プロカテロール塩酸塩，クレンブテロール塩酸塩，ホルモテロールフマル酸塩，ツロブテロール塩酸塩，マブテロール塩酸塩
3. 吸入ステロイド薬／吸入長時間作用性β_2刺激薬配合剤
   (1) フルチカゾンプロピオン酸エステル／サルメテロールキシナホ酸塩配合剤
   (2) ブデソニド／ホルモテロールフマル酸塩配合剤
   (3) フルチカゾンプロピオン酸エステル／ホルモテロールフマル酸塩配合剤
   (4) フルチカゾンフランカルボン酸エステル／ビランテロールトリフェニル酢酸塩
4. ロイコトリエン受容体拮抗薬
   (1) プランルカスト水和物
   (2) モンテルカストナトリウム
5. テオフィリン徐放製剤
6. 長時間作用性抗コリン薬　チオトロピウム臭化物水和物
7. 抗IgE抗体　オマリズマブ
8. ロイコトリエン受容体拮抗薬以外の抗アレルギー薬
   1) メディエーター遊離抑制薬
      クロモグリク酸ナトリウム，トラニラスト，アンレキサノクス，レピリナスト，イブジラスト，タザノラスト，ペミロラストカリウム
   2) ヒスタミンH₁受容体拮抗薬
      ケトチフェンフマル酸塩，アゼラスチン塩酸塩，オキサトミド，メキタジン，エピナスチン塩酸塩
   3) トロンボキサン阻害薬
      (1) トロンボキサンA₂合成阻害薬　オザグレル塩酸塩
      (2) トロンボキサンA₂受容体拮抗薬　セラトロダスト
   4) Th2サイトカイン阻害薬　スプラタストトシル酸塩
9. その他の薬剤・療法（漢方薬，特異的免疫療法，非特異的免疫療法）

（文献1より許可を得て転載）

◆ 治療ステップ4

 重症持続型相当（症状が毎日あり，日常生活に制限がある場合）高用量のICSとLABA，LTRA，テオフィリン徐放製剤またはLAMAの複数を併用し，症状があるときにSABAを追加吸入する。これらすべてを併用しても管理不十分の場合には抗IgE抗体，経口ステロイド薬の追加投与を考慮する。

 表2に喘息治療ステップを示す。

表2　喘息治療ステップ

		治療ステップ1	治療ステップ2	治療ステップ3	治療ステップ4
長期管理薬	基本治療	ICS（低用量） 上記が使用できない場合は以下のいずれかを用いる ・LTRA ・テオフィリン徐放製剤 ※症状がまれなら必要なし	ICS（低〜中用量） 上記で不十分な場合に以下のいずれか1剤を併用 ・LABA（配合剤使用可）[*5] ・LTRA ・テオフィリン徐放製剤	ICS（中〜高用量） 上記に下記のいずれか1剤，あるいは複数を併用 ・LABA（配合剤使用可）[*5] ・LTRA ・テオフィリン徐放製剤 ・LAMA[*6]	ICS（高用量） 上記に下記の複数を併用 ・LABA（配合剤使用可） ・LTRA ・テオフィリン徐放製剤 ・LAMA[*6] ・抗IgE抗体[*2,7] ・経口ステロイド薬[*3,7]
	追加治療	LTRA以外の抗アレルギー薬[*1]	LTRA以外の抗アレルギー薬[*1]	LTRA以外の抗アレルギー薬[*1]	LTRA以外の抗アレルギー薬[*1]
発作治療[*4]		吸入SABA	吸入SABA[*5]	吸入SABA[*5]	吸入SABA

ICS：吸入ステロイド薬，LABA：長時間作用性β₂刺激薬，LAMA：長時間作用性抗コリン薬，LTRA：ロイコトリエン受容体拮抗薬，SABA：短時間作用性β₂刺激薬
* 1：抗アレルギー薬は，メディエーター遊離抑制薬，ヒスタミンH₁拮抗薬，トロンボキサンA₂阻害薬，Th2サイトカイン阻害薬を指す。
* 2：通年性吸入アレルゲンに対して陽性かつ血清総IgE値が30〜1,500IU/mLの場合に適用となる。
* 3：経口ステロイド薬は短期間の間欠的投与を原則とする。短期間の間欠投与でもコントロールが得られない場合は，必要最小量を維持量とする。
* 4：軽度の発作までの対応を示し，それ以上の発作についてはガイドライン[1)]の「急性増悪（発作）への対応（成人）」の項を参照。
* 5：ブデソニド/ホルモテロール配合剤で長期管理を行っている場合には，同剤を発作治療にも用いることができる。長期管理と発作治療を合わせて1日8吸入までとするが，一時的に1日合計12吸入まで増量可能である。ただし，1日8吸入を超える場合は速やかに医療機関を受診するよう患者に説明する。
* 6：チオトロピウム臭化物水和物のソフトミスト製剤。
* 7：LABA，LTRAなどをICSに加えてもコントロール不良の場合に用いる。

（文献1より引用）

4 気管支喘息

◆ 主に使用される吸入ステロイド薬（表3）とその特徴

喘息の長期管理薬として用いるステロイド薬はICSが基本であり，経口薬はICSを最大限に使用しても管理ができない場合や他の合併症を有する場合などに選択される。ステロイドの作用機序を図1に示す。

表3 主に使用される吸入ステロイド薬

一般名	商品名
ベクロメタゾンプロピオン酸エステル(pMDI)	キュバール™エアゾール
フルチカゾンプロピオン酸エステル(pMDI)	フルタイド®エアゾール
シクレソニド(pMDI)	オルベスコ®インヘラー
フルチカゾンプロピオン酸エステル(DPI)	フルタイド®ディスカス®，フルタイド®ロタディスク®
モメタゾンフランカルボン酸エステル(DPI)	アズマネックス®ツイストヘラー®
ブデソニド(DPI)	パルミコート®タービュヘイラー®
ブデソニド吸入用懸濁剤	パルミコート®吸入液

図1 ステロイドの作用機序

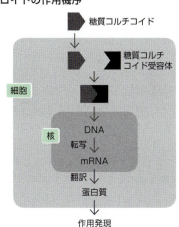

（文献2より引用）

フルチカゾン，ブデソニド，モメタゾンはドライパウダー定量吸入器（DPI）があり，フルチカゾン，ベクロメタゾン，シクレソニドは加圧式定量吸入器（pMDI）である。ブデソニドには吸入液があり，成人・高齢者にも用いられ，有効性を示している。シクレソニドは，肺組織内で活性代謝物になるプロドラッグであり，咽喉頭の副作用が少ない。ICSは，すべての喘息患者に対する長期管理薬の第一選択薬と位置づけられる。

ICSの全身性の副作用は，他剤形のステロイド薬とは比較にならないほど少ない。口腔・咽頭カンジダ症，嗄声などの局所の副作用が問題になることも少なからずあり，吸入後は必ずうがい（あるいは飲水）を励行して，口腔・咽頭症状を軽減するべきである。肺炎の発現リスクが高いと考えられる患者へ投与する場合には注意する。

◆ **主に使用されるβ_2刺激薬とその特徴**

SABAには，プロカテロール塩酸塩水和物（メプチンエアー®，メプチン®スイングヘラー®），サルブタモール硫酸塩（サルタノール®インヘラー）があり，発作治療薬の第一選択である。

LABAには，吸入薬のサルメテロールキシナホ酸塩（セレベント®ディスカス®），貼付薬のツロブテロール（ホクナリン®テープ）がある。

β_2刺激薬は強力な気管支拡張薬で，気道平滑筋のβ_2受容体に作用して気管支平滑筋を弛緩させ，線毛運動による気道分泌液の排泄を促す。長期管理薬としてのβ_2刺激薬は長時間作用性の薬剤のみであり，吸入，貼付，あるいは経口的に投与される。これらの薬剤を長期管理薬として用いるときはICSと併用することが必須である。

ICSと長時間作用性吸入β_2刺激薬を組み合わせると，ステロイドがβ_2受容体数を増加させ，β_2刺激薬はステロイド受容体の核内移行を促進し，相互の作用を増強させる。

サルメテロールキシナホ酸塩（セレベント®）は，単剤で使用

4 気管支喘息

可能な長時間作用性吸入β₂刺激薬である。サルメテロールは，喘息に対して単独使用は不適切であり，ICSとの併用が非常に有効である。

ツロブテロール貼付薬も長時間作用性である。ツロブテロール貼付薬は吸入や内服が困難な症例に有用であり，24時間継続的に気管支拡張作用を有し，ICSに併用する臨床的な有用性が報告されている。

いずれの剤形も安全性は高いが，副作用として振戦，動悸，頻脈などがみられ，訴えに応じて減量，中止が必要である。重大な副作用としては血清カリウム値の低下がある。虚血性心疾患や甲状腺機能亢進症，糖尿病のある症例には特に注意して用いる。貼付薬の副作用として貼付部位の皮膚の瘙痒感とかぶれがある。

> **β₂刺激薬使用中のリハビリテーション上の注意点**
> - 気管支喘息では運動により気道狭窄が誘発されることがあるため注意が必要である。運動前にあらかじめ，SABAやSAMAを吸入しておくのもよい。リハビリテーション中の発作の有無や低酸素の確認が必要である。
> - β₂刺激薬には，動悸，頻脈の副作用があるため，リハビリテーションの際には，心拍数，脈拍の変化に注意が必要である。
> - モニタリングにより，低酸素血症，血圧低下などの患者の状態を注意深く観察し，リスク管理を徹底したうえで，体位変換，ポジショニング，気道クリアランスなどを施行する。

◆ 主に使用されるICS/LABA配合剤とその特徴（表4）

配合剤の利点は，吸入操作回数が減少しアドヒアランスがよくなる点，LABAの単独使用を防ぐことができる点である。

シムビコート®は，LABAのホルモテロールの気管支拡張効果は即効性であるため，症状悪化時にSABAの代わりにシムビコート®を追加吸入することにより，症状が安定し，増悪頻度を減少できる（SMART療法）。レルベア®は1日1回の吸入でよく，開けて吸うだけのデバイスであり，吸入操作が簡便であり，高齢者にも有用である。

表4 気管支喘息の治療で主に使用されるICS/LABA配合薬

一般名	商品名	デバイス
サルメテロールキシナホ酸塩/フルチカゾンプロピオン酸エステル配合剤	アドエア®	DPI, pMDI
ブデソニド/ホルモテロールフマル酸塩水和物配合剤	シムビコート®	DPI
フルチカゾンプロピオン酸エステル/ホルモテロールフマル酸塩水和物配合剤	フルティフォーム®	pMDI
ビランテロールトリフェニル酢酸塩/フルチカゾンフランカルボン酸エステル	レルベア®	DPI

◆ 主に使用されるメチルキサンチンとその特徴

テオフィリン(ユニフィル®LA,テオドール®,テオロング®)

 非特異的ホスホジエステラーゼ(PDE)阻害作用により気管支拡張作用,肺血管の拡張効果などが,またPDE4阻害作用およびヒストン脱アセチル化酵素2(HDAC2)活性化作用により抗炎症効果などが発現する。一方,横隔膜の収縮力増強作用なども知られている。

 テオフィリンの有効安全域は狭く,また種々の因子(薬物相互作用など)で血中濃度が変動するため,副作用の回避に血中濃度モニタリングが有用である。血中濃度20μg/mLまでは重篤な副作用をきたさず濃度依存性に気管支拡張作用が得られるが,抗炎症効果は5〜10μg/mLでも得られること,徐放製剤の場合にはピーク血中濃度をモニタリングすることが困難であることから,5〜15μg/mLの血中濃度を目標とする。

 テオフィリンの副作用には初回経口投与時の悪心,嘔吐などの胃腸症状がある。血中濃度の上昇による中毒症状としては,まず悪心,嘔吐などの消化器症状があり,さらに血中濃度が上昇すると頻脈,不整脈をきたし,高度になると痙攣から死に至ることがあるので,モニタリングが重要である。

4 気管支喘息

◆ 主に使用される抗コリン薬とその特徴

チオトロピウム臭化物水和物ソフトミストインヘラー（スピリーバ®レスピマット®）

　チオトロピウムは，COPD治療に広く用いられており，ハンディヘラー®とソフトミストインヘラー（レスピマット®）の2種類があるが，喘息には，ソフトミストインヘラーによる使用のみ承認されている。2016年8月より気管支喘息の「重症持続型の患者に限る」の制限が削除され，気管支喘息を適応とした承認となった。剤形では，従来のスピリーバ®2.5μgレスピマット®に加え，スピリーバ®1.25μgレスピマット®が加わった。チオトロピウムは，気道平滑筋のM₃受容体に作用し，M₃受容体からの解離が緩徐で，1回の吸入により24時間作用が持続し，1日1回の吸入により呼吸機能を有意に改善させる。チオトロピウムは高用量のICSおよびLABAの治療でも喘鳴が残る喘息患者では，呼吸機能をさらに改善し，増悪予防の効果がある。副作用としては，口渇がみられるが，抗コリン薬は体内への吸収率が低く，常用量であれば全身性の副作用はほとんど問題にならない。緑内障には閉塞隅角と開放隅角があり，閉塞隅角緑内障の患者にのみに禁忌であるため，緑内障が疑われる場合は眼科に相談を行うことが勧められる。前立腺肥大などによる排尿障害のある患者においては症状が悪化する副作用があるが，薬剤を中止すれば速やかに症状改善が得られる。

◆ 主に使用されるロイコトリエン受容体拮抗薬とその特徴

プランルカスト水和物（オノン®），モンテルカストナトリウム（シングレア®，キプレス®）

　LTRAは気管支拡張作用と気道炎症抑制作用を有し，喘息症状，呼吸機能，吸入β₂刺激薬の吸入頓用回数，気道炎症，気道過敏性，ICS使用量，喘息増悪回数および患者のQOLを有意に改善させる。LTRAと好酸球性多発血管炎性肉芽腫症（EGPA）発症の関連についての報告があるが，因果関係についての結論は出ていない。

◆ 主に使用される抗アレルギー薬とその特徴 (表5)

抗アレルギー薬は，Ⅰ型アレルギー反応に関与する化学伝達物質の遊離および作用を抑制する。治療ステップ (**表2**参照) において，追加治療薬として位置づけられている。

メディエーター遊離抑制薬

主な作用として，膜安定化作用により，抗原抗体反応によるマスト細胞の脱顆粒を抑制する。喉頭部刺激感，PIE症候群，気管支痙攣の副作用がある。

抗ヒスタミン薬

主な作用として，ヒスタミンH_1受容体拮抗作用により，炎症反応を抑制する。ザジテン®やアゼプチン®などのように膜安定化作用を有し，マスト細胞の脱顆粒を抑制するものもある。肝機能異常，眠気，口渇などの副作用がある。

TXA_2合成酵素阻害薬，TXA_2受容体拮抗薬

トロンボキサン (TX) A_2合成阻害作用もしくはTXA_2受容体拮抗作用により，炎症反応を抑制する。ベガ®，ドメナン®の副

表5 気管支喘息で主に使用される抗アレルギー薬

	一般名	商品名
メディエーター遊離抑制薬	クロモグリク酸ナトリウム	インタール®
抗ヒスタミン薬	ケトチフェンフマル酸塩	ザジテン®
	アゼラスチン塩酸塩	アゼプチン®
	オキサトミド	セルテクト®
	エピナスチン塩酸塩	アレジオン®
TXA_2合成酵素阻害薬	オザグレル塩酸塩水和物	●ベガ® ●ドメナン®
TXA_2受容体拮抗薬	セラトロダスト	ブロニカ®
Th2サイトカイン阻害薬	スプラタストトシル酸塩	アイピーディ®

作用は，発疹，瘙痒感，肝障害，心悸亢進などがあり，小児は禁忌である．ブロニカ®には劇症肝炎，肝障害，発疹などの副作用がある．

Th2サイトカイン阻害薬

Th2細胞に作用して，IL-4およびIL-5の産生を抑制し，B細胞を介したIgE抗体産生や好酸球浸潤を抑制する．眠気，嘔吐，胃部不快感などの副作用がある．

◆ 主に使用される抗体製剤とその特徴
オマリズマブ（ゾレア®）

オマリズマブはIgEに対するヒト化モノクロナール抗体である．高用量のICSに加えて複数の抗喘息薬を併用しても症状が安定せず，通年性吸入抗原に対して陽性を示す場合に，その使用が可能となる．主な副作用は注射局所の疼痛，腫脹である．重篤な副作用として海外では0.1～0.2％の患者にアナフィラキシー反応が報告されている．催奇形性は報告されていないが，妊婦への投与についての安全性は確立されていない．

メポリズマブ（ヌーカラ®）

メポリズマブは，ヒト化抗インターロイキン5（IL-5）抗体である．高用量のICSとその他の長期管理薬を併用しても，全身性ステロイド薬の投与などが必要な喘息増悪をきたす患者に追加して投与できる．ゾレア®と同様に好酸球が関与する喘息に有効とされている．末梢血好酸球の減少とともに喘息発作の頻度が軽減する．

■ 発作時の治療薬

◆ 短時間作用性吸入β₂刺激薬

発作を生じた場合には、SABAのpMDIかDPIで1〜2噴霧を吸入する。

◆ ステロイド薬

急性喘息発作には、短時間作用性吸入β₂刺激薬に加えて経口ステロイド薬プレドニゾロンを短期間（1週間を目安）投与する。短期投与ならば、急速な減量、中止による副腎皮質機能不全（ステロイド離脱症候群）の可能性は低い。ヒドロコルチゾンコハク酸エステルナトリウム（ソル・コーテフ®、サクシゾン®）、メチルプレドニゾロンコハク酸エステルナトリウム（ソル・メドロール®）などの点滴静注も用いられる。

◆ テオフィリン薬

テオフィリン薬を発作治療薬として使用する際には、点滴製剤のアミノフィリン水和物（ネオフィリン®）を緩徐に点滴静注、あるいは持続点滴する。

【文　献】

1) 一般社団法人日本アレルギー学会 喘息ガイドライン専門部会 監: 喘息予防・管理ガイドライン2015, 協和企画, 2015.
2) 安藤菜甫子 ほか: 喘息の薬. 医療 67(6); 257-264, 2013.

II 疾患の治療で使用する薬剤とリハビリテーション
C 呼吸器内科・呼吸器外科

5 気管支拡張症

竹田正秀

■ はじめに

気管支拡張症は，気道の感染や炎症を繰り返した結果，気管支内腔が慢性，不可逆性の拡張をきたした病態と定義されている[1]（図1）。気管支拡張症はびまん性汎細気管支炎，嚢胞性線維症や原発性線毛ジスキネジアなどの先天性疾患，あるいは，非結核性抗酸菌症や関節リウマチなどの後天性疾患による気道の炎症や閉塞の結果引き起こされる[2]（表1）。したがって，原疾患に対する治療が基本となるが，気管支拡張症の症状を緩和することを目的として治療を行うことも多い。具体的には，①増悪頻度の減少，②気道分泌物の排泄，③主に好中球を中心とした慢性気道炎症のコントロール，に重点が置かれている。本稿では，気管支拡張症の治療を中心に，リハビリテーションにおける注意点を述べる。

図1 気管支拡張症の病態

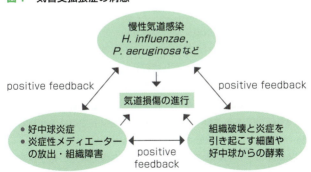

表1　気管支拡張症発症にかかわる原因疾患

①先天性気管支壁異常・気管支軟骨の形成不全によるもの	・Williams-Campbell症候群 ・黄色爪症候群
②気道の粘液線毛輸送の障害によるもの	・副鼻腔気管支症候群 ・Kartagener症候群 ・嚢胞性線維症 ・Young症候群 ・γグロブリン欠損症・低下症 ・びまん性汎細気管支炎 ・α_1アンチトリプシン欠損症
③反復・持続的な炎症によるもの	・細菌・ウイルス感染症 ・肺線維症 ・アレルギー性疾患（アレルギー性気管支肺アスペルギルス症など） ・結核・結核後遺症 ・非結核性抗酸菌症 ・慢性閉塞性肺疾患 ・膠原病 ・サルコイドーシス

（文献3, 4より一部改変引用）

■ 気管支拡張症に対するマクロライド系抗菌薬長期療法

　気管支拡張症の治療戦略としては，前述の増悪頻度減少，気道分泌物の排泄，慢性気道炎症のコントロールが重要となる。これまで気管支拡張症に対するマクロライド系薬剤の長期療法の報告が，小規模な臨床試験を主として行われていた。結果として，呼吸機能の改善や喀痰量の減少などの効果が複数の報告によって示されている。2013年になり，非嚢胞性線維症患者の気管支拡張症患者に対するマクロライド系抗菌薬長期投与の無作為化比較試験（RCT）の結果が報告された。オーストラリアの報告では，エリスロマイシン長期投与により，1年間の急性増悪の発症が有意に減少することが示された[5]。またオランダからの報告では，アジスロマイシン長期投与により，年1回以上の増悪頻度が有意に抑制されることが報告された[6]。小規模臨床試験を含めた，これらの臨床研究の結果から，気管支拡張症に対するマクロライド系

5 気管支拡張症

抗菌薬長期投与の，増悪抑制効果，呼吸機能改善効果，喀痰量減少効果が認められ，マクロライド系抗菌薬を投与することによって，気管支拡張症患者のQOLが改善することが期待されている（表2）。

表2 気管支拡張症患者に対するマクロライド系抗菌薬長期投与の効果に関する臨床試験（RCT）結果

著者	使用薬剤	投与量	投与期間	臨床効果
Serisierら	エリスロマイシン	400mg 2回/日	12カ月	・増悪頻度の低下 ・喀痰量の減少 ・$FEV_{1.0}$上昇
Altenburgら	アジスロマイシン	250mg/日	12カ月	・増悪頻度の低下 ・$FEV_{1.0}$上昇 ・FVC上昇

■ マクロライド系抗菌薬の特徴

マクロライド系抗菌薬の活性は，化学構造上のマクロライド環に由来する。これは大分子量のラクトン環で，ラクトン環には14員環，15員環，16員環がある。14員環の代表的薬剤には，エリスロマイシン，クラリスロマイシン，ロキスロマイシンが，15員環の薬剤には，アジスロマイシン水和物がある。

マクロライド系抗菌薬は，他の系統の抗菌薬と比較して副作用の頻度，種類ともに比較的少なく，安全性の高い薬剤といえる。主な副作用には下痢，嘔気・嘔吐などの消化器症状が挙げられる。またまれにではあるが，心電図におけるQT延長を引き起こすことがある。QT延長は，torsades de pointesなど致死的な不整脈を引き起こす可能性がある。実際に米国における研究でアジスロマイシン服用により患者の心臓死のリスクが高くなることを示唆するものがあり，患者のリハビリテーション前には，心電図でのQT延長の有無を確認する必要がある。

また，マクロライド系抗菌薬が使用されている患者については，併用薬の相互作用に注意が必要である。マクロライド系抗菌薬と

の併用で注意が必要なものとしては,CYP3A4により代謝される薬物が挙げられる。マクロライド系抗菌薬はこのCYP3A4を阻害して,薬物の血中濃度を上昇させ,作用の増強や副作用をもたらすことが知られている。具体的な例を紹介すると,片頭痛治療薬であるエルゴタミン酒石酸塩などのエルゴタミン含有製剤,抗精神病薬のピモジドは,エリスロマイシン,クラリスロマイシンとの併用が禁忌となっている。エルゴタミン製剤との併用では,血中濃度の上昇から四肢の虚血,血管攣縮が起こり,ピモジドとの併用では,QT延長やtorsades de pointesなどの惹起がなされることが報告されている。その他併用注意薬については,**表3**を参照してほしい。

表3 マクロライド系抗菌薬との併用で相互作用を引き起こす可能性のある薬剤

薬剤名	臨床症状	機序
ピモジドオーラップ	QT延長,心室性不整脈	
エルゴタミン製剤	血管攣縮など	
タダラフィル(アドシルカ®)	薬剤のクリアランス低下による薬剤作用の増強	
アスナプレビル(スンベプラ)	肝臓に関連した副作用の発現,重症化	CYP3A4阻害による,血中濃度の上昇
バニプレビル(バニヘップ)	悪心・嘔吐,下痢など	
スボレキサント(ベルソムラ)	薬剤作用の増強	
ジゴキシン	嘔気・嘔吐,不整脈など	P-糖蛋白を介したジゴキシンの輸送阻害による血中濃度の上昇
スルホニル尿素系血糖降下剤	低血糖	機序は明確ではない
・カルバマゼピン ・テオフィリン	薬剤作用の増強	
アトルバスタチン	薬剤作用の増強による横紋筋融解症	CYP3A4阻害による,血中濃度の上昇
コルヒチン	肝機能障害,筋肉痛,嘔吐,下痢,発熱など	

CYP3A4により代謝される薬剤以外にも注意が必要な薬剤がある。ジゴキシンはマクロライド系抗菌薬との併用でCYP3A4とは異なる作用機序で血中濃度が上昇（消化管に発現する分泌蛋白であるP-糖蛋白の阻害による）することが知られている。それにより嘔気・嘔吐や不整脈の惹起が報告されている。

> **マクロライド系抗菌薬投与中のリハビリテーション上の注意点**
> - 薬剤併用の相互作用による副作用出現の可能性があり，一部は心血管系の副作用を引き起こすものもあるため，リハビリテーション前には，心電図の確認とともに併用薬を確認する。

■ 気管支拡張症に対するその他の治療法

前述の急性増悪の症状として，膿性痰の分泌増加，倦怠感，呼吸の促迫などが挙げられる。コロナイゼーションしている細菌叢は，COPDと大差なく，インフルエンザ菌，緑膿菌などが同定される。これらのことから，急性期にはグラム陰性桿菌をターゲットとした抗菌薬を用いて治療する。7～10日間の治療期間が一般的である。

慢性期（維持期）の治療としては，前述のマクロライド系抗菌薬の長期投与の効果が期待できる。その他，効果が示されているものとして，呼吸リハビリテーションや排痰を促す理学療法の有用性が示されている[7]。

マクロライド系抗菌薬以外の薬剤としては，気管支拡張薬や抗炎症薬が用いられる可能性がある。テオフィリン製剤などの気管支拡張薬は，慢性気管支炎の治療に準じて用いられることがありうるが，気管支拡張症患者について，その効果は十分には検討されていない。抗炎症療法としては，経口ステロイド薬や吸入ステロイド薬がある。経口ステロイド薬については，大規模研究は行われておらず，その効果は不明である。吸入ステロイド薬の効果については，肺機能を改善し，呼吸困難感を軽減することがいくつかの小規模研究で示されているが，増悪頻度を減少させる臨床的効果は確認できていない。

そのほかに，気管支拡張症と逆流性食道炎の関係が指摘されて

おり，プロトンポンプ阻害薬などで胃酸分泌を抑制することが治療法として考慮される。また他の慢性呼吸器疾患患者と同様にインフルエンザワクチンや肺炎球菌ワクチンの接種が推奨される。症例によっては最も障害されている区域もしくは肺葉を切除する外科的な治療が奏功する場合もあるため，手術が検討される場合もある。具体的な手術適応としては，腫瘍などによって閉塞し破壊された肺の切除，膿性もしくは粘稠痰の分泌を抑えるための減量手術，制御できない気道出血，非結核性抗酸菌症や多剤耐性結核などの薬剤抵抗性が考えられる場合の切除などが挙げられる。

急性期に使用される薬剤の特徴とリハビリテーション上の注意点

- 気管支拡張症の急性期（増悪期）には，主に，グラム陰性桿菌を標的とした抗菌薬治療が行われる。気管支拡張症患者の喀痰からは緑膿菌などの検出がなされる可能性がある。抗菌薬使用に伴い，薬剤耐性化のリスクがあり，多剤耐性緑膿菌は院内感染でも問題となっている耐性菌である。接触感染で伝播するため，リハビリテーション前の細菌学的検査の確認は重要である。その他抗菌薬使用中に下痢を認める患者では，偽膜性腸炎の可能性がある。下痢を認めている患者については，*Clostridium difficile*の関与の有無について主治医等への確認も必要である。

慢性期に使用される薬剤の特徴とリハビリテーション上の注意点

- テオフィリン製剤は，慢性気管支炎の治療に準じて用いられていることがありうる。効果や副作用のモニタリングとして血中濃度測定が重要である。血中濃度の高い患者では，嘔気・嘔吐，腹痛，頭痛，動悸，手のふるえといった比較的軽症の副作用から，痙攣，意識障害，横紋筋融解症，消化管潰瘍，肝機能障害などの重い副作用が出現する可能性もある。リハビリテーション前に症状の確認が必要である。またマクロライド系抗菌薬をはじめ他の薬剤との相互作用により副作用が出現する可能性があり，注意が必要である。

- その他の去痰薬として，カルボシステインやアンブロキソールなどが使用される可能性がある。カルボシステインは，喀痰を溶解し排出を促す気道粘液調整薬で，アンブロキソールは気道の粘液を増やしたり線毛運動を亢進させることで喀痰を体外に排出しやすくする薬剤である。これらの去痰薬は比較的副作用が少ない薬剤であるが，嘔気・嘔吐，腹痛といった消化器症状や発疹・浮腫などの症状が出現する可能性がある。

気管支拡張症の予後

平均約6～8カ月に一度増悪を経験し,そのうち約1/3は入院治療を要する。$FEV_{1.0}$は平均で年間約50mL低下する。これは健常者の年20～30mLよりも多く,COPD患者で指摘されている年間減少量とほぼ同等である。特に頻回の増悪では,$FEV_{1.0}$の低下は加速するため,増悪回数減少のための治療戦略が重要である。

おわりに

気管支拡張症患者に対しては,基本的に慢性呼吸器疾患としての慢性期治療戦略が重要である。増悪の頻度が増えれば,呼吸機能は加速的に低下するため増悪の抑制に効果的な薬剤やリハビリテーションの存在は重要である。薬剤については,本稿で述べたように,重大な副作用の頻度は高いものではない。しかし一部,QT延長などの不整脈発生に関連するものや,薬剤の相互作用によって副作用が惹起されるものなど,リハビリテーション施行中はもちろんのこと,リハビリテーション前に患者の状態を把握・確認をすることが必要と考えられる。

【文 献】

1) Tsang KW, Tipoe GL: Bronchiectasis: not orphan disease in the East. Int J Tuberc Lung Dis 8(6); 691-702, 2004.
2) Barker AF: Bronchiectasis. N Engl J Med 346(18); 1383-1393, 2002.
3) 長瀬隆英:気管支拡張症.別冊 医学のあゆみ 呼吸器疾患 state of arts Ver.5, 471-472, 2007.
4) 德永俊太郎,西村善博:気管支拡張症.医学と薬学 69(1); 47-53, 2013.
5) Serisier DJ, Martin ML, McGuckin MA, et al.: Effect of long-term, low-dose erythromycin on pulmonary exacerbations among patients with non-cystic fibrosis bronchiectasis: the BLESS randomized controlled trial. JAMA 309(12); 1260-1267, 2013.
6) Altenburg J, de Graaff CS, Stienstra Y, et al.: Effect of azithromycin maintenance treatment on infectious exacerbations among patients with non-cystic fibrosis bronchiectasis: the BAT randomized controlled trial. JAMA 309(12); 1251-1259, 2013.
7) Newall C, Stockley RA, Hill SL: Exercise training and inspiratory muscle training in patients with bronchiectasis. Thorax 60(11); 943-948, 2005.

II 疾患の治療で使用する薬剤とリハビリテーション　C 呼吸器内科・呼吸器外科

6 間質性肺炎

佐藤一洋

■ 治療の流れ

間質性肺炎とは，主に肺胞隔壁を炎症や線維化病変の場とする疾患の総称である．薬剤，粉塵吸入など原因の明らかなものや，膠原病・サルコイドーシスなどの全身性疾患に付随して発症するもの以外に，原因が特定できないものを特発性間質性肺炎（IIPs）としている．

IIPsは臨床病理学的疾患単位として6つの「主要IIPs」〔特発性肺線維症（IPF），非特異性間質性肺炎（NSIP），特発性器質化肺炎（COP），急性間質性肺炎（AIP），剥離性間質性肺炎（DIP），呼吸細気管支炎を伴う間質性肺炎（RB-ILD）〕[1]，2つの「まれなIIPs」〔リンパ球性間質性肺炎（LIP），上葉優位型肺線維症（PPFE）〕，「分類不能型IIPs」に分類される．主要IIPsはさらに，発症様式や臨床経過によって慢性線維化（chronic fibrosing IP），喫煙関連（smoking-related IP），急性／亜急性（acute/subacute IP）の3つの大きなカテゴリーに分けられている．そのなかで，IPFが約半数を占める．

IIPsは病理組織パターンによって臨床経過や治療反応性が異なり[1]，治療方針に違いがあるため，病理組織診断を確定することが需要である（**表1，2**）．

■ 慢性期に使用される薬

IIPsの半数を占めるIPFは，以前はステロイドや免疫抑制薬による治療が主に行われていたが，有効な治療法ではないとされてきた．ステロイドや免疫抑制薬が使用されてきた背景には，肺の間質の「炎症」が病態の中心として重視されていたためである．しかし近年の知見では，「炎症」もあるが，「上皮障害からの異常修復」が病態の本体と考えられるようになった．それに伴い，抗

6 間質性肺炎

表1 特発性間質性肺炎の分類（ATS/ERS 2013）

カテゴリー	臨床疾患名	病理組織パターン
慢性線維化IP	特発性肺線維症	usual interstitial pneumonia (UIP)
	非特異性間質性肺炎	nonspecific interstitial pneumonia (NSIP)
喫煙関連IP	呼吸細気管支炎を伴う間質性肺炎	respiratory bronchiolitis (RB)
	剥離性間質性肺炎	desquamative interstitial pneumonia (DIP)
急性/亜急性IP	特発性器質化肺炎	organizing pneumonia (OP)
	急性間質性肺炎	diffuse alveolar damage (DAD)

IP：interstitial pneumonia（間質性肺炎）

（文献1より引用）

表2 疾患経過による臨床分類（ATS/ERS 2013）

疾患経過	例	治療目標	モニタリング方法
可逆性あり，自己治癒性	RB-ILD	誘因の除去	短期（3〜6カ月）で疾患寛解を確認
可逆性だが増悪のリスクもある	細胞浸潤型NSIP，一部の線維化型NSIP，DIP，COP	初期治療の反応をみて有効な長期的治療を行う	短期間での治療反応性の観察，長期での治療効果持続の観察
安定	一部の線維化型NSIP	状態を維持	長期間の疾患経過の観察
進行性，不可逆性だが，安定化する可能性もある	一部の線維化型NSIP	病状の安定化	長期間の疾患経過の観察
治療によっても進行性，不可逆性	IPF，一部の線維化型NSIP	進行を遅らせる	症状緩和の必要性をみるため，長期間，疾患経過を観察

（文献1より引用）

炎症薬よりも近年開発されている抗線維化薬が適応となると考えられるようになり，薬物治療の内容は大きく変化している[2-4]（**表3，図1**）。通常，IPFの治療は，悪化がなければ治療を継続し，以後6カ月ごとに効果判定を行い，悪化あるいは副作用が問題とならなければ治療継続を基本とする。

一方，IPF以外の疾患では，ステロイドや免疫抑制薬による治療が有効なことが多く，治療の中心である[5]（**図2**）。COPではステロイド，NSIPではステロイド±免疫抑制薬が代表的な治療とされている。

表3 特発性肺線維症ガイドライン（ATS/ERS/JRS/ALAT）の2011年版と2015年版の比較

治療薬TKI	2015年ガイドライン	2011年ガイドライン
抗凝固療法（ワルファリン）	使用しないことを強く推奨	使用しないことを条件付き推奨
プレドニゾロン+アザチオプリン+NAC併用	使用しないことを強く推奨	使用しないことを条件付き推奨
選択的エンドセリンA受容体拮抗薬（アンブリセンタン）	使用しないことを強く推奨	記載なし
イマチニブ，単標的のTKI	使用しないことを強く推奨	記載なし
ニンテダニブ，複数標的のTKI	使用を条件付き推奨	記載なし
ピルフェニドン	使用を条件付き推奨	使用しないことを条件付き推奨
デュアルエンドセリン受容体拮抗薬（マシテンタン，ボセンタン）	使用しないことを条件付き推奨	使用しないことを強く推奨
ホスホジエステラーゼ5型阻害薬（シルデナフィル）	使用しないことを条件付き推奨	記載なし
胃酸分泌抑制薬	使用を条件付き推奨	使用を条件付き推奨
NAC（経口）単剤療法	使用しないことを条件付き推奨	使用しないことを条件付き推奨
ステロイド単剤療法	記載なし	使用しないことを強く推奨
シクロスポリンA	記載なし	使用しないことを強く推奨
ステロイド+免疫抑制剤併用療法	記載なし	使用しないことを強く推奨

TKI：tyrosine kinase inhibitor（チロシンキナーゼ阻害薬）
NAC：N-acetylcysteine（Nアセチルシステイン）

（文献2，3より引用）

6 間質性肺炎

図1 特発性肺線維症に対する薬物療法とその変化

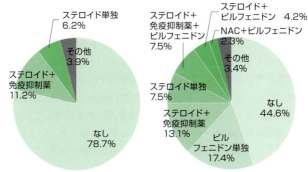

a. 2006〜2008年度（N=178）
b. 2009〜2013年度（N=213）

（文献4より引用）

図2 特発性間質性肺炎の臨床病理学的疾患名と治療反応性

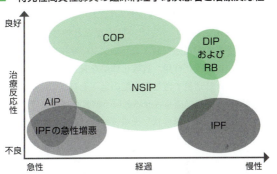

（文献5, p.116, 図1より許可を得て転載）

◆ 慢性期で主に使用される薬剤とその特徴

Nアセチルシステイン（NAC，ムコフィリン®）

NACはグルタチオンの前駆物質として抗酸化作用を有するとともに，活性酸素のスカベンジャーとして直接作用し，さらに炎症性サイトカイン産生を抑制することで，抗線維化作用を発揮する。

海外の検討によると、軽度〜中等度の呼吸機能障害を有するIPF患者では、NAC経口単独投与では有意な呼吸機能低下の抑制効果はないとされた[6]。しかし、わが国ではNAC「吸入」療法が行われており、単独でも肺機能が下がり始めた早期例には有効である可能性が示唆されている[7]。さらに、NAC吸入と抗線維化薬との併用が有効であるという報告もみられており、必ずしも無効ともいえない[8]。長期間使っても副作用がほとんどないという利点があり、自覚症状が少ない安定期の患者に適している。吸入療法は経口に比べ効果が期待されるが、咳嗽や臭いによりアドヒアランスが低下する問題もあり、対策が必要である。

ピルフェニドン（ピレスパ®）

抗線維化薬に分類されるピルフェニドンは有効な薬剤が存在しなかったIPFに対し、有効性を示した初めての薬剤であり、国際ガイドラインでも、「条件付き推奨」とされている[2]。ピルフェニドンは、TGFβ、bFGF、IL18、TNFαなどのサイトカインの抑制、線維芽細胞の増殖抑制、コラーゲンの産生抑制などを介し、抗炎症作用、抗線維化作用、抗酸化作用を有する。複数の臨床試験においても、肺活量や運動耐用能の低下を有意に抑制し、無増悪生存期間をも有意に延長させるという結果が得られている[9,10]。

食欲不振などの消化器症状、光線過敏症などの有害事象もあり、投与量の減量も含め対策が重要である。

ニンテダニブエタンスルホン酸塩（オフェブ®）

IPFに対し、ガイドラインで「条件付き推奨」とされている治療薬である。VEGF受容体、FGF受容体、PDGF受容体を阻害するチロシンキナーゼ阻害薬であり、ピルフェニドンとはまったく違う機序で線維化を抑制する作用を有する。臨床試験においても、肺活量の低下を有意に抑制し、急性増悪を有意に遅らせる効果を有することが示されている[11]。

有害事象として軽症から中等症の下痢が認められることがある

が，多くは通常の止痢剤でコントロール可能である。薬剤性肝機能障害に関しては，いったん休薬の後，再開可能かどうかを評価する必要がある。

副腎皮質ステロイド

ステロイドには抗炎症作用，免疫抑制作用，線維芽細胞の増殖を抑制する作用が報告されている。IPF以外のIIPs（例：NSIPやCOPや薬剤性，放射線性の間質性肺炎）に対してはステロイドの有効性が認められている。一般的にはプレドニゾロンを4週間使用し，急性増悪や再燃に注意しながら漸減していく。IPFでも以前は経験的にステロイドを用いることが多かったが，当時はIPFと診断されたなかにNSIPが混在していた可能性が考えられている。現在，IPFではステロイドの有用性を示す根拠はなく，減量に伴う急性増悪や長期使用による感染症併発などを考慮すると，慢性期のIPFでは使用すべきとは考えられていない[2, 3]。

ステロイドの副作用は多数あるが，特に間質性肺炎患者では感染増悪・誘発への対処が重要である。高齢者が多いことから，消化性潰瘍，糖尿病，骨粗鬆症，抑うつ感などへも注意を払う必要がある。

免疫抑制薬

一般に免疫抑制薬は，主にNSIPなどでステロイドへの反応が不十分，もしくはステロイドによる重篤な副作用が懸念された場合に使用される。次に示す3剤が使用される場合が多いが，わが国ではIIPsに対しては保険適応外である。

シクロスポリン（サンディミュン®，ネオーラル®）

T細胞の増殖，活性化を比較的選択的に抑制する。わが国では最も使用頻度の高い薬剤であるが，効果を期待できる血中濃度と中毒域の差が少ないため，一般的にはトラフレベルを100〜150ng/mL程度に保つように投与量を調節する。食事内容の影響を受けやすいため，食前30分の投与も試みられている。副作

用には，腎機能障害，高血圧，歯肉肥厚などがある．マクロライド系抗菌薬などとの薬物相互作用にも十分な注意が必要である．

シクロホスファミド水和物（エンドキサン®）

近年では膠原病肺を強く疑う場合以外に，IIPsではあまり使われていない．効果発現に時間を要するため，6カ月程度は使用すべきである．副作用には，骨髄抑制，出血性膀胱炎，二次発癌などがある．出血性膀胱炎予防のために，毎日多めの水分を摂取して尿量を確保するべきである．

アザチオプリン（イムラン®，アザニン®）

わが国ではIIPsに対してはあまり使われていない．副作用には，吐気，嘔吐，下痢といった消化器症状，肝機能障害，骨髄障害がある．

■ 急性増悪期に使用される薬

IPFの急性増悪とは，慢性経過中に両肺野での新しい陰影の出現に伴い，急速な呼吸不全の進行がみられる病態である（**表4**）．急性増悪は生命の危険が高く，増悪後の治療で明らかに有効といえるものは確立していないが，一般的には既治療に加えてステロイドおよび免疫抑制薬の併用療法が行われる．慢性期にも使用される薬剤ではあるが，使用法がまったく異なるため注意が必要である．肺高血圧合併例では，ホスホジエステラーゼ5型阻害薬，エンドセリン受容体拮抗薬などの導入も検討される．

表4 わが国におけるIPFの急性増悪の診断基準案

1 IPFの経過中に，1カ月以内の経過で 　①呼吸困難の増強 　②HRCT所見で蜂巣肺所見＋新たに生じたすりガラス陰影・浸潤影 　③動脈血酸素分圧の低下（同一条件下でPaO$_2$ 10mmHg以上） 　　のすべてがみられる場合を「急性増悪」とする 2 明らかな肺感染症，気胸，悪性腫瘍，肺塞栓や心不全を除外する 【参考所見】 1）CRP，LDHの上昇 　　　　　　2）KL-6，SP-A，SP-Dなどの上昇

（文献13より引用）

6 間質性肺炎

◆ 急性増悪期で主に使用される薬剤とその特徴

ステロイド

　ステロイド療法としてはパルス療法が用いられることが多い。通常，メチルプレドニゾロンの3日間点滴静注を，病状が安定化するまで1週間間隔で行う。その後，プレドニゾロンの内服を継続し，漸減・維持する治療が行われる。

免疫抑制薬

　ステロイドパルス療法で反応が乏しい場合，ステロイド療法に追加して免疫抑制薬の併用も行われる。わが国では，シクロホスファミドのパルス療法が比較的多く用いられている。

好中球エラスターゼ阻害薬（エラスポール®）

　シベレスタットナトリウム水和物は好中球エラスターゼの特異的阻害薬であり，IPFの急性増悪時に用いられる。IPF急性増悪時に上昇する好中球エラスターゼによる肺組織障害や血管透過性亢進を抑える目的で使用される。P/F比（PaO_2/FiO_2）の改善の効果も報告されているが，エビデンスとして確立してはいない。

ピルフェニドン（ピレスパ®）内服時のリハビリテーション上の注意点

- 間質性肺炎においても、リハビリテーションは非常に重要な治療である。運動療法はその中核であり、身体活動性の維持・向上のためにも、積極的な外出、歩行が望まれる。ピルフェニドンには光線過敏の副作用があるが、これにより外出が制限されることのないよう、積極的な紫外線予防が必要である。

- 光線過敏は患者にとって聞きなれないものであるが、ピレスパ®による光線過敏は光毒性皮膚炎、いわゆる日焼けによるものである。ピレスパ®は臨床試験時に光線過敏が51.7%の症例で、発売後の市販後全例調査では14.4%の症例で認められた。その多くは症状が軽度で治療を継続したが[12]、紫外線対策を適切に行うことで予防可能なため、医療スタッフによる患者への注意喚起が重要である。

- 紫外線対策として、①外出時に長袖の衣服、帽子などを着用する、②顔、首、手の甲、耳などに日焼け止め効果の高い（PA値＋＋＋以上、SPF値50＋）クリーム、ジェルを塗る。特に、服薬から2〜3時間の血中濃度の高いときに外出する場合は、対策を徹底することが重要である。また、曇りの日でも紫外線は皮膚に届いているので注意が必要である。

- 光線過敏の症状が強いときにはステロイド軟膏などによる対症療法を行い、ピレスパ®の減量もしくは2週間程度休薬して回復を待つ必要があるかもしれない。2週間以上休薬した場合には、初期投与量から漸増で再開する。

6 間質性肺炎

【文 献】

1) Travis WD, Costabel U, Hansell DM, et al.: An official American Thoracic Society/European Respiratory Society statement: Update of the international multidisciplinary classification of the idiopathic interstitial pneumonias. *Am J Respir Crit Care Med* 188(6); 733-748, 2013.
2) Raghu G, Rochwerg B, Zhang Y, et al.: An Official ATS/ERS/JRS/ALAT Clinical Practice Guideline: Treatment of Idiopathic Pulmonary Fibrosis. An Update of the 2011 Clinical Practice Guideline. *Am J Respir Crit Care Med* 192(2); e3-19, 2015.
3) Raghu G, Collard HR, Egan JJ, et al.: An official ATS/ERS/JRS/ALAT statement: idiopathic pulmonary fibrosis: evidence-based guidelines for diagnosis and management. *Am J Respir Crit Care Med* 183(6); 788-824, 2011.
4) Bando M, Sugiyama Y, Azuma A, et al.: A prospective survey of idiopathic interstitial pneumonias in a web registry in Japan. *Respir Investig* 53(2); 51-59, 2015.
5) 日本呼吸器学会 びまん性肺疾患診断・治療ガイドライン作成委員会 編: 特発性間質性肺炎 診断と治療の手引き 改訂第3版, 南江堂, 2016.
6) Idiopathic Pulmonary Fibrosis Clinical Research Network, Martinez FJ, de Andrade JA, Anstrom KJ, et al.: Randomized trial of acetylcysteine in idiopathic pulmonary fibrosis. *N Engl J Med* 370(22); 2093-2101, 2014.
7) Homma S, Azuma A, Taniguchi H, et al.: Efficacy of inhaled N-acetylcysteine monotherapy in patients with early stage idiopathic pulmonary fibrosis. Respirology 17(3); 467-477, 2012.
8) Sakamoto S, Muramatsu Y, Satoh K, et al.: Effectiveness of combined therapy with pirfenidone and inhaled N-acetylcysteine for advanced idiopathic pulmonary fibrosis: a case-control study. *Respirology* 20(3); 445-452, 2015.
9) Noble PW, Albera C, Bradford WZ, et al.: Pirfenidone in patients with idiopathic pulmonary fibrosis (CAPACITY): two randomised trials. *Lancet* 377(9779); 1760-1769, 2011.
10) King TE Jr, Bradford WZ, Castro-Bernardini S, et al.: A phase 3 trial of pirfenidone in patients with idiopathic pulmonary fibrosis. *N Engl J Med* 370(22); 2083-2092, 2014.
11) Richeldi L, du Bois RM, Raghu G, et al.: Efficacy and safety of nintedanib in idiopathic pulmonary fibrosis. *N Engl J Med* 370(22); 2071-2082, 2014.
12) Ogura T, Taniguchi H, Azuma A, et al.: Safety and pharmacokinetics of nintedanib and pirfenidone in idiopathic pulmonary fibrosis. *Eur Respir J* 45(5); 1382-1392, 2015.
13) 谷口博之, 近藤康博: 特発性肺線維症の急性増悪の新しい診断基準について. 厚生労働科学研究費補助金 難治性疾患克服研究事業 びまん性肺疾患調査研究班 平成15年度研究報告書, 114-119, 2004.

II 疾患の治療で使用する薬剤とリハビリテーション
C 呼吸器内科・呼吸器外科

7 人工呼吸管理下の患者

重臣宗伯

■ 人工呼吸の目的・対象・リスク

人工呼吸の目的は，適切な換気量を維持して二酸化炭素の排出と酸素化を保つこと，呼吸仕事量の軽減を図ることの2点であり，原疾患からの回復と全身状態の改善を目標とする。長期的な人工呼吸管理が必要となる病態としては種々の感染性および非感染性疾患により肺実質障害をきたしたARDS，呼吸中枢障害をきたすような代謝性疾患，換気障害をきたす神経・筋疾患などがあり，短期的なものでは侵襲の大きな外科手術後，急性疾患罹患早期，慢性疾患急性増悪，重症外傷などがある。長期間の人工呼吸管理はICU関連筋力低下（ICU-AW）の大きなリスクファクターであり，7日以上の人工呼吸管理を行った患者の25％に認められるという報告がある[1]。早期リハビリテーションの有用性に関しては，ICU入院全体にわたる患者のモビライゼーションの改善，患者のICU滞在日数の短縮，人工呼吸期間の短縮，せん妄期間の短縮，退院時における患者の機能的移動能力の改善が報告されている[2,3]。

■ 人工呼吸管理開始からリハビリテーション開始までの流れ

◆ 人工呼吸器管理

人工呼吸管理は筋弛緩薬・鎮静薬投与による深鎮静下で気管挿管施行後に開始される。従来は管理のしやすさから深めの鎮静レベルで維持されることが多かった。しかし，過剰な鎮静は人工呼吸器時間やICU滞在期間の延長，ICU関連せん妄（ICU-AD）・ICU-AWを招き，結果として患者の生命予後と長期的なQOLを悪化させることから[4]，最近では，十分な鎮痛薬投与を行いつつ，不安や苦痛を感じない程度の浅さで鎮静を維持することが推奨さ

7 人工呼吸管理下の患者

れている。浅い鎮静レベル維持のために，現在最も一般的に用いられている主観的鎮静スケールはRASSである。浅鎮静はRASS－1～－2，深鎮静はRASS－3～－5とされ，目標鎮静深度をRASS－2～0（痛み，せん妄の評価や早期運動療法が可能なレベル）としている。**表1**に，RASSとその評価方法を示す。

表1 RASSとその利用法

ステップ1：30秒間，患者を観察する。この視診によりスコア0～＋4を判定する。
ステップ2：
　1）大声で名前を呼ぶか，開眼するように言う。
　2）10秒以上アイ・コンタクトができなければ繰り返す。
　　以上2項目（呼びかけ刺激）によりスコア－1～－3を判定する。
　3）動きが見られなければ，肩を揺するか，胸骨を摩擦する。
　　これ（身体刺激）によりスコア－4，－5を判定する。

スコア	状 態	症 状	刺 激
＋4	好戦的な	明らかに好戦的な，暴力的な，スタッフに対する差し迫った危険	－
＋3	過度の不穏状態	チューブ類またはカテーテル類を自己抜去；攻撃的な	－
＋2	不穏状態	頻繁に意図しない動きがあり，人工呼吸器とファイティングする	－
＋1	落ち着きのない	不安で絶えずそわそわしている，しかし動きは攻撃的でも活発でもない	－
0	意識晴明で平静状態	－	－
－1	傾眠状態	完全に清明ではないが，呼びかけに10秒以上の開眼およびアイ・コンタクトで応答する	呼びかけ刺激
－2	浅い鎮静状態	呼びかけに10秒未満のアイ・コンタクトで応答	呼びかけ刺激
－3	中等度鎮静状態	呼びかけに動きまたは開眼で応答するがアイ・コンタクトなし	呼びかけ刺激
－4	深い鎮静状態	呼びかけに無反応，しかし，身体刺激で動きまたは開眼	身体刺激
－5	昏睡	呼びかけにも身体刺激にも無反応	身体刺激

◆ リハビリテーションの開始

　リハビリテーションは，より早期から開始されることが望ましいが，意識状態，疼痛，循環，呼吸，全身状態が次に示すようなものの場合には，慎重な判断が必要である。

- 意識レベルがRASS 2以上で，必要な安静や指示に従えない場合
- 疼痛管理が不十分で痛がっている場合
- 中等量以上の循環作動薬投与中や，IABPなどの補助循環を必要としている場合
- 平均血圧（MAP）が65mmHg以上を安定して維持できない場合
- 心拍数が40bpm以下や130bpm以上の場合
- 自発呼吸下であれば，呼吸数が5回/分以下や40回/分以上の場合
- 吸入酸素濃度（FiO_2）が0.6以上やSpO_2が88％以下の場合
- 著しい人工呼吸器との不同調
- コントロールされていない活動性出血がある場合
- てんかん重積発作がコントロールされていない場合
- カテーテル類の固定が不十分で事故抜去の心配がある場合

　従来から人工呼吸管理下でも，リハビリテーションとして他動的な関節運動，体位呼吸療法，呼吸理学療法などが実施されていた。これらは近年ではICU-AWを予防するためのABCDEバンドル実践の一環としても位置づけられ，その重要度はいっそう高まってきている。

- Awaken the Patient Daily: Sedation Cessation…毎日の鎮静覚醒トライアル
- Breathing : Daily Interruptions of Mechanical Ventilation…毎日の呼吸器離脱トライアル
- Coordination : Daily Awakening and Daily Breathing…AとBのコーディネーション

7 人工呼吸管理下の患者

- Choice of Sedation or Analgesic Exposure…鎮静・鎮痛薬の選択
- Delirium Monitoring and Management…せん妄のモニタリングとマネジメント
- Early Mobility and Exercise…早期離床

リハビリテーションの実施に際しては，人工呼吸管理が開始された直後の深鎮静状態から，RASS：0〜−1の至適鎮静レベルまでの各段階に応じてメニューを選択する。
①他動的な四肢関節可動域練習，体位呼吸療法，呼吸理学療法
②仰臥位にて自動介助下での関節可動練習
③自動運動練習
④端座位などのベッド周囲での活動
⑤日常生活練習，移乗動作，歩行練習
⑥入院前のレベルに戻るか，退院するまで継続

■ 人工呼吸管理中に使用される薬

人工呼吸管理中の患者に投与される薬剤は大きく分けて3系統ある。まず，原疾患の治療に関係するものであるが，これについては各疾患の項目を参照してほしい。次に，気管挿管や気管内吸引の苦痛を緩和し，人工呼吸管理を円滑に維持するために，鎮痛薬・鎮静薬が投与される。人工呼吸器との同調性が不十分であったり厳重な安静が必要な場合は筋弛緩薬が投与されることもある。さらに，ショックやその回復期で全身状態維持のためには循環作動薬が投与される。これらの薬剤はすべて，持続静脈内投与で用いられることが一般的である。

◆ 主に使用される鎮痛薬とその特徴
麻薬性鎮痛薬
フェンタニルクエン酸塩（フェンタニル注射液）
- 作用機序・作用発現：合成オピオイドであり，μオピオイド受

容体に選択的に作用して強い鎮痛効果を発揮する。鎮痛効果はモルヒネの50〜100倍である。静脈投与では効果発現に1〜2分，最大鎮痛効果に達するのは約5分と即効性がある。効果持続時間は30〜60分である。
- 代謝・排泄：CYP3A4による肝代謝で，非活性型のノルフェンタニルに代謝され，大部分が尿中に排泄される。
- 特徴：効果持続時間が短いため，持続静脈内投与されることが多い。心筋抑制作用や血管拡張作用が少ないため，循環状態が不安定な場合でも使いやすい。胃・消化管機能の抑制はモルヒネと比較して軽度で，クリティカルケアの鎮痛薬では第一選択である。

モルヒネ塩酸塩水和物（モルヒネ塩酸塩注射液）
- 作用機序・作用発現：アヘンの主要な薬理学的活性成分であり，μオピオイド受容体に対する選択性が比較的高く強い鎮痛効果を示す。静脈投与では効果発現に5〜10分，最大鎮痛効果に達するのは約20分であり，効果持続時間は120〜240分である。
- 代謝・排泄：肝臓でのグルクロン酸抱合により約10%が強力な鎮痛作用をもつ活性型のM6Gに代謝され，24時間以内に90%が尿中に排泄される。
- 特徴：多幸感や鎮静効果もあり，人工呼吸器との同調性が得られやすいというメリットはあるものの，作用持続時間が4〜5時間と長く持続投与には向かない。腎機能障害があればM6Gの排泄が遅延し，さらに作用が遷延する。胃・消化管機能を抑制し，腸管蠕動抑制，イレウス，便秘を起こしやすい。血管拡張作用があり血圧低下をきたすことがある。

麻薬拮抗性（非麻薬性）鎮痛薬

ブプレノルフィン塩酸塩（レペタン®），ペンタゾシン（ペンタジン®，ソセゴン®）などは，オピオイドが存在しなければ作動薬として，オピオイドが存在すれば拮抗的に作用することから麻

7 人工呼吸管理下の患者

薬拮抗性鎮痛薬と分類される。天井効果を有するため，ガイドライン上はあまり推奨されていないが，麻薬扱いでないため取り扱いが煩雑でなく，しばしば用いられている。持続投与されることはほとんどない。

◆ 主に使用される鎮静薬とその特徴

ミダゾラム（ドルミカム®注射液）

- 作用機序・作用発現：中枢神経のγアミノ酪酸（GABA$_A$）受容体に結合して，興奮性ニューロンを抑制するベンゾジアゼピン系抗不安薬である。鎮痛作用はない。静脈投与では効果発現に2～3分，最大効果発現に達するのは約30分であり，効果持続時間は120～240分である。
- 代謝・排泄：CYP3A4による肝代謝で，代謝産物の一部は活性を有し，長時間の投与や腎機能低下ではその蓄積によって覚醒が遷延する場合がある。
- 特徴：半減期が2～5時間と短く，水溶性で用量調節が容易であり，使用頻度が高い。長時間の鎮静を行う場合には持続静注も行われる。強い前向性健忘効果がある。

ジアゼパム（セルシン®注射液，ホリゾン®注射液）

- 作用機序・作用発現：ベンゾジアゼピン系抗不安薬である。鎮痛作用はない。静脈投与では効果発現に1～5分，最大効果発現に達するのは約15分であり，効果持続時間は60～180分である。
- 代謝・排泄：肝酵素シトクロムP450で代謝される。代謝産物の一部は活性を有し，その血中半減期が高齢者では120時間に及ぶこともある。
- 特徴：半減期が24～48時間と長く調節性が悪い。長期間の連用で覚醒遅延を生じるなど問題も多いため緊急時のボーラス投与として使われることが多い。前向性健忘効果がある。

プロポフォール（1%ディプリバン®注）

- 作用機序・作用発現：GABA$_A$受容体を含む多数の受容体に結合し神経伝達を抑制する。鎮痛作用はない。静脈内投与のみで使用される。効果発現は1〜2分，最大効果発現に達するのは5分であり，効果持続時間は3〜10分である。
- 代謝・排泄：主として肝で迅速に代謝されて不活性化し尿中に排泄される。
- 特徴：超短時間作用性の全身麻酔薬であり原則的に持続投与で用いる。投与は少量から開始し，効果をみながら維持量まで増量する。肝・腎機能の低下した症例に対しても比較的安全に使用できる。脂肪製剤なので，長期使用で血中脂質レベル（トリグリセリド）の上昇をきたすことがある。

デクスメデトミジン塩酸塩（プレセデックス®静注液）

- 作用機序・作用発現：選択的$α_2$アドレナリン受容体作動薬である。脳幹青斑核に分布する$α_{2A}$受容体に作用して鎮静作用を，脊髄後角$α_{2A}$受容体に作用して鎮痛作用を発現する。ローディングを行った場合，効果発現は約15分，効果持続時間は約120分である。
- 代謝・排泄：主として肝で迅速に代謝されて不活性化し尿中に排泄される。
- 特徴：鎮静中であっても刺激により容易に覚醒し，記憶や認知機能を障害しない。抗不安作用も有する。半減期が約2.5時間と短いため通常持続静注で用いる。呼吸抑制はほとんどないが，血圧低下，徐脈，負荷投与時の血圧上昇などが多く報告されている。単剤の臨床使用量では深い鎮静レベルの維持は困難である。

フルマゼニル（アネキセート®注射液）

ミダゾラムやジアゼパムなどのベンゾジアゼピン系薬剤に対する拮抗薬である。拮抗作用は確実だが，効果持続時間が短くいっ

7 人工呼吸管理下の患者

たん覚醒した後に再度鎮静効果が出現することがあり，投与に際しては注意が必要である。

> **鎮痛薬・鎮静薬を使用している場合のリハビリテーション上の注意点**
> - 鎮静深度は日によって，また時間帯によっても変化しており，リハビリテーションを開始する前には毎回必ずセラピスト自身がRASSを評価する。
> - 使用頻度の高いミダゾラムの効果は個人差が大きく，投与量の多寡，投与時間，直近の投与量の増減は情報として把握しておく必要はあるが，実施メニューはセラピスト自身が評価したRASSを基準に組み立てる。
> - RASS ＋2以上ではトラブル発生の危険性が高く，リハビリテーションは行うべきではない。
> - RASS －3以下の鎮静状態では，他動的な四肢関節可動域練習，体位呼吸療法，呼吸理学療法を行うが，関節の過伸展，過屈曲による関節損傷の危険性に注意が必要である。
> - RASS ＋1〜－2の覚醒あるいは浅鎮静では，自動運動を選択する。たとえ深鎮静状態であっても，1つの動作ごとに声をかけ，コミュニケーションを維持しつつ，モニターにも注意を払うことを習慣づけるようにしたい。

◆ 主に使用される筋弛緩薬とその特徴

筋弛緩薬が用いられるのはてんかん重積状態のコントロール，低体温療法でのシバリング予防などに限られており，人工呼吸器の性能向上とともに同調性維持のための使用は激減している。

ロクロニウム臭化物（エスラックス®静注）

- 作用機序・作用発現：静脈内投与のみで使用される。効果発現は1〜1.5分，最大効果発現に達するのは2〜3分であり，効果持続時間は30〜60分である。
- 代謝・排泄：生体内でほとんど代謝を受けずにその70%以上が胆汁中に，30%以下が尿中に排泄される。代謝産物はほとんど産生されない。
- 特徴：非脱分極性筋弛緩薬である。蓄積性がなく持続注入によ

り一定レベルの筋弛緩維持が可能である。直接的な拮抗作用を有するスガマデクスナトリウム（ブリディオン®）によって速やかな筋弛緩からの拮抗を得ることができる。

> **筋弛緩薬を使用している場合のリハビリテーション上の注意点**
> - 気管挿管のために投与された筋弛緩剤は単回投与であれば数時間で効果は消失していることが多く，リハビリテーションは前述のRASS評価に基づいて実施する。持続投与されている場合は深鎮静状態でのリハビリテーション以上に関節の過伸展，過屈曲による関節損傷のリスクが高く，いっそうの注意が必要である。

◆ 主に使用される循環作動薬とその特徴

血圧低下を伴う循環不全・ショック状態では循環作動薬は必須の薬剤である。

ドパミン塩酸塩（イノバン®注）
- 作用機序・作用発現：内因性カテコラミンで，アドレナリン，ノルアドレナリンの前駆体である。ドパミン受容体，$α_1$受容体，$β_1$受容体刺激作用をもつ。
- 投与量：少量で腎血流および腸管血流増加作用を示す。中等量では$β_1$受容体刺激作用が優位となり，心収縮力増強・心拍数上昇を示す。高用量では$α_1$受容体刺激作用が優位となり，細動脈・肺動脈収縮による血圧上昇を示す。
- 特徴：投与量により腎血流増加，心収縮力増強，血圧上昇作用を示す。

ドブタミン塩酸塩（ドブトレックス®注射液）
- 作用機序・作用発現：合成カテコラミンである。強い$β_1$受容体刺激作用，弱い$α_1$・$β_2$受容体刺激作用をもつ。
- 特徴：心収縮力と心拍数を増やすことで心拍出量を増加させる。肺動脈圧低下，末梢血管抵抗低下作用を示す。

7 人工呼吸管理下の患者

ノルアドレナリン(ノルアドリナリン®注)
- 作用機序・作用発現:強いα受容体刺激作用,弱いβ受容体刺激作用をもつ。
- 特徴:内因性カテコラミンである。体血管抵抗を増大させて血圧を上昇させる。ショックでの血管収縮薬としては第一選択薬である。

> **循環作動薬を使用している場合のリハビリテーション上の注意点**
> - 循環作動薬が持続投与されている場合は血圧変動に注意を払う。リハビリテーション開始前に流量,血圧変動の有無と程度をまず確認する。中等量では血圧変動のリスクは高くなり,仰臥位から側臥位への体位変換だけでも変動すると考え,モニターに注意を払い,慎重に実施する必要がある。

【文 献】

1) De Jonghe B, Sharshar T, Lefaucheur JP, et al.: Paresis acquired in the intensive care unit: a prospective multicenter study. *JAMA* 288(22); 2859-2867, 2002.
2) Schweickert WD, Pohlman MC, Pohlman AS, et al.: Early physical and occupational therapy in mechanically ventilated, critically ill patients: a randomised controlled trial. *Lancet* 373(9678); 1874-1882, 2009.
3) Schaller SJ, Anstey M, Blobner M, et al.: Early, goal-directed mobilisation in the surgical intensive care unit: a randomised controlled trial. *Lancet* 388(10052); 1377-1388, 2016.
4) Vasilevskis EE, Ely EW, Speroff T, et al.: Reducing iatrogenic risks: ICU-acquired delirium and weakness — crossing the quality chasm. *Chest* 138(5); 1224-1233, 2010.
5) Sessler CN, Gosnell MS, Grap MJ, et al.: The Richmond Agitation-Sedation Scale: validity and reliability in adult intensive care unit patients. *Am J Respir Crit Care Med* 166(10); 1338-1344, 2002.

II 疾患の治療で使用する薬剤とリハビリテーション

D 整形外科

1 外傷・骨折

成田裕一郎

■ はじめに

外傷（挫傷，打撲，靱帯損傷など）や骨折の急性期では，安静，挙上，アイシングに加え，三角巾やシーネ，ギブスなどの外固定が使用される。腱・靱帯縫合術，骨接合術などが適応になる場合には受傷から1〜2週以内に手術が行われることが多く，手術適応にならない外傷でも病態に応じた外固定期間を経た後に，患部に対する積極的なリハビリテーションが開始される。セラピストはできるだけ早期から患者の評価（年齢，職業，活動性，家族背景，利き手，理解力など）を行い，外傷の程度，手術の要否，合併症や以後の治療の流れを把握して，主治医と相談のうえで非罹患肢の廃用予防を含めたアプローチを開始しなくてはならない。しかし，受傷早期には患者が状況を受容できていない場合があり，リハビリテーションに意欲をもって取り組んでもらうには十分な配慮が必要である。

■ 薬物治療の流れ

受傷からおよそ1カ月以内までの外傷後の初期には，腫脹や侵害性疼痛軽減のための薬剤が処方される。この時期には即効性があり除痛効果の高い薬剤が望まれるが，患者の年齢や合併症により投与量，投与経路を含めて選択される。受傷1カ月以降の亜急性期から慢性期においては，投与期間が長期にわたる可能性があることから効果発現が緩やかで副作用の少ない薬剤が用いられることが多い。

◆ 急性期に使用される薬剤（表1）
消炎鎮痛薬（非ステロイド性抗炎症薬：NSAIDs）

シクロオキシゲナーゼ（COX）の活性を阻害することにより，

1 外傷・骨折

表1 外傷・骨折の急性期に使用される薬剤

	一般名（商品名）	剤形
NSAIDs	ロキソプロフェンナトリウム水和物（ロキソニン®）	貼付剤，ゲルあり
	ケトプロフェン（カピステン®，ケトプロフェン）	注射剤，坐剤，貼付剤
	イブプロフェン（ブルフェン®）	錠剤のみ
	ジクロフェナクナトリウム（ボルタレン®）	徐放剤，坐剤，ゲルあり
	ロルノキシカム（ロルカム®）	錠剤のみ
	セレコキシブ（セレコックス®）	錠剤のみ
	エトドラク（ハイペン®）	錠剤のみ
	チアラミド塩酸塩（ソランタール®）	錠剤のみ
アセトアミノフェン	カロナール®	錠剤のみ
	アセリオ®	注射剤のみ
漢方薬	桂枝茯苓丸（ツムラ25番）	顆粒のみ
	治打撲一方（ツムラ89番）	顆粒のみ
	柴苓湯（ツムラ114番）	顆粒のみ
	芍薬甘草湯（ツムラ68番）	顆粒のみ

痛みの感受性を上げて血管を拡張するプロスタグランジンの産生を抑制し，外傷による痛みや腫脹を軽減させる薬剤である。COXにはCOX-1とCOX-2のサブタイプがあり，実際に炎症部位の病態に作用するのはCOX-2であるため，COX-2を選択的に抑制する薬剤が理想的と考えられている。化学構造により酸性，塩基性，コキシブ系に分類され，それぞれ安全性，即効性，持続性，副作用に特徴がある。また，同様に安全性や効果発現時間に対する配慮から，プロドラッグ，徐放性製剤，坐剤，経皮用剤（貼付剤，軟膏，ゲル，ローション）など，さまざまな剤形が開発されている。基本的に1日の投与回数が多い薬剤ほど早期に効果が発現し速やかに減弱すると考えてよい。

ロキソプロフェンナトリウム水和物（ロキソニン®）

最も標準的な薬剤であり，生体内で吸収された後，活性型に変

化して患部に作用するプロドラッグである。鎮痛作用に対する評価は高い。内服のほか貼付剤とゲルの剤形もある。

ケトプロフェン（カピステン®，ケトプロフェン）

カピステン®は筋肉注射製剤で50mg，ケトプロフェンには坐剤では50mgと75mgがあり，貼付剤の剤形もある。

イブプロフェン（ブルフェン®）

これもスタンダードな薬剤である。100mg製剤があるため，低体重の患者や高齢者には増減が可能で使いやすい。

ジクロフェナクナトリウム（ボルタレン®）

歴史的な薬であり，ロキソニン®とともに最も高頻度で使用されている。強い鎮痛作用があり，坐剤，徐放剤，貼付剤，ゲルなどさまざまな剤形が揃っている。特に坐剤は現在，国内で最も高頻度に使用されているが，ときに血圧低下によるショック症状（頻度不明）を呈することがあるので急激な体調の変化に注意する必要がある。

ロルノキシカム（ロルカム®）

半減期が短く，血中濃度の上昇が非常に速い。消化管障害がやや強い傾向があるが，2mgの剤形もあるため，体重や年齢により適宜調整して用いることが可能である。

セレコキシブ（セレコックス®）

COX-2選択的阻害薬として開発された。消化管障害が少ないのが特徴である。

エトドラク（ハイペン®）

COX-2選択性が高く，発痛物質であるブラジキニンの産生も抑制する。100mg製剤があり，適宜増減が可能である。

チアラミド塩酸塩（ソランタール®）

作用は弱いが塩基性であるため消化管障害のリスクは低く，アスピリン喘息にも使用可能で安全性は比較的高い。

経皮用剤（貼付剤，軟膏，ゲル，ローションなど）

2017年現在で30種を超える経皮用剤が発売されている。副作用として皮膚炎や瘙痒，発赤，ときに水疱やびらんなどの皮膚

症状がみられることがある。急性期では外傷による皮膚変化との鑑別が困難になることがあるため,筆者は患者にその旨を説明したうえで,外傷急性期の局所治療はアイシングを中心に行い,経皮用剤は補助的に用いるように指導している。

> **NSAIDs投与中のリハビリテーション上の注意点**
> - NSAIDsの副作用として主に問題になるのは胃潰瘍,十二指腸潰瘍などの消化管障害や高齢患者における腎機能障害であり,急性期におけるリハビリテーションの場面で,消炎鎮痛薬による急激な副作用に直面する頻度は多くはないと考えられる。内服の剤形よりも坐剤のほうが,腹部の不快感や腹痛などの消化管障害は出現しにくいとされる。

アセトアミノフェン(カロナール®,アセリオ®)

NSAIDsには分類されないが,小児の解熱鎮痛薬として最も高頻度に用いられており,安全性は比較的高い。鎮痛作用に関してはNSAIDsに比べやや劣る傾向がある。2013年から点滴投与可能なアセリオ®が発売された。

漢方薬

外傷の急性期における痛みや腫脹軽減の目的で,単独で漢方薬が投与される機会は多くはなく,西洋薬とともに用いられることが多いと考えられる。いずれの漢方も天然の化合物を含むので皮疹や瘙痒などの皮膚反応をきたすことがある。また,整形外科医が投与する漢方には麻黄や附子(血圧上昇,動悸),甘草(脱力,浮腫)といった副作用に注意すべき生薬が配合されているが,急性期に短期的に使用される場合には問題になることは少なく休薬により速やかに回復するので,西洋薬と比較しておおむね安全性は高いとされている。

桂枝茯苓丸(ツムラ25番)

桃仁に含まれる青酸配糖体(アミダクリン)による抗炎症作用が外傷急性期の腫脹,疼痛に有効とされる。

治打撲一方（ツムラ89番）

樸樕に含まれるタンニン，フラボノイドには抗酸化作用が，大黄の有効成分であるセンノシドには抗炎症作用が期待される。センノシドの副作用で下痢を伴うことがある。

柴苓湯（ツムラ114番）

ステロイド類似物質による利水作用があり，浮腫の軽減に効果的とされるが，過量投与では逆にむくみの原因となることがある。

芍薬甘草湯（ツムラ68番）

筋肉の過緊張による疼痛に有効で，こむら返りの特効薬として有名である。芍薬に含まれるペニオフリンが痛覚を抑制し，甘草の有効成分であるイソリクイリチゲニンが筋の強い収縮を抑制する。甘草を含有する漢方薬全体の約7割に甘草が含まれるが，そのなかでも特に本剤は甘草の含有量が高く，長期連用により偽アルドステロン症（低カリウム血症による脱力，ナトリウム貯留による血圧上昇，浮腫）を発症することがあり，注意を要する。

リハビリテーション上の注意点：リハビリテーションにおける痛みを予測し，先取り鎮痛を行う

- 手術の有無にかかわらず，患者に受傷早期から社会復帰を意識してリハビリテーションに取り組んでもらうためには，非罹患肢に対する早期のアプローチとともに，罹患肢に対しても医師側から許可を得た訓練は積極的に行わなくてはならない。しかし，罹患肢に対する筋力訓練や可動域訓練は，それが罹患関節，筋肉に負荷がかかりにくいものであっても苦痛を伴うことが多い。リハビリテーションにおける痛みの軽減を図るという目的でリハビリテーションを行う時間帯を考慮して，事前に頓用で内服や座薬のNSAIDsを使用するのは有用なプランニングである。

- 具体的には効果発現の比較的早い薬剤を，リハビリテーション開始の20～30分程度前に用いるのが理想的である。リハビリテーション後にもクーリングや貼付剤を併用する配慮が望ましい。医師や看護師スタッフを含めた医療チームでの取り組みが重要である。

1 外傷・骨折

◆ 慢性期に使用される薬剤（表2）

受傷から1～2カ月経過した亜急性期から慢性期になっても遷延する痛みに対して使用する薬剤は、比較的長期間にわたり処方されることが多いため、緩やかに血中濃度が上昇する徐放剤やプロドラッグのNSAIDs、弱オピオイド（麻薬性鎮痛薬）、ノイロトロピン、漢方薬など比較的安全性の高い薬剤、剤形が選択されることが多い。しかし、いずれの薬剤でも長期連用による副作用がないわけではないので、服薬内容、期間とともに患者の年齢や合併症にも注意する必要がある。

表2 外傷・骨折の慢性期に使用される薬剤

	一般名（商品名）	剤　形
NSAIDs	インドメタシンファルネシル（インフリー®）	カプセルのみ
	メロキシカム（モービック®）	錠剤のみ
弱オピオイド	トラマドール塩酸塩（トラマール®）	錠剤（25mg、50mg）、注射（筋注）
	トラマドール塩酸塩＋アセトアミノフェン（トラムセット®）	錠剤のみ
強オピオイド	ブプレノルフィン（ノルスパン®テープ）	貼付剤のみ
	フェンタニル（デュロテップ®MTパッチ、フェントス®テープ）	貼付剤のみ
非オピオイド	ワクシニアウイルス接種家兎炎症皮膚抽出液（ノイロトロピン®）	錠剤、注射（筋注、静注）
漢方薬	牛車腎気丸（ツムラ107番）	顆粒のみ
	八味地黄丸（ツムラ7番）	顆粒のみ
	葛根湯（ツムラ1番）	顆粒のみ
	疎経活血湯（ツムラ53番）	顆粒のみ
その他	プレガバリン（リリカ®）	カプセル（25mg、75mg）のみ

NSAIDs

急性期に用いられるものとは異なり、消化管障害や腎障害が出にくい剤形が用いられる。

インドメタシンファルネシル（インフリー®）

インドメタシンは非常に強い除痛効果を有する薬剤であるが、消化管障害が強いため、副作用軽減の目的でプロドラッグとして開発された。

メロキシカム（モービック®）

効果持続時間が長い薬剤である。COX-2選択的阻害薬であり、副作用が低減されている。5mgの製剤もあり、低体重の患者や高齢者に使いやすい。

経皮用剤（貼付剤、ゲル、クリーム、ゾルなど）

この時期に用いられる経皮用剤は長期連用が予想されるため、皮膚症状の合併が危惧される。いわゆる湿布かぶれや、露出部に貼付することによる光線過敏症などのリスクが高くなる。

> **経皮用剤使用中のリハビリテーション上の注意点**
> - 慢性期にはリハビリテーションにおいて冷却よりも温熱療法を併用する機会が多くなるが、経皮用剤使用部位へのホットパックやマイクロ波、キセノン光線などの使用により強い皮膚症状が現れることがあり注意が必要である。ゲルやクリームなどの塗布剤は温熱療法後に使用するように促すのも有効な場合がある。

オピオイド（麻薬性鎮痛薬）

トラマドール塩酸塩（トラマール®、トラムセット®）

トラマドールは弱オピオイド配合剤である。トラマドールのみの製剤がトラマール®で、アセトアミノフェンとの合剤がトラムセット®である。いずれも十分な効果発現には1日4回投与が必要であったが、トラマール®には2014年に1日1回投与の徐放剤（ワントラム®）が発売された。麻薬や向精神薬、習慣性医薬品としては指定されておらず、薬物乱用・依存の可能性は極めて低いとされ、安全な薬剤として認識されている。

1 外傷・骨折

ブプレノルフィン（ノルスパン®テープ），フェンタニル（デュロテップ®MTパッチ，フェントス®テープ）

いずれも貼付剤である。オピオイドの副作用軽減のため，緩やかに血中濃度を上昇させる目的で開発され，慢性疼痛について適応が認められた。ノルスパン®テープは7日ごとに，デュロテップ®MTパッチは3日ごとに，フェントス®テープは1日1回貼り替えて用いる。これらの薬剤は強オピオイドであるので，適正に使用すれば十分な除痛効果が期待できるが，貼付部位の体温が上昇すると薬剤の吸収量が増加して過量投与になり，悪心や傾眠，呼吸抑制といった副作用が出現する可能性がある。

> **オピオイド投与中のリハビリテーション上の注意点**
>
> 【トラマドール】
> - 副作用は弱いながらも，オピオイド特有の悪心や便秘といった不快な症状が出現することがあり，制吐剤や緩下剤が併せて処方されていることが多い。ときに眠気を伴うため，リハビリテーションを行う際には転倒に注意が必要である。
>
> 【ブプレノルフィン，フェンタニル】
> - リハビリテーション施行時の貼付部位への温熱療法は厳重に慎む必要があり，電気毛布や湯たんぽの使用についても患者に注意を喚起するのが望ましい。

ワクシニアウイルス接種家兎炎症皮膚抽出液（ノイロトロピン®）

NSAIDsやオピオイドに分類されない疼痛抑制剤である。詳細な作用機序は不明であるが，下降性疼痛抑制系賦活型の薬剤，すなわち疼痛を抑制する神経を活性化して効果を発現する。適応症は頸肩腕症候群や変形性関節症であるが，複合性局所疼痛症候群（CRPS）に代表的な症候性神経痛に有効とされるため，外傷後亜急性期の疼痛遷延や，浮腫を伴った神経障害性の疼痛に用いられることがある。副作用はほとんどなく，安全な薬剤とされる。

漢方薬

　外傷後の亜急性期から慢性期では，前述のように急性期と比較してある程度長期間での連用が予想されるため，比較的安全性が高いとされる漢方薬が単独で処方される機会は多いと考えられる。前述のとおり，整形外科医が処方する漢方薬の副作用はほぼ限られており，およそ想定内とされるが，使用期間が長くなっている場合には副作用の発現頻度が高くなることに留意する。

牛車腎気丸（ツムラ107番），八味地黄丸（ツムラ7番）

　附子（アルカロイド）がオピオイド作動性神経系の活性化を促すことで鎮痛効果を発揮する。牛車腎気丸は下肢痛やしびれを伴う腰痛にも効果的とされる。附子に含まれるアコニチンが，不眠や頻脈，発汗過多を惹起することがある。

葛根湯（ツムラ1番）

　肩こりに適応症があり，なじみ深い薬剤である。麻黄に含まれるエフェドリンによる血行改善効果が期待されるが，過量投与では動悸や血圧上昇の原因となる。

疎経活血湯（ツムラ53番）

　腰痛，筋肉痛，関節痛，神経痛に適応がある。NO産生による微小循環改善により除痛に効果的とされている。

芍薬甘草湯（ツムラ68番）

　急性期にも使用されるが慢性期に用いても有用である。慢性期ではより長期に連用される可能性があり，前項で述べたとおり，偽アルドステロン症を発症することがあるので，脱力やむくみの訴えに注意する。

プレガバリン（リリカ®）

　プレガバリンの適応は「神経障害性疼痛」であり，外傷後の侵害性疼痛が収まっても，軽い刺激での痛みや自発痛，「ビリビリ，ジンジン，チクチク」といったしびれを伴った痛みが遷延し，NSAIDsでの治療が困難な状態になった場合に適応となり，有効率は80％以上と報告されている。副作用として，めまい，眠気

が指摘され65歳以上の高齢者に発現しやすいため，運転中の事故や転倒の可能性に配慮する必要がある．25mgと75mgの製剤があり，低用量から徐々に増量することでめまいや傾眠は軽減する．副作用発現率10〜15％程度であるが，投与4週後からは減少し，13週以降では1％以下と報告されている．

> **外傷後に処方される薬剤に関するリハビリテーション上の注意点**
> - NSAIDsでは消化管障害，プレガバリンではめまいや眠気，オピオイドでは悪心や傾眠，呼吸障害に注意する．
> - 薬剤による除痛効果が十分に得られているかを評価，確認しながらリハビリテーションを行い，主治医，看護スタッフと情報を共有しながらADL拡大を図ることが重要である．

【文 献】

1) 川真田樹人 編: 術後疼痛管理の最前線. 整形・災害外科 56(13); 1544-1607, 2013.
2) 帖佐悦男 編: 最新 整形外科医が知っておきたい薬の使い方. 関節外科 34(10月増刊); 2015.
3) 普天間朝拓 ほか: 整形外科疾患 ―私はこう使う. 漢方と診察 6(4); 2-16, 2016.
4) 浦部晶夫, 島田和幸, 川合眞一 編: 今日の治療薬2016, 南江堂, 2016.
5) 南場芳文, 奥宮明子, 小林俊博 ほか: 薬物療法と理学療法リスクマネージメント: 臨床実習に必要とされる知識を探る. 神戸国際大学紀要 87; 71-79, 2014.

| 疾患の治療で使用する薬剤とリハビリテーション | 整形外科 |

2　手術後

成田裕一郎

■ はじめに

整形外科領域の手術は，局所麻酔のみの小手術から人工関節や脊椎手術といった大手術までさまざまであるが，いずれも程度の差こそあれ術後疼痛は必発である。一方で，患者は手術方法や合併症について説明を受け，術後の疼痛についてある程度の想定はしていても，術後早期のリハビリテーションの重要性や，リハビリテーション自体が疼痛を伴うことは，ほとんど認識していないことが多い。したがって，この点の配慮とともに，個々の患者についてリハビリテーションを行うために十分な効果のある除痛対策を検討しなくてはならない。

術後の痛みの原因は，皮膚，筋肉，骨・関節など複数の器官に侵襲が加わったことによる複雑な痛みであり，さまざまな視点からのアプローチが必要である。整形外科医からのアプローチはNSAIDsや非麻薬性鎮痛薬が中心となるが，麻酔科医が術後の疼痛管理にもかかわる施設では，オピオイドや神経ブロックが併用され，より効果的な除痛が期待できる。

■ 薬物治療の流れ

術後の疼痛対策はすでに術中から始まっている。すなわち，執刀前の伝達麻酔（神経ブロック）には長時間作用型の麻酔薬を使用し，術中に用いたオピオイドの持続静脈内投与，持続硬膜外ブロックを術後にも継続して周術期の除痛を図る。術直後は経口投与が困難であり，NSAIDsの坐剤・静注，非麻薬性鎮痛薬の筋注が併用される。術後数日が経過し，経口摂取可能な時期には，即効性のNSAIDs，アセトアミノフェン，弱オピオイド，ガバペンチンなどの経口薬剤が用いられる。

良好な術後鎮痛は苦痛を取り除くだけではなく，心血管系，呼

吸器系，内分泌系のさまざまな合併症を減らし，より早い回復を促す．整形外科医と麻酔科医の連携が安全で苦痛の少ないリハビリテーションに重要である．

> **術後の鎮痛薬投与中のリハビリテーション上の注意点**
> - セラピストは術後のどのタイミングでどのような除痛が施されているか，薬剤の特徴や投与経路を把握しておく必要がある．持続硬膜外麻酔や，末梢神経ブロックの併用を受けている患者では除痛だけではなく筋弛緩も効いている可能性があり，いわゆる「麻痺した状態」にあることも術後のリハビリテーションにおける注意点といえる．不良肢位やギプスによる神経麻痺，褥瘡の発生に留意する．

◆ 手術後に使用される薬剤とその特徴

オピオイドの静脈内投与（フェンタニル）

　術中全身麻酔に併用して用いられる薬剤であり，日本では鎮痛効果と即効性からフェンタニルの持続静脈内投与が用いられる頻度が高い．術中使用している場合には帰室後も継続して用いられることが多い．静脈内投与の点滴ラインに患者が自分でボーラス投与ができるスイッチを組み込むことで，患者自身が疼痛を自覚した際に鎮痛薬を自己投与する患者自己鎮痛法（PCA）が普及してきており，ディスポーザブル機器も発売されて，より速やかで効率のよい鎮痛が期待される．しかし，フェンタニルは強オピオイドであり，食思不振や悪心，傾眠，呼吸抑制などの中枢性副作用がやや強く，早期離床に影響があることから周術期のみの使用とされることが多い．

局所麻酔薬による持続硬膜外ブロック

　下肢の手術で用いられる．背部から硬膜外へ挿入されたカテーテルを通して局所麻酔薬（以下，局麻薬）を持続で投与するもので，手術中から継続して術後も用いられることが多い．術後鎮痛では高濃度の局麻薬を用いると知覚・運動神経を高度にブロックして褥瘡や血栓症，圧迫による神経麻痺の原因となりうる．長期

の留置では局所感染のリスクが高まるので，3～4日で抜去することが望ましい。

ペンタゾシン（ソセゴン®）

非麻薬性鎮痛薬であり，術後の経口困難な時期に，筋肉注射ないし静脈内注射で用いられる。NSAIDsに比較して鎮痛効果は強く，整形外科医からの処方は比較的多いと考えられる。呼吸抑制や傾眠，めまい，嘔気などの副作用がある。

NSAIDs

前項で述べた外傷急性期で使用するNSAIDsが適応となる。術後に経口摂取可能になる前にはフルルビプロフェンアキセチル（ロピオン®）の静脈内ないし点滴投与が有効である。ロピオン®は術後の疼痛にのみ適応が認められている薬剤である。ボルタレン®坐剤の投与も有効であるが，血圧低下に注意を払う必要がある。経口摂取可能となってからはロキソニン®，セレコックス®などの内服投与を開始する。

アセトアミノフェン

経口摂取可能になる前はアセリオ®点滴投与を行う。経口可能となってからはカロナール®の内服を処方する。NSAIDsやオピオイドとの併用でより優れた効果が期待される。

トラマドール塩酸塩（トラマール®，トラムセット®）

術後鎮痛薬としての保険適応は認められていないが，内服可能となった時点での術後鎮痛には効果が認められているため，処方されるケースもあるようである。前述のようにオピオイドであるので，眠気や悪心をきたす可能性がある。

2 手術後

プレガバリン（リリカ®）

トラマドールと同様に，術後鎮痛薬としての適応は認められていないが，術前後に投与することで除痛効果がみられたとの報告があり，今後用いられる可能性がある。

> **術後に処方される薬剤に関するリハビリテーション上の注意点**
> - 術直後では持続硬膜外麻酔による知覚・運動麻痺，オピオイドの持続投与や非麻薬性鎮痛薬による悪心や傾眠，意識障害，呼吸抑制に留意し，投与経路であるカテーテル類にも注意を払う必要がある。
> - 鎮痛薬の経口投与が可能となる時期では，弱オピオイドやガバペンチンによるめまい，NSAIDsによる消化管障害に注意する。
> - 患部へのアプローチやADL拡大，離床において，薬剤による十分な除痛効果が獲得，維持できているか，副作用と思われる症状がないかを，主治医，看護スタッフにフィードバックしながらリハビリテーションを進めることが重要である。

【文献】

1) 川真田樹人 編：術後疼痛管理の最前線．整形・災害外科 56(13)；1544-1607, 2013.
2) 帖佐悦男 編：最新 整形外科医が知っておきたい薬の使い方．関節外科 34(10月増刊)；2015.
3) 普天間朝拓 ほか：整形外科疾患 ―私はこう使う．漢方と診察 6(4)；2-16, 2016.
4) 浦部晶夫, 島田和幸, 川合眞一 編：今日の治療薬2016．南江堂，2016.
5) 南場芳文, 奥宮明子, 小林俊博 ほか：薬物療法と理学療法リスクマネージメント：臨床実習に必要とされる知識を探る．神戸国際大学紀要 87；71-79, 2014.

| II | 疾患の治療で使用する薬剤とリハビリテーション | D | 整形外科 |

3 関節の変性疾患

佐々木 研

■ 治療の流れ

関節軟骨や関節周囲の軟部組織の変性などにより，関節の不可逆性の変形が生じ，痛みは慢性化しやすい。代表例として，変形性脊椎症，変形性関節症などが挙げられる。なかでも変形性膝関節症は患者数が多く，中・高年者のADLやQOLを妨げていることが多い。

変形性関節症の痛みは，関節不安定性やアライメント異常，遊離体や骨棘のインピンジメントなどが原因となる。関節症の進行や症状の増悪において，関節の炎症が重要な役割を担っていることが明らかになってきている[1]。変形性関節症の中心病態である軟骨の変性摩耗は炎症性メディエーターの発生を惹起し，二次性に滑膜炎が生じることで関節痛を引き起こす。

変形性関節症のなかで，原因疾患がないものは一次性変形性関節症，なんらかの疾患に続発して起こるものは二次性変形性関節症とよばれる。二次性変形性関節症の原因疾患としては，先天性股関節脱臼などの先天性疾患，骨折などの外傷，大腿骨頭壊死，離断性骨軟骨炎，糖尿病などに起因するCharcot関節，痛風や副甲状腺機能亢進症などの内分泌・代謝性疾患などが挙げられる。

関節痛に対しては，鎮痛薬，抗炎症薬による治療がメインになる。関節軟骨の変性が軽度な初期の関節症では，痛みは間欠的であり鎮痛薬が有効なことが多い。関節変形の進行した末期の関節症では鎮痛薬では効果が不十分であることも多く，鎮痛薬や理学療法などの保存療法に抵抗する場合は手術が選択されることになる。

3 関節の変性疾患

■ 急性期に使用される薬剤

◆ NSAIDs

　関節痛に対して最も広く使用されている薬剤の一つである。鎮痛作用とともに，抗炎症作用，解熱作用を有しているため，炎症により発生する急性疼痛に対して適応がある。消化性潰瘍や消化管出血などの胃腸障害，心血管系障害，肝・腎機能障害，アスピリン喘息などの副作用がある。NSAIDsは効果が高い一方で，副作用も多く，安易に長期処方することなく適切に使用することが重要である。

内服

ロキソプロフェンナトリウム水和物（ロキソニン®）

　最も標準的な薬剤である。血中半減期が比較的短く，即効性が期待できる。プロドラッグとよばれる生体内で吸収・代謝されてから活性型に変化し作用する剤形のため，胃腸障害が少ないとされる。長期連用されることもあるため，副作用の発現に注意しなければならない。

セレコキシブ（セレコックス®）

　炎症性サイトカインの刺激によって発現する誘導型酵素を選択的に阻害する作用があり，有効性と安全性の観点から有用と考えられている。ただし，心血管系イベントのリスクを増大させる可能性があるため，心血管系疾患のある患者や高齢者に対しては慎重に投与する必要がある。

アスピリン

　高用量では解熱・鎮痛作用を，低用量では抗血小板作用がある。アスピリン喘息の既往がある患者は喘息発作を誘発するおそれがあるため禁忌である。

エトドラク（ハイペン®）

　高い抗炎症作用に対する選択性から胃腸障害が少ないとされる。

坐剤

ジクロフェナクナトリウム（ボルタレン®サポ®）

ハイペンと同様の抗炎症作用であるが，坐剤であるため直腸で溶解し下大静脈へ吸収されるため，速やかな効果が得られる。直接的な胃腸障害や肝障害の軽減が期待できる。低体温によるショック症状を起こすことがあるので，高齢者に投与する場合には少量から投与を開始する。

貼付剤・経皮吸収製剤（表1）

外用剤は局所的に使用されるために全身的な副作用の軽減ができるが，皮膚障害や光線過敏症に注意が必要である。特にケトプロフェンは，前腕や頸部など皮膚の露出部位への使用は避けるべきである。2016年に発売となったエスフルルビプロフェン（ロコア®テープ）は，2枚貼付時の全身暴露量がフルルビプロフェンの通常容量内服時と同程度となるため，内服薬と同様に慎重に投与し，ほかのNSAIDs内服薬との併用は避けなければならない。

表1 貼付剤・経皮吸収製剤

- ケトプロフェン（モーラス®テープ，エパテック®クリーム）
- ロキソプロフェン（ロキソニン®テープ，ロキソニン®ゲル）
- フルルビプロフェン（アドフィード®パップ） など

NSAIDsを使用している場合のリハビリテーション上の注意点

- リハビリテーション前に鎮痛を図るためにNSAIDsを使用する患者がいるが，特に坐剤は血圧低下をきたす場合があるため注意する。
- 湿布を使用している場合は，リハビリテーション中に日光に暴露しないよう注意する。

3 関節の変性疾患

■ 慢性期に使用される薬

◆ NSAIDs

慢性期にもNSAIDsは使用されるが,治療効果が減弱して治療に対する満足度が得られなくなることがある。長期連用によって,胃腸障害,腎機能障害が生じたり,動脈硬化が促進することがある。

特に胃腸障害は,鎮痛作用の影響もあり,無症候性に生じることがある。NSAIDsの服用者の上部消化管出血の発現率は,非服用者と比べて5～6倍高率であると報告されている[2]。また,骨粗鬆症薬のビスフォスフォネート製剤の併用により,消化性潰瘍の発現率が上がることも報告されている[3]。そのため,プロスタグランジン製剤やH_2ブロッカー,プロトンポンプ阻害薬などの胃薬を併用し,消化管粘膜の潰瘍やびらんが認められた場合にはNSAIDsを中止する必要がある。ランソプラゾール(タケプロン®)とエソメプラゾールマグネシウム水和物(ネキシウム®)がNSAIDs潰瘍の再発抑制として保険適用となっている。NSAIDsは効果が高い一方で,副作用も多く,安易に長期処方することなく適切に使用することが重要である。

メロキシカム(モービック®),ロルノキシカム(ロルカム®)は血中半減期が長く,慢性疾患に有用である。

◆ アセトアミノフェン

高用量でも胃腸障害は起こしにくいとされる。経口(カロナール®),坐剤(アンヒバ®),静注(アセリオ®)の剤形がある。アセトアミノフェンは肝臓で代謝されるため,肝障害の副作用がある。高用量で長期投与する際などは定期的に肝機能を検査する必要がある。

NSAIDsと比較して消化管障害が軽度なため,胃薬の併用は必要がない。

◆ トラマドール塩酸塩

トラマドールは2013年から非がん性疼痛にも適応が拡大され,運動器の慢性疼痛で多く使用されるようになってきている。経口の錠剤(トラマール®)カプセルの徐放剤(ワントラム®)や,アセトアミノフェン配合錠(トラムセット®)がある。

副作用としては,悪心,嘔吐,便秘,めまい,眠気,口渇,食欲不振,頭痛などがある。悪心・嘔吐に対する耐性ができるまでの約1週間は,予防的にメトクロプラミド(プリンペラン®),ドンペリドン(ナウゼリン®),プロクロルペラジン(ノバミン®)制吐薬の服用や,緩下剤の併用が推奨されている。便秘に対しては,必要に応じて緩下剤を併用する。

トラマドールはNSAIDsのように消化管障害や腎障害などの致命的な副作用がないのがメリットであり,長期の安全性を考慮すれば慢性疼痛に対しては合理的な薬剤といえる。ただし,長期投与により耐性や,精神的および身体的依存性が生じることがあるため,異常が認められた場合は内服を中止する。トラマドールの中止または減量時には,不安,不眠,振戦,パニック発作などの退薬症候が生じることもある。

> **トラマドールを使用している場合のリハビリテーション上の注意点**
> - 特にトラマドール導入初期はめまいや嘔気などの副作用が出やすいため,めまいで転倒しないよう注意する。

◆ ブプレノルフィン

オピオイド鎮痛薬であるが,長時間作用性で少量使用のため,身体依存や禁断症状はほとんどみられない。2011年に貼付剤(ノルスパン®テープ)が,変形性関節症および変形性腰痛症に伴う慢性疼痛に対しての使用が可能となった。

トラマドールと同様の副作用のほか,貼付部位の瘙痒感や紅斑といった皮膚障害,頭痛,呼吸抑制,徐脈などがある。しかし,長期投与による副作用の発現頻度の著しい上昇や新たな副作用の

発現は認められていない。

◆ プレガバリン

2010年にプレガバリン（リリカ®）の末梢性神経障害性疼痛に対する効能・効果が承認され，2013年には中枢性神経障害にも適応が拡大され，広く使用されるようになっている。

神経障害性疼痛の患者は「ビリビリ」「ジンジン」「チクチク」といった表現や，「灼ける」「電気が走る」「刺される」ような痛みと表現することが多い。

副作用としては，眠気，ふらつき，浮腫，体重増加，便秘，視力障害，肝機能障害，腎機能障害がある。導入時は車の運転や高齢者の転倒に注意する。腎機能障害患者では血中濃度が上昇しやすいため，用量の調節が必要である。

> プレガバリンを使用している場合のリハビリテーション上の注意点
> - プレガバリン内服中の患者では，めまいやふらつき，浮動感などが出やすいため，転倒に注意する。

◆ 抗うつ薬

神経障害性疼痛に用いられる補助鎮痛薬である。うつ病患者は，腰痛，背部痛，頭痛，胸痛などを訴えることが多く，慢性疼痛にうつを合併することも多いと報告されている[4]。セロトニン・ノルアドレナリン再取り込み阻害薬（SNRI）であるデュロキセチン塩酸塩（サインバルタ®）は，2016年に慢性腰痛に適応となった。

副作用としては眠気，悪心，便秘，肝機能障害，腎機能障害が出現することがある。

◆ ワクシニアウイルス接種家兎炎症皮膚抽出液製剤

変形性関節症，腰痛症などの痛みに対し，鎮痛効果，痛覚過敏を改善する。内服薬・注射薬（ノイロトロピン®）があり，副作用はほとんどみられない。

◆ 漢方薬

八味地黄丸は腰痛症で用いられることが多い。牛車腎気丸も同様の作用で，腰痛症に効果がある。防己黄耆湯は変形性関節症に適応があり，水太りの女性に用いられる。特に膝に効果を発揮し，浮腫を改善し鎮痛作用を得る。桂枝加朮附湯は関節が冷えて痛み，お風呂に入ると軽快する患者に用いられる。越婢加朮湯は腫脹・熱感をともなった変形性関節症に効果があり，炎症性の浮腫を改善する。特に膝関節に効果的で，桂枝加朮附湯とは逆の作用で鎮痛が得られる。

八味地黄丸，桂枝加朮附湯は主な生薬が附子であり，副作用としては，動悸，のぼせ，悪心・嘔吐などがある。八味地黄丸，牛車腎気丸の主な生薬は地黄で，副作用として，腹部不快感，下痢・軟便，食欲不振などがある。防己黄耆湯，越婢加朮湯の主な生薬である甘草は，低カリウムによる偽アルドステロン症に注意するほか，血圧上昇，手足の浮腫などにも注意が必要となる。

> **漢方薬を使用している場合のリハビリテーション上の注意点**
> - 防己黄耆湯，越婢加朮湯では血圧上昇に注意する。

【文献】

1) Berenbaum F: Osteoarthritis as an inflammatory disease (osteoarthritis is not osteoarthrosis!). *Osteoarthritis Cartilage* 21(1); 16-21, 2013.
2) Sakamoto C, Sugano K, Ota S, et al.: Case-control study on the association of upper gastrointestinal bleeding and non steroidal anti-inflammatory drugs in Japan. *Eur J Clin Pharmacol* 62(9); 765-772, 2006.
3) Miyake K, Kusunoki M, Sinji Y, et al.: Bisphosphonate increases risk of gastroduodenal ulcer in rheumatoid arthritis patients on long-term nonsteroidal antiinflammatory drug therapy. *J Gastroenterol* 44(2); 113-120, 2009.
4) 辻 敬一郎，田島 治：うつ病と疼痛に対する薬物療法．臨精薬理 10(2); 219-225, 2007.

| II 疾患の治療で使用する薬剤とリハビリテーション | D 整形外科 |

4　関節の炎症性疾患

佐々木　研

　関節の変性は関節の炎症を引き起こすが，その逆もしかりで，関節の炎症を繰り返すと最終的には関節の変性に至る。関節の変性と炎症性疾患は切っても切れない関係だが，ここでは関節の変性以外の原因で関節炎をきたす疾患について概説する。

■ 関節炎をきたす疾患（変性疾患を除く）

◆ 化膿性関節炎

　急性化膿性関節炎は肩，肘，股関節，膝，足関節などに生じる。発症は急激で，熱感，腫脹，疼痛，可動域制限が強く，緊急の切開，排膿手術と術後の抗菌薬投与を要する。乳幼児の股関節痛，発熱では化膿性股関節炎を念頭に置かなければならない。

　抗菌薬の種類としては，ペニシリン系，セフェム系，カルバペネム系，アミノグリコシド系，グルコペプチド系，テトラサイクリン系，キノロン系，オキサゾリジノン系などがある。一般的な抗菌薬の副作用としては，アナフィラキシーショックや皮疹などが用量に依存せずに出現することがある。また，多くの抗菌薬で肝機能障害，腎機能障害が起こりやすい。アミノグリコシド系，グルコペプチド系では聴覚障害に注意が必要である。テトラサイクリン系の小児に特徴的な副作用としては歯牙の着色とエナメル質の形成不全がある。

> **抗菌薬を使用している場合のリハビリテーション上の注意点**
> - 抗菌薬導入時や変更時は，免疫系の副作用が出やすいため，アナフィラキシーショックによる血圧の変動や，皮疹の出現などに注意が必要である。

◆ 単純性股関節炎

小児期に起こる股関節痛で最も頻度が高い。幼児〜小学校低学年で好発し，一過性の非特異的滑膜炎と考えられているが，原因は不明である。発熱の有無や血液検査上の炎症所見の有無で，化膿性股関節炎と鑑別することが重要である。

数日間の安静で軽減することが多く，予後は良好である。

◆ 痛風

高尿酸血症に伴う関節炎であり，中年男性に多い。発作時は関節の発赤，腫脹，疼痛，熱感が著明となり，好発部位は母趾MTP関節である。発作時は，腎障害に注意しながらNSAIDsを投与する。発作の消退を確認したら，必要に応じて尿酸降下薬を開始する。発作時に血清尿酸値を変動させると発作の増悪を認めることが多いため，発作中に尿酸降下薬を開始してはならない。初回発作では生活指導で経過をみることが多いが，尿酸値8.0mg/dL以上で家族歴がある場合や尿酸値9.0以上の場合は，今後の発作の発症予防のために尿酸降下薬を開始する。

尿酸降下薬には，尿酸排泄促進薬のベンズブロマロン（ユリノーム®），尿酸生成を抑制するアロプリノール（ザイロリック®），2011年に承認された尿酸生成を抑制するフェブキソスタット（フェブリク®），酸性尿を改善するクエン酸カリウム・クエン酸ナトリウム水和物配合製剤（ウラリット®）がある。痛風発作前兆時にコルヒチンを内服することで，発作の緩解・予防が期待できる。しかし，発作が始まった後のコルヒチン内服は無効であり，内服のタイミングは難しい。

副作用としては，ベンズブロマロンでは，劇症肝炎などの重篤な肝機能障害の報告もまれにある。アロプリノールでは，中毒性表皮壊死融解症，皮膚粘膜眼症候群（Stevens-Johnson症候群）などの発症がまれにみられる。フェブキソスタットには，肝機能障害や過敏症などの副作用がある。クエン酸カリウム・クエン酸ナトリウム水和物配合製剤はカリウムを含むため，特に腎機能障

4 関節の炎症性疾患

害のある患者では血中のカリウム値や腎機能の定期的な検査が必要となる。また，pH 7.5以上の過度の尿のアルカリ化にも注意する。コルヒチンでは，腹痛や下痢，悪心，嘔吐，筋けいれんなどが服用後24時間以内に起こることがある。

◆ 偽痛風

ピロリン酸カルシウム結晶が関節に沈着して起こる関節炎である。70歳前後の高齢者に多く，膝関節に好発する。著明な関節の腫脹，疼痛，熱感が認められ，関節液の排液により症状が軽減する。

治療は関節穿刺のほか，ステロイド薬の関節内注入，鎮痛薬の内服，湿布などである。

◆ 若年性特発性関節炎（JIA）

16歳以下の小児に発生する原因不明の慢性関節炎である。小児10万人中，10～15人が発症するといわれ，発熱など関節外症状を主とする全身型（約55％）と関節症状が主の関節型（約45％）に分類される。

全身型ではNSAIDsのみでは半数が寛解に至ることがなく，ステロイドの使用が必要になる。追加薬剤としてシクロスポリン，メトトレキサートが加えられることもある。関節型ではNSAIDs不応例ではメトトレキサート少量パルス療法に移行する。関節型JIA難治例に対しては，生物学的製剤が用いられる。

◆ アレルギー性紫斑病

全身性の血管炎を生じる疾患で，感染アレルギーの関与による免疫異常が起きると考えられているが原因は不明である。①皮膚症状，②関節炎，③腹部症状を三主徴とする。3～10歳の小児に多く，秋～冬に発症しやすい。

◆ 成人Still病

20～30歳代に好発し，①発熱，②皮疹（リウマトイド疹），③関節炎を三主徴とする。膝関節および手関節が侵されやすい。
治療は関節リウマチに準じて行う。

◆ 乾癬性関節炎

乾癬のコントロールが不良な症例に，関節炎が出現する場合がある。関節症状はDIP・PIP関節に出現しやすく，非対称性，尺側偏位（－）が特徴所見である。
治療は乾癬と関節リウマチに準じて行う。

◆ 掌蹠膿疱症性骨関節炎

掌蹠膿疱症の約10％に胸肋鎖骨間の関節炎（胸肋鎖骨肥厚症）が生じ，胸肋関節と胸鎖関節に発赤，腫脹，疼痛が出現し，骨の増殖と硬化が認められる。その他の病変部位としては，頸椎，腰椎，仙腸関節に関節炎が出現する。
皮膚科的な治療が中心となる。

◆ Reiter症候群

若年男子に多く，尿道炎や消化器感染症の2～3週間後に，膝関節や足関節に関節痛が出現する。
NSAIDs，副腎皮質ステロイド，免疫抑制薬による治療が中心となる。

◆ 結核性関節炎

股関節結核が最も多く，次いで膝関節結核が多い。股関節結核は3～12歳の小児に多く，膝関節結核は20歳未満でみられる。化膿性関節炎の発症とは異なり，初期は炎症症状が軽度で，進行も緩徐である。
免荷，固定により安静を保つ保存的加療と，炎症による関節破壊が起きている場合は人工関節置換術や関節固定術などの手術的

4 関節の炎症性疾患

加療を行う場合がある。

◆ 血友病性関節症

軽微な外傷によって，皮下出血や膝関節などに関節内血種を繰り返すことで，反復性の関節炎となり，最終的に末期の関節症となる。

凝固因子の補充療法など原疾患の治療がメインとなるが，関節炎症状が強い場合は人工関節置換術などによる手術的加療や，局所安静，NSAIDsなどによる保存的加療が行われる。

◆ 色素性絨毛結節性滑膜炎（PVS）

滑膜に絨毛性の増殖・肥厚と黄褐色の着色を起こすことが特徴である。膝関節に多発し，原因は不明である。好発年齢は20〜40歳で，進行する関節の腫脹と関節液の貯留を認める。

治療は鎮痛薬のほか，滑膜切除などの手術的加療が行われる。

II 疾患の治療で使用する薬剤とリハビリテーション

D 整形外科

5 骨粗鬆症

杉村祐介

■ 治療の流れ

骨粗鬆症は骨強度の低下を特徴とし、骨折のリスクが増大する疾患である。主な骨折部位には、大腿骨近位部骨折、椎体骨折、橈骨遠位端骨折、上腕骨近位部骨折がある。骨粗鬆症性骨折の危険因子としては、性別（女性）、高齢、低骨密度、既存骨折、喫煙、飲酒、ステロイド薬使用、転倒などが挙げられる[1]。

治療の目的は骨折を予防し、生活機能とQOLを維持することである。リハビリテーション施行時には、転倒、骨折を起こさないよう安全性を考慮する必要がある。

■ 主に使用される薬剤とその特徴

◆ ビスホスホネート（表1）

破骨細胞の作用を抑え、骨吸収を抑制する。骨密度を上昇させ、骨折抑制効果がある。

内服薬（錠剤、ゼリー剤）と注射薬がある。内服薬は1日1回製剤、週1回製剤、月1回製剤のタイプがある。注射薬は、月1回製剤、年1回製剤のタイプがある。

主な副作用として、胃腸障害、顎骨壊死、非定型大腿骨骨折がある。

内服薬の場合は起床時に内服し、薬剤の吸収障害を防ぐため内

表1 ビスホスホネートの種類

- エチドロン酸（ダイドロネル®）
- アレンドロン酸（ボナロン®、フォサマック®）
- リセドロン酸（アクトネル®、ベネット®）
- ミノドロン酸（ボノテオ®、リカルボン®）
- イバンドロン酸（ボンビバ®）
- ゾレドロン酸（リクラスト®）

服後30分間は水以外の飲食を避ける。また，食道への逆流を防ぐため，内服後30分間は臥位を避ける。

◆ 選択的エストロゲン受容体モジュレーター（SERM）
ラロキシフェン塩酸塩（エビスタ®），バゼドキシフェン酢酸塩（ビビアント®）

骨に対してエストロゲン作用を発揮し，骨吸収を抑制する。骨密度を上昇させ，骨折抑制効果がある。

主な副作用として，深部静脈血栓症がある。

◆ 副甲状腺ホルモン（PTH）
テリパラチド（フォルテオ®，テリボン®）

骨形成促進薬であり，間歇的に投与することで骨のリモデリングが促進される。骨密度を上昇させ，骨折抑制効果がある。骨密度低下の強い骨粗鬆症や，すでに骨折を生じている重篤な骨粗鬆症に用いられる。

皮下注製剤で，1日1回製剤，週1回製剤がある。

主な副作用として，高カルシウム血症，悪心，頭痛，倦怠感などがある。

骨肉腫，悪性腫瘍の骨転移例には禁忌である。

◆ 抗RANKLモノクローナル抗体
デノスマブ（プラリア®）

破骨細胞の分化を抑制し，骨吸収抑制効果を示す。骨密度を上昇させ，骨折抑制の効果がある。低カルシウム血症予防のために，カルシウムおよびビタミンD製剤を併用することが多い。

皮下注製剤で，6カ月に1回投与する。

主な副作用として，低カルシウム血症，顎骨壊死，非定型大腿骨骨折がある。

◆ 活性型ビタミンD₃(**表2**)

 消化管からのカルシウム吸収促進作用,骨吸収抑制作用により,骨密度上昇効果,骨折抑制効果がある。また,筋への作用による転倒抑制効果も報告されている。

 主な副作用として,高カルシウム血症による便秘,嘔気,全身倦怠感などがある。

表2 活性型ビタミンD₃

一般名	商品名
アルファカルシドール	● ワンアルファ® ● アルファロール®
カルシトリオール	ロカルトロール®
エルデカルシトール	エディロール®

◆ ビタミンK₂
メナテトレノン(グラケー®)

 ビタミンK接種不足の高齢者では,大腿骨近位部骨折の発生率が高い。腰椎骨密度の上昇効果や,椎体骨折抑制効果が報告されている。

 副作用は比較的少ないが,ワルファリン投与患者には禁忌である。

◆ カルシトニン
エルカトニン(エルシトニン®)

 破骨細胞の機能を抑制し,骨吸収を抑制する。また疼痛抑制効果を有するため,骨粗鬆症性椎体骨折直後にも用いられる。

 筋注製剤で,週に1〜2回投与する。

 主な副作用として,悪心,顔面紅潮がある。

5 骨粗鬆症

◆ カルシウム製剤
L-アスパラギン酸カルシウム（アスパラ®-CA），リン酸水素カルシウム水和物（リン酸水素カルシウム）

　カルシウムは骨にとって必要不可欠な栄養素である。カルシウムが不足すると，骨代謝回転の亢進により骨吸収が増加し骨量が減少する。カルシウム薬は単剤で用いられることは少なく，骨吸収抑制薬と併用されることが多い。

　主な副作用として，便秘，胸焼けなどの胃腸障害がある。

◆ 女性ホルモン
エストラジオール（ジュリナ®，エストラーナ®テープ）

　女性ホルモンのエストロゲンは，早期閉経者の骨粗鬆症予防，閉経後比較的早期の女性で更年期症状を伴う女性の骨粗鬆症の予防や治療に用いられる。

　内服薬，貼付剤がある。

> **リハビリテーション上の注意点**
> - 服用に際して患者のADLの変化に注意する。
> - ビスホスホネートの内服製剤では，内服後30分間は臥位を避けなければならないため，ADLが低下して座位を保てない場合は医師へ報告する。
> - SERMは副作用に深部静脈血栓症があるため，寝たきり状態や，下肢の自動運動困難など血栓症のリスクが高い場合は医師へ報告する。
> - ビスホスホネートの副作用の一つである非定型大腿骨骨折は，初発症状として大腿部痛を訴える場合がある。特に長期間ビスホスホネートを投与されている患者は注意する必要があり，症状がある場合は医師へ報告する。

【文　献】

1) 骨粗鬆症の予防と治療ガイドライン作成委員会 編: 骨粗鬆症の予防と治療ガイドライン2015年版, ライフサイエンス出版, 2015.

II 疾患の治療で使用する薬剤とリハビリテーション

D 整形外科

6 関節リウマチ

杉村祐介

■ 治療の流れ

関節リウマチ (RA) は関節滑膜に起こる慢性の炎症性疾患である。新たな薬物治療の登場と早期診断によりRAの治療体系は飛躍的に進歩し，関節破壊の抑制が可能となってきた[1]。早期では関節可動域訓練，筋力増強訓練などの運動療法，疼痛に対する物理療法，またRAの患者教育が重要である。進行期ではオーバーユースを避けるための関節保護法や生活指導が必要である。関節変形や拘縮が生じた晩期では，社会復帰への支援が必要となる。

■ 主に使用される薬剤とその特徴

◆ 疾患修飾性抗リウマチ薬 (DMARDs)

RAの原因である免疫の異常に作用して疾患活動性の制御，関節破壊の進行を抑制する効果がある。RAの根本療法に位置づけられる。

合成DMARDs (sDMARDs)

従来型DMARDs (csDMARDs)

- メトトレキサート (MTX) (リウマトレックス®)：最も多く使用されている抗リウマチ薬で，RAの第一選択薬である。また，他の薬剤とも併用され，RA治療のアンカードラッグとして位置づけられている。抗炎症作用や細胞の活性化・増殖抑制によりRAの疾患活動性抑制，関節破壊抑制，身体機能障害改善効果が報告されている。
  - ▶主な副作用：消化器障害，肝機能障害，骨髄抑制，間質性肺炎，感染症
  - ▶禁忌：妊婦または授乳中の患者，重大な感染症，高齢者は慎重投与。肝障害，腎障害，呼吸器障害を有する患者

6 関節リウマチ

- サラゾスルファピリジン（SASP）（アザルフィジン®EN）：単剤またはMTXや他剤と併用して用いられる。重篤な副作用が少ないので、MTXが使用できない患者にも比較的使いやすい。抗体産生抑制やサイトカイン産生抑制作用などがある。
  - ▶主な副作用：皮疹，発熱，骨髄抑制
- ブシラミン（BUC）（リマチル®）：単剤またはMTXや他剤と併用して用いられる。抗体産生抑制やサイトカイン産生抑制作用などがある。
  - ▶主な副作用：腎障害，間質性肺炎，骨髄抑制，黄色爪症候群
- タクロリムス水和物（TAC）（プログラフ®）：単剤またはMTXや他剤と併用して用いられる。サイトカイン産生抑制作用がある。
  - ▶主な副作用：腎障害，耐糖能異常，消化器障害
- イグラチモド（IGU）（ケアラム®，コルベット®）：単剤またはMTXや他剤と併用して用いられる。抗体産生抑制やサイトカイン産生抑制作用などがある。
  - ▶主な副作用：肝機能障害，骨髄抑制，消化器障害，間質性肺炎，感染症
- ミゾリビン（MZR）（ブレディニン®）：単剤またはMTXや他剤と併用して用いられる。抗体産生抑制やサイトカイン産生抑制作用などがある。
  - ▶主な副作用：肝機能障害，骨髄抑制，消化器障害，間質性肺炎，感染症

分子標的型DMARDs（tsDMARDs）

- トファシチニブクエン酸塩（TOF）（ゼルヤンツ®）：単剤またはMTXと併用して用いられる。細胞内のシグナル伝達経路であるJAKを阻害する。
  - ▶主な副作用：感染症，骨髄抑制，肝機能障害，間質性肺炎，帯状疱疹

生物学的抗リウマチ薬（bDMARDs）
バイオ製剤（boDMARDs）

- インフリキシマブ（IFX）（レミケード®）：MTXと併用して用いられる。炎症性サイトカインであるTNFαの作用を抑制する。
  - ▶主な副作用：感染症，アレルギー反応，アナフィラキシー
- エタネルセプト（ETN）（エンブレル®）：単剤またはMTXと併用して用いられる。炎症性サイトカインであるTNFの作用を抑制する。
  - ▶主な副作用：感染症，アレルギー反応
- アダリムマブ（ADA）（ヒュミラ®）：単剤またはMTXと併用して用いられる。炎症性サイトカインであるTNFαの作用を抑制する。
  - ▶主な副作用：感染症，アレルギー反応
- トシリズマブ（TCZ）（アクテムラ®）：単剤またはMTXと併用して用いられる。炎症性サイトカインであるIL-6の作用を抑制する。
  - ▶主な副作用：感染症，アレルギー反応，アナフィラキシー，高コレステロール血症
- アバタセプト（ABT）（オレンシア®）：単剤またはMTXと併用して用いられる。T細胞の活性化を抑制し，炎症性サイトカイン産生を抑制する。
  - ▶主な副作用：感染症，アレルギー反応，アナフィラキシー
- ゴリムマブ（GLM）（シンポニー®）：単剤またはMTXと併用して用いられる。炎症性サイトカインであるTNFαの作用を抑制する。
  - ▶主な副作用：感染症，アレルギー反応
- セルトリズマブ ペゴル（CZP）（シムジア®）：単剤またはMTXと併用して用いられる。炎症性サイトカインであるTNFαの作用を抑制する。
  - ▶主な副作用：感染症，アレルギー反応

6 関節リウマチ

バイオシミラー製剤（bsDMARDs）

- インフリキシマブ後続1（インフリキシマブBS）：レミケードのバイオシミラーである。MTXと併用して用いられる。炎症性サイトカインであるTNFαの作用を抑制する。
  ▶主な副作用：感染症，アレルギー反応，アナフィラキシー

> **リハビリテーション上の注意点**
> - 副作用の早期発見が重要となる。発熱，呼吸苦，易疲労感，口内炎の自覚があり，副作用の可能性がある場合は速やかに医師への報告が必要である。また，妊娠計画がある際にも医師へ報告する。

◆ ステロイド

強力な抗炎症作用を有し，関節炎症状を改善させる。ステロイドは効果の発現が早いことから，DMARDsの効果が出現する前に，症状を改善させるために併用される。

主な副作用として，骨粗鬆症，皮膚脆弱化，糖尿病，白内障，易感染性などがある。

> **ステロイド使用中のリハビリテーション上の注意点**
> - 特にステロイドを長期間使用している場合，その副作用に注意が必要となる。骨粗鬆症のための骨脆弱化があり，リハビリテーション中や日常生活において，脊椎椎体骨折をはじめとする脆弱性骨折の発生に注意を要する。また，皮膚脆弱化がある場合，運動療法や物理療法の際の皮膚への刺激の軽減を考慮する必要がある。

【文献】

1) 竹内　勤 編：関節リウマチ治療実践バイブル，南江堂，2013.

II 疾患の治療で使用する薬剤とリハビリテーション
E 代謝内科

1 糖尿病

細葉美穂子

■ 治療の流れ

糖尿病は，主に自己免疫機序により膵β細胞が破壊され絶対的インスリン欠乏に至る1型糖尿病と，インスリン分泌低下やインスリン抵抗性をきたす複数の遺伝因子に過食，運動不足などの環境因子が加わって発症する2型糖尿病に大別される。1型糖尿病の治療はインスリン療法である。2型糖尿病の治療は，食事・運動療法が基本であるが，改善されない場合は薬物療法を行う。薬物療法を行う際には，インスリン分泌低下やインスリン抵抗性を評価し，病態にあった薬剤を選択する（図1）。

図1 病態に合わせた経口血糖降下薬の選択

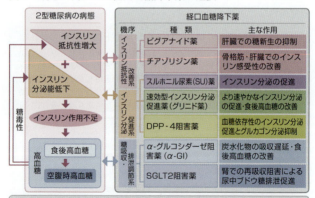

食事，運動などの生活習慣改善と1種類の薬剤の組み合わせで効果が得られない場合，2種類以上の薬剤の併用を考慮する．
作用機序の異なる薬剤の組み合わせは有効と考えられるが，一部の薬剤では有効性および安全性が確立していない組み合わせもある．詳細は各薬剤の添付文書を参照のこと．

（日本糖尿病学会 編・著：糖尿病治療ガイド2016-2017, p.31, 図9, 文光堂，2016. より許可を得て転載）

■ 主に使用される薬剤とその特徴
◆ 経口血糖降下薬（表1）

ビグアナイド薬

　肝臓での糖新生を抑制し，消化管からの糖吸収の抑制，末梢組織でのインスリン抵抗性の改善により血糖を低下させる。肥満やインスリン抵抗性を有する患者がよい適応であるが，非肥満例にも有効である。単独では低血糖を起こす可能性は低い。副作用として，下痢，悪心などの消化器症状，乳酸アシドーシスがある。乳酸アシドーシスは，高齢者や肝・腎機能障害，心肺機能低下を有する患者，脱水，大量飲酒者などで起こしやすい。手術前後，ヨード造影剤使用前後には乳酸アシドーシスのリスクがあり中止する。

チアゾリジン薬

　インスリン抵抗性の改善により血糖を低下させる。インスリン抵抗性を有する2型糖尿病患者がよい適応である。単独では低血糖を起こす可能性は低い。チアゾリジン薬により体重増加をきたすことが多く，食事・運動療法を徹底する必要がある。副作用として水分貯留による浮腫があり，心不全および心不全の既往のある患者には使用しない。また，重篤な肝機能障害を有する患者には禁忌となっている。女性では骨折の発現頻度の上昇が報告されており，骨粗鬆症のリスクの高い患者には慎重に投与を検討する。海外の疫学研究で膀胱癌のリスクが高まる可能性が報告されており，膀胱癌治療中の患者には使用しない。

スルホニル尿素薬（SU薬）

　膵β細胞のSU受容体に結合して，インスリン分泌を促進する。インスリン分泌能が低下しているが比較的保たれている2型糖尿病が適応である。副作用として低血糖に注意が必要である。特に，肝・腎機能障害の患者や高齢者では遷延性低血糖をきたしやすい。また，服用により体重増加をきたしやすいので食事療法の指導が重要である。

速効型インスリン分泌促進薬(グリニド薬)

膵β細胞のSU受容体に結合し,インスリン分泌を促進する。SU薬と比較して,血糖降下作用は速やかに発現し,作用は短時間で,食後高血糖を改善する。副作用としては低血糖に注意が必要である。特に,肝・腎機能障害の患者では低血糖の危険性があり,慎重に投与する。

DPP-4阻害薬

インクレチン(GLP-1,GIP)の分解酵素であるDPP-4を阻害し,インクレチン作用を増強させ,インスリン分泌を促進し,グルカゴン分泌を抑制する。血糖値に依存してインスリン分泌を促進するため,単独では低血糖の可能性は少ない。SU薬との併用で重症低血糖が報告されており,高齢者や腎機能障害の患者ではSU薬の減量を考慮する。

αグルコシダーゼ阻害(α-GI)薬

小腸のαグルコシダーゼを阻害し,糖の吸収を遅延させ,食後高血糖を改善する。単独では低血糖を起こす可能性は極めて低い。
副作用として,放屁,下痢,腹部膨満などの消化器症状があり,腹部手術歴や腸閉塞の既往がある患者では腸閉塞のリスクがあり慎重に投与の可否を検討する。肝障害も報告されており,定期的な肝機能検査が必要である。また,SU薬やインスリンなど他剤との併用で低血糖が起きた際には,砂糖では血糖の回復が遅れるため,ブドウ糖を投与する。

SGLT2阻害薬

腎臓の近位尿細管からのブドウ糖の再吸収を阻害し,尿糖排泄を促進し,血糖を低下させる。単独では低血糖を起こす可能性は低いが,インスリンやSU薬との併用では低血糖に注意する必要がある。体重減少効果があり,肥満の2型糖尿病患者でよい適応である。副作用として,体液量が減少し,脱水を起こすおそれが

あり，水分補給の指導を適切に行う必要がある．また，脱水による脳梗塞や血栓・塞栓症の発症に十分注意する．そのほかに，尿路感染症・性器感染症，ケトアシドーシス，発疹，紅斑などの皮膚症状も報告されている．

表1 経口血糖降下薬

	一般名	商品名
ビグアナイド薬	メトホルミン塩酸塩	● グリコラン® ● メトグルコ®
	ブホルミン塩酸塩	● ジベトス ● ジベトンS
チアゾリジン薬	ピオグリタゾン塩酸塩	● アクトス® ● アクトス®OD
SU薬	グリベンクラミド	● オイグルコン® ● ダオニール®
	グリクラジド	● グリミクロン® ● グリミクロン®HA
	グリメピリド	● アマリール® ● アマリール®OD
グリニド薬	ナテグリニド	● スターシス® ● ファスティック®
	ミチグリニドカルシウム水和物	グルファスト®
	レパグリニド	シュアポスト®
DPP-4阻害薬	シタグリプチンリン酸塩水和物	● グラクティブ® ● ジャヌビア®
	ビルダグリプチン	エクア®
	アログリプチン安息香酸塩	ネシーナ®
	リナグリプチン	トラゼンタ®
	テネリグリプチン臭化水素酸塩水和物	テネリア®
	アナグリプチン	スイニー®
	サキサグリプチン水和物	オングリザ®
	トレラグリプチンコハク酸塩*	ザファテック®
	オマリグリプチン*	マリゼブ®
α-GI薬	アカルボース	● グルコバイ® ● グルコバイ®OD
	ボグリボース	● ベイスン® ● ベイスン®OD
	ミグリトール	● セイブル® ● セイブル®OD
SGLT2阻害薬	イプラグリフロジンL-プロリン	スーグラ®
	ダパグリフロジンプロピレングリコール水和物	フォシーガ®
	ルセオグリフロジン水和物	ルセフィ®
	トホグリフロジン水和物	● アプルウェイ® ● デベルザ®
	カナグリフロジン水和物	カナグル®
	エンパグリフロジン	ジャディアンス®

＊：週1回製剤

◆ **注射薬**

インスリン

　健常人のインスリン分泌は、24時間にわたって一定の量が持続して分泌される基礎分泌と、食事によって上昇する血糖に応じて分泌される追加分泌によって血糖は一定の値になるようにコントロールされている（**図2**）。インスリン治療はこれらの健常人のインスリン分泌を再現し、インスリン分泌を補充する治療である（**表2**）。基礎分泌の代用としては持効型インスリンあるいは中間型インスリン、追加分泌の代用として超速効型インスリンあるいは速効型インスリンを使用する。

　インスリン製剤は、作用発現時間、作用持続時間により超速効型、速効型、中間型、混合型、配合溶解、持効型に分類される（**表3**）。

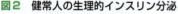
超速効型インスリン

　皮下注射後10〜20分で作用が発現し、最大作用時間も約2時間と短く、作用持続時間は3〜5時間である。追加分泌補充として使用され、食直前に投与し、食事による血糖の上昇を抑制する。

速効型インスリン

　皮下注射後30分で作用が発現し、最大作用時間は1〜3時間、作用持続時間は5〜8時間である。食前30分前に投与し、食事による血糖の上昇を抑制する。静脈内注射も可能で、点滴内混注

図2　健常人の生理的インスリン分泌

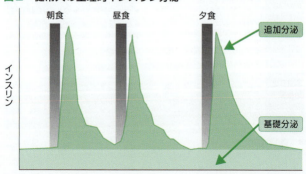

1 糖尿病

や持続静脈内投与に用いられる。

中間型インスリン

皮下注射後1～3時間で作用が発現し，最大作用時間は4～12時間，作用持続時間は18～24時間である。作用時間が短く，ピークを有するために低血糖を起こす原因となり，基礎インスリン補充として使用されることは少なくなってきている。

混合型インスリン

速効型インスリンと中間型インスリン，または超速効型インスリンと中間型インスリンを混合した製剤である。1回の注射で追加分泌と基礎分泌の両方を補充できる。

ノボリン®30Rは30％の速効型インスリンと70％の中間型インスリン，ノボラピッド®30ミックス注は30％の超速効型インスリンと70％の中間型インスリン，ヒューマリン®3/7は30％の速効型インスリンと70％の中間型インスリン，ヒューマログ®ミックス25注は25％の超速効型インスリンと75％の中間型インスリンの混合製剤であり，商品名に超速効型あるいは速効型の混合比率が示されている。

表2 インスリン療法の適応

絶対的適応	1．1型糖尿病などインスリン依存状態 2．高血糖性の昏睡（糖尿病ケトアシドーシス，高血糖高浸透圧症候群，乳酸アシドーシス） 3．重度の肝障害，腎障害を合併しているとき 4．重症感染症，外傷，中等度以上の外科手術（全身麻酔施行例など）のとき 5．糖尿病合併妊婦，妊娠糖尿病（食事療法だけでは良好な血糖コントロールが得られない場合） 6．静脈栄養時の血糖コントロール
相対的適応	1．インスリン非依存状態でも，著明な高血糖（例えば空腹時血糖 250mg/dL以上，随時血糖値 350mg/dL以上）を認める場合 2．経口薬療法のみでは良好な血糖コントロールが得られない場合 3．やせ型で栄養状態が低下している場合 4．ステロイド治療時に高血糖を認める場合 5．糖毒性を積極的に解除する場合

（文献1より一部改変引用）

表3 インスリン製剤の種類

分類名	形態	商品名	発現時間	最大作用時間	持続時間
超速効型	v	ヒューマログ®注100単位/mL	15分未満	30分〜1.5時間	3〜5時間
	c	ヒューマログ®注カート			
	k	ヒューマログ®注ミリオペン®			
	v	ノボラピッド®注100単位/mL	10〜20分	1〜3時間	3〜5時間
	c	ノボラピッド®注ペンフィル®			
	k	・ノボラピッド®注フレックスペン® ・ノボラピッド®注フレックスタッチ® ・ノボラピッド®注イノレット®			
	v	アピドラ®注100単位/mL	15分未満	30分〜1.5時間	3〜5時間
	c	アピドラ®注カート			
	k	アピドラ®注ソロスター®			
速効型	v	ヒューマリン®R注100単位/mL	30分〜1時間	1〜3時間	5〜7時間
	c	ヒューマリン®R注カート			
	k	ヒューマリン®R注ミリオペン®			
	v	ノボリン®R注100単位/mL	約30分	1〜3時間	約8時間
	k	ノボリン®Rフレックスペン®			
混合型	c	ヒューマログ®ミックス25注カート	15分未満	30分〜6時間	18〜24時間
	k	ヒューマログ®ミックス25注ミリオペン®			
	c	ヒューマログ®ミックス50注カート	15分未満	30分〜4時間	18〜24時間
	k	ヒューマログ®ミックス50注ミリオペン®			
	v	ヒューマリン®3/7注100単位/mL	30分〜1時間	2〜12時間	18〜24時間
	c	ヒューマリン®3/7注カート			
	k	ヒューマリン®3/7注ミリオペン®			
	c	ノボラピッド®30ミックス注ペンフィル®	10〜20分	1〜4時間	約24時間
	k	・ノボラピッド®30ミックス注フレックスペン® ・ノボラピッド®50ミックス注フレックスペン® ・ノボラピッド®70ミックス注フレックスペン®			
	k	ノボリン®30R注フレックスペン®	約30分	2〜8時間	約24時間
	k	イノレット®30R注			
配合溶解	k	ライゾデグ®配合注フレックスタッチ®	10〜20分	1〜3時間	42時間超
中間型	v	ヒューマリン®N注100単位/mL	1〜3時間	8〜10時間	18〜24時間
	c	ヒューマリン®N注カート			
	k	ヒューマリン®N注ミリオペン®			
	k	ノボリン®N注フレックスペン®	約1.5時間	4〜12時間	約24時間
持効型溶解	c	レベミル®注ペンフィル®	約1時間	3〜14時間	約24時間
	k	レベミル®注フレックスペン®			
	k	レベミル®注イノレット®			
	c	トレシーバ®注ペンフィル®	—	明らかなピークなし	42時間超
	k	トレシーバ®注フレックスタッチ®			
	v	ランタス®注100単位/mL	1〜2時間	明らかなピークなし	約24時間
	c	ランタス®注カート			
	k	ランタス®注ソロスター®			
	c	インスリングラルギンBS注カート「リリー」			
	k	インスリングラルギンBS注ミリオペン®「リリー」			
	k	ランタス®XR注ソロスター®	1〜2時間	明らかなピークなし	24時間超

v:バイアル製剤,　c:カートリッジ製剤,　k:キット製剤
(日本糖尿病学会 編・著:糖尿病治療ガイド2016-2017, p.64-67, 表14-16, 文光堂, 2016. より許可を得て一部改変引用)

1 糖尿病

配合溶解インスリン

超速効型インスリンと持効型インスリンを配合した製剤である。
ライゾデグ®は、インスリンアスパルト(ノボラピッド®)とインスリンデグルデク(トレシーバ®)を3:7の割合で配合し、10〜20分で作用が発現し、最大効果は1〜3時間、持続時間は42時間超である。

持効型溶解インスリン

皮下注射後1〜2時間で作用が発現し、作用持続時間は約24時間、インスリンデグルデクは42時間以上と長い。基礎インスリン補充として使用され、空腹時血糖の上昇を抑制する。

GLP-1受容体作動薬(表4)

膵β細胞のGLP-1受容体に結合し、インスリン分泌を促進する。グルカゴン分泌抑制作用、胃内容物排出抑制作用も有し、空腹時血糖、食後血糖の両方を低下させる。食欲抑制作用があり、体重減少作用もある。グルコース濃度依存性にインスリン分泌を促進するため、単独では低血糖を起こす可能性は低いが、SU薬やインスリン製剤との併用の際は低血糖に注意が必要である。

副作用として、便秘、下痢、悪心、嘔吐などの消化器症状が投与初期に認められる。また、急性膵炎も報告されており、膵炎の既往のある患者には慎重に投与する。

表4 GLP-1受容体作動薬

一般名	商品名
リラグルチド	ビクトーザ®
エキセナチド	バイエッタ®
リキセナチド	リキスミア®
持続性エキセナチド＊	ビデュリオン®
デュラグルチド＊	トルリシティ®

＊：週1回製剤

■ 糖尿病患者におけるリハビリテーションの適応と禁忌

　糖尿病患者はリハビリテーションの前にメディカルチェックを行い，網膜症，腎症，末梢および自律神経障害，心血管疾患，整形外科的疾患など合併症の評価を行うことが重要である（**表5**）。

　網膜症がある場合は，息をこらえて行うバルサルバ型運動や頭位を下げる運動は眼圧を上昇させるので避ける。顕性腎症期には，運動負荷により蛋白尿が増加するような場合は運動強度や運動量を軽減する。腎不全期は体力を維持する程度の運動に留める。末梢神経障害では，リハビリテーション前に足や足趾の変形，足潰瘍など足病変を定期的にチェックし，足に適した靴をはくように指導する。自律神経障害では起立性低血圧や無自覚性低血糖に注意し，高度の自律神経障害では突然死の危険もあり運動を禁止する。

表5　運動療法を禁止あるいは制限したほうがよい場合

1. 糖尿病の代謝コントロールが極端に悪い場合（空腹時血糖値250mg/dL以上，または尿糖ケトン体中等度以上陽性）
2. 増殖網膜症による新鮮な眼底出血がある場合（眼科医と相談）
3. 腎不全の状態にある場合
4. 虚血性心疾患＊や心肺機能に障害のある場合（専門の医師の意見を求める）
5. 骨・関節疾患がある場合（専門の医師の意見を求める）
6. 急性感染症
7. 糖尿病壊疽
8. 高度の糖尿病自律神経障害

これらの場合でも日常生活における体動が制限されることはまれであり，安静臥床を必要とすることはない
＊糖尿病の場合には，特に無症候性（無痛性）心筋虚血への注意が必要である

（文献1より引用）

1 糖尿病

> **インスリン治療・SU薬内服患者のリハビリテーション上の注意点**
> - インスリンやSU薬の治療で最も注意しなければならないことは低血糖である。糖尿病患者では，血糖は食後1～2時間値が最も高く，低血糖の予防のためにも食後にリハビリテーションを行うことが望ましい。また，運動中および当日から翌日までの間に低血糖を起こすおそれもあり，インスリン量の調整や補食が必要になることもある。
> - インスリンを上腕や大腿部に皮下注射している場合，リハビリテーションによりインスリンの吸収が速くなり低血糖を起こす危険性があるため，腹部に注射するように確認する。

【文 献】

1) 日本糖尿病学会 編・著：糖尿病治療ガイド2016-2017，文光堂，2016．
2) 日本糖尿病学会，編：糖尿病専門医研修ガイドブック 改訂第6版，201-210，診断と治療社，2014．

| II | 疾患の治療で使用する薬剤とリハビリテーション | E | 代謝内科 |

2 慢性腎臓病

宮形 滋

■ 慢性腎臓病の治療の流れ

慢性腎臓病（CKD）は一つの疾患ではなく，腎臓の機能が徐々に低下していくさまざまな腎臓病の総称である。

CKDの定義を**表1**に示す。また，CKDの重症度は，原疾患と，糸球体濾過量（GFR）の値による病期（ステージ，G1～5），尿蛋白量による蛋白尿区分（A1～3）で分けられている（**表2**）。この重症度を評価して治療を行う。

腎機能障害が進行し末期腎不全になると，生命維持のために人工透析（血液透析，腹膜透析）や腎移植などの腎代替療法が必要となる。わが国ではほとんどが血液透析（HD）で，次に腹膜透析（PD）であり，腎移植は少ない。腎代替療法になるまでを一般に保存期という。ここでは，末期腎不全で腎代替療法のHD・PDを行う時期を透析期として扱う。

■ 保存期

CKDは心血管系疾患（CVD）と密接に関連しているため，CKD患者ではCVDの発症率や死亡率が高い。CKD患者には，原疾患に対する治療と同時に，CKDに対する治療も行われる。

保存期には，腎機能障害を抑制し進行させない，あるいは末期腎不全に至るまでの期間を延長させることを目的とした治療が行われる。すなわち，CKDの増悪因子である高血圧，貧血の管理が重要となる。食事療法としては塩分の制限や低蛋白食が主体となり，状態によっては水分制限あるいはカリウム摂取の制限なども必要となる。薬物治療は，血圧の管理，尿蛋白の減少，腎性貧血の改善が主体となる。

2 慢性腎臓病

表1 慢性腎臓病の定義

①尿異常,画像診断,血液,病理で腎障害の存在が明らか。特に0.15g/gCr以上の蛋白尿(30mg/gCr以上のアルブミン尿)の存在が重要
② GFR＜60mL/分/1.73m^2
①②のいずれか,または両方が3カ月以上持続する

(日本腎臓学会 編:CKD診療ガイド2012, p.1, 表1, 東京医学社, 2012. より許可を得て転載)

表2 慢性腎臓病の重症度分類

原疾患	蛋白尿区分		A1	A2	A3
糖尿病	尿アルブミン定量 (mg/日)		正常	微量アルブミン尿	顕性アルブミン尿
	尿アルブミン/Cr比 (mg/gCr)		30未満	30～299	300以上
高血圧 腎炎 多発性嚢胞腎 移植腎 不明 その他	尿蛋白定量 (g/日)		正常	軽度蛋白尿	高度蛋白尿
	尿蛋白/Cr比 (g/gCr)		0.15未満	0.15～0.49	0.50以上
GFR区分 (mL/分/1.73m^2)	G1	正常または高値	≧90		
	G2	正常または軽度低下	60～89		
	G3a	軽度～中等度低下	45～59		
	G3b	中等度～高度低下	30～44		
	G4	高度低下	15～29		
	G5	末期腎不全 (ESKD)	＜15		

重症度は原疾患・GFR区分・蛋白尿区分を合わせたステージにより評価する。CKDの重症度は死亡,末期腎不全,心血管死亡発症のリスクを緑■のステージを基準に,黄■,オレンジ■,赤■の順にステージが上昇するほどリスクは上昇する。

(日本腎臓学会 編:CKD診療ガイド2012, p.3, 表2, 東京医学社, 2012. より許可を得て転載)

◆ 保存期に使用される薬

血圧の管理・尿蛋白の減少

保存期CKDの降圧目標は,血圧130/80mmHg以下である。しかし,65歳以上の高齢者では腎機能悪化の可能性があるため,収縮期血圧110mmHg未満の降圧は避ける。

降圧薬(表3)

- 糖尿病非合併で正常尿蛋白(尿蛋白0.15g/gCr未満)の患者(G1 A1, G2 A1)では降圧剤の種類は問わない。
- 糖尿病非合併で軽度以上の尿蛋白(尿蛋白0.15g/gCr以上)の患者(G3a A1〜A3, G3b A1〜A3, G4 A1〜A3, G5 A1〜A3)および糖尿病合併患者には,レニン・アンジオテンシン系(RAS)阻害薬が第一選択となる[1]。
  - ▶RAS阻害薬は,輸出細動脈を拡張させて糸球体内圧や過剰濾過を是正することで尿蛋白を減少させ,また腎機能障害

表3 主な降圧薬

	一般名	商品名
ARB	オルメサルタンメドキソミル	オルメテック®
	ロサルタンカリウム	ニューロタン®
	テルミサルタン	ミカルディス®
	カンデサルタンシレキセチル	ブロプレス®
	バルサルタン	ディオバン®
	アジルサルタン	アジルバ®
	イルベサルタン	イルベタン®
ACE阻害薬	イミダプリル塩酸塩	タナトリル®
	テモカプリル塩酸塩	エースコール®
	エナラプリルマイレン酸塩	レニベース®
カルシウム拮抗薬	ベニジピン塩酸塩	コニール®
	シルニジピン	アテレック®
	マニジピン塩酸塩	カルスロット®
	ニフェジピン	アダラート®CR
	アムロジピンベシル酸塩	ノルバスク®

を抑制する働きがある。RAS阻害薬には、アンジオテンシンⅡ受容体拮抗薬（ARB）とアンジオテンシン変換酵素（ACE）阻害薬がある。

- ▶ ARB、ACE阻害薬には、ともに高カリウム血症の副作用がある。また、腎機能が悪化することもあるので少量から開始し、投与開始後1カ月以内にクレアチニン値が30％以上または1mg/dL以上の上昇を認めた場合は中止する。
- ▶ ACE阻害薬には空咳の副作用がある。また、デキストラン硫酸セルロースを用いたLDL吸着やAN69を用いた血液透析では、ブラジキニン蓄積によるアナフィラキシー様ショックを引き起こすことがあるので禁忌である。
- RAS阻害薬では降圧が十分でない場合、第二選択薬としてカルシウム拮抗薬が使用される。肝代謝であり、腎機能障害でも安全に投与できる。

腎性貧血の治療

CKDでは、腎機能障害の進行とともに内因性エリスロポエチン産生の低下が起こり、腎性貧血をきたす。CKDの進行に伴い、その発生頻度や貧血の程度も上昇する。貧血の悪化による虚血は臓器障害を起こし、さらに腎機能や心機能が悪化するという悪循環が生じるため、腎性貧血の治療は非常に重要である。

腎性貧血の治療には赤血球造血刺激因子（ESA）が使用される。貧血の診断基準値としてヘモグロビン（Hb）値が用いられる。

腎性貧血の治療は、日本透析医学会による「2015年版 慢性腎臓病患者における腎性貧血治療のガイドライン」[2] を参考に行う。

ESAの投与（表4）
- 保存期患者：Hb値11g/dL未満となった時点で治療を開始する。維持する目標Hb値は11g/dL以上13g/dL未満とし、皮下注が望ましい。
- PD患者：Hb値11g/dL未満となった時点で治療を開始する。維持すべき目標Hb値は11g/dL以上13g/dL未満、投与経

路は皮下注が望ましいが，PD・HD併用療法の場合には，HD終了時に透析回路からの静脈内投与を行う。
- HD患者：週初めの採血においてHb値が10g/dL未満になった時点でESAを開始し，10g/dL以上12g/dL未満に維持する。透析回路を通して静脈内投与を行う[2]。

鉄の補充（表5）

血清フェリチン値やトランスフェリン飽和度（TSAT）で血清中の鉄を評価する。ESA投与下で血清フェリチン値100ng/mL未満かつTSAT20％未満の場合には鉄補充を行う。血清フェリチン値300ng/dL以上になる場合は，鉄補充は推奨されない。鉄剤は，経口投与あるいは静脈投与を行う[2]。

経口投与では消化器症状（嘔気，嘔吐など）の副作用が出現し，内服できないこともある。また，炭酸カルシウム，胃酸分泌抑制薬を内服している場合は鉄吸収が阻害されるため注意が必要である。一方，鉄の経口投与ではセフジニル，テトラサイクリン，ニューキノロン系薬剤の吸収が阻害されるため，これらの薬剤は鉄剤の投与から3時間以上は間を空けて内服する。

静注投与の場合，保存期・PD患者では通院時に時間をかけてゆっくりと投与する。HD患者では週1回，透析終了時に回路から時間をかけてゆっくりと投与する。静注投与は貧血改善効果の確認と鉄評価を行いながら13回を区切りとし，血清フェリチン値が300ng/mL以上にならないように投与する[2]。

2 慢性腎臓病

表4 ESAの種類と投与法

ESA	患者の状態		投与頻度	投与法
エポエチンアルファ (エスポー®)	保存期・PD		1～2週に1回	皮下注
	HD		週2～3回	静注
エポエチンベータ (エポジン®)	保存期・PD		1～2週に1回	皮下注(あるいは, 保存期は週1回静注)
	HD		週2～3回	静注
エポエチンカッパ (エポエチンアルファBS) ＊HD患者のみ適応	HD		週2～3回	静注
(持続型)ダルベポエチンアルファ (ネスプ®)	保存期・PD		2～4週に1回	皮下注あるいは静注
	HD		1～2週に1回	静注
(持続型)エポエチンベータペゴル (ミルセラ®)	保存期・PD	初期	2週に1回	静注あるいは皮下注
		維持期	4週に1回	
	HD	初期	2週に1回	静注
		維持期	4週に1回	

表5 鉄剤の種類

	一般名	商品名
経口剤	クエン酸第一鉄ナトリウム	フェロミア®
	硫酸鉄水和物	フェロ・グラデュメット®
	フマル酸第一鉄	フェルム®
注射剤	含糖酸化鉄	フェジン®

保存期におけるリハビリテーション上の注意点

- CKD患者は原疾患の治療も行っているため, 本書の原疾患の項目も参照してほしい。
- 保存期には残存腎機能の低下とともに腎性貧血やCVDの合併率も高くなるため, リハビリテーション時には貧血の増悪に注意が必要である。貧血を生じた患者には, 倦怠感や動悸の訴え, 血圧低下, 顔色蒼白などがみられることがある。
- 短期間で急に体重が増加し, 全身あるいは下肢の浮腫が出現した際には腎機能が悪化した可能性があるので注意が必要である。

■ 透析期

腎代替療法として人工透析が最も多く、HDがほとんどであり、PD患者は約3％である[3]。

透析期には残存腎機能はほとんどなくなり、人工透析によって、水分・老廃物の除去、電解質の是正、アシドーシス改善などが行われるが、完全なものではなく、腎臓の働きの一部を行っているだけである。それ以外の働きは、食事療法、薬物治療によって補っていくことになる。

◆ 血液透析（HD）

HDは、体外循環で透析膜を介し、拡散によって血液を浄化する方法である。体外循環を行うために、血液を体内から脱血して透析した後に体内へ返血するバスキュラーアクセス（VA）が必要である。動脈と表在静脈をつなぎ内シャントを作製すると、動脈血が表在静脈に直接流れ、血管が拡張して血流量が多くなる。この拡張したシャント血管に脱血用と返血用の針を穿刺することで、HDを行う。自己血管による内シャント作製が不可能な場合には、人工血管による内シャント作製、動脈表在化、あるいはVAカテーテル留置が行われる。

一般にHDは、週3回、1回あたり4～5時間の間歇的治療である。非透析時に蓄積された血中の老廃物や水分などがこの4～5時間の透析で除去され、電解質も是正されるため、この変化に体が適応できないと血圧が低下したり（ときにはショック）、頭痛、嘔気、嘔吐などの症状が起こる。また、HD患者は早期に無尿になるため、非透析日に摂取した水分を4～5時間のHDで除水することになる。毎回のHDで完全に除水できないと、体内に水分が貯留して肺水腫や心不全になるため、厳重な水分制限が必要である。また、カリウムやリンも摂取するとすぐに血中濃度が上昇するため、水分と同様に制限が必要である。

なお、HD中は体外循環のために抗凝固剤（ヘパリン、低分子ヘパリン）を使用することから、出血傾向がある。

2 慢性腎臓病

◆ 腹膜透析（PD）

　PDは腹膜を利用して透析を行う方法である。腹壁を通過させて腹腔内と体外をつなげたカテーテルを留置し、そこから透析液を腹腔内に注入する。一定の時間、腹腔内に透析液を貯留した後に排液する（バッグ交換）。これを1～5回/日ほど行う。在宅治療であり、通院は2～4週に1回である。生体の腹膜を利用するため、腹膜機能が劣化するとPDは不可能になる。

　PDでは、バッグ交換時以外は透析液が腹腔内にあるため持続的に物質除去や除水が行われることから、HD前後のように血液中の物質は大きく変化しない。そのため、血圧低下や頭痛、嘔気、嘔吐などの症状は発現しない。ただし、腹膜炎の危険があり、その予防のためにバッグ交換時の清潔操作が重要である。

◆ 透析期に主に使用される薬

慢性腎臓病に伴う骨・ミネラル代謝異常

　腎障害の進行に伴い、血清リン濃度は上昇、血清カルシウム濃度は低下する。その結果、副甲状腺ホルモン（PTH）が上昇する。以前は、末期腎不全において、二次性副甲状腺機能亢進症による腎性骨異栄養症が問題となっていた。しかし、疫学的研究の結果から、高リン血症、低カルシウム血症、高PTHは、骨病変だけではなく血管石灰化を引き起こすことでCVDの発生に関与する生命予後因子であることが明らかになり、「慢性腎臓病に伴う骨・ミネラル代謝異常（CKD-MBD）」という概念が提唱された[3]。

　特に生命予後にはリンの代謝が最も影響を及ぼし、次いでカルシウム、PTHの順であることがわかったことから、日本透析医学会による「慢性腎臓病に伴う骨・ミネラル代謝異常の診療ガイドライン」[5]において、リン、カルシウム、PTHの順に管理目標値が定められた（**表6**）。

表6　慢性腎臓病におけるリン，カルシウムの管理

	血清リン濃度	血清カルシウム濃度
保存期（血清リン，カルシウム濃度は各施設の基準値内に維持する）	食事のリン制限で管理。リン吸着薬を用いる	カルシウム含有リン吸着薬や経口活性型ビタミンD製剤の投与で管理
透析期（血清リン，血清補正カルシウム，血清PTH濃度の順に優先して管理目標値にする）	管理目標値：3.5～6.0mg/dL	管理目標値：血清補正カルシウム 8.4～10.0mg/dL

＊カルシウム，リンの管理は**図1**を参考に行う[5]

図1　リン，カルシウムの治療管理法「9分割図」

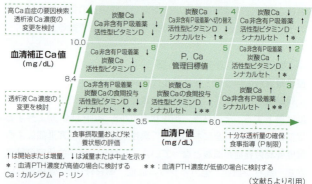

↑は開始または増量，↓は減量または中止を示す
＊：血清PTH濃度が高値の場合に検討する　＊＊：血清PTH濃度が低値の場合に検討する
Ca：カルシウム　P：リン

（文献5より引用）

リン吸着薬

2017年現在で使用されているリン吸着薬は，その薬剤に含まれるリンと結合する物質の種類によって，金属系とポリマー系に分類される（**表7**）。金属系はさらに，体内に存在するものと体内には存在しないものに分けられる。これらが腸管内でリンと結合することで，リンの吸収が阻害される。そのため，経口摂取したリンを腸管内で吸着できるように，食直前あるいは食直後にリン吸着薬を内服することが重要である。すなわち，経口摂取をしない場合には内服する必要はなく，1日に4回食事をするのであれば4回内服する必要がある。

2 慢性腎臓病

沈降炭酸カルシウム
安価であり,保存期,透析期で使用できるが,カルシウム負荷による高カルシウム血症に注意が必要である。食直後に内服する。

クエン酸第二鉄水和物(リオナ®)
保存期,透析期で使用できる。下痢や黒色便,腹部不快感などの副作用がある。鉄が一部吸収されるため,血清フェリチンなどを定期的に測定して鉄過剰に注意する。食直後に内服する。

スクロオキシ水酸化鉄(ピートル®)
透析期のみの適応となる。下痢,黒色便,嘔気,腹部不快感などの副作用がある。鉄が一部吸収されることがある。食直前に内服する。

炭酸ランタン水和物(ホスレノール®)
体内にない金属である。保存期,透析期に使用できる。チュアブル錠はよく噛み砕かないとリン吸着作用を示さないため,2012年に顆粒剤が発売された。リン吸着作用は強いが,悪心,嘔吐,便秘の副作用がある。食直後に内服する。

セベラマー塩酸塩(レナジェル®,フォスブロック®)
ポリマー系で,体内には吸収されない。透析期のみの適応となる。内服量が多く,腹部膨満や便秘の副作用がある。食直後に内服する。

ビキサロマー(キックリン®)
ポリマー系で,体内には吸収されない。透析期のみの適応である。腹部膨満や便秘の副作用がある。食直後に内服する。

表7 リン吸着薬

分類	体内における有無	名称	適応	服用時期	副作用
金属系	存在する	沈降炭酸カルシウム	保存期・透析期	食直後	高Ca血症
		クエン酸第二鉄(リオナ®)	保存期・透析期	食直後	下痢,黒色便
		スクロオキシ水酸化鉄(ピートル®)	透析期	食直前	下痢,黒色便
	存在しない	炭酸ランタン水和物(ホスレノール®)	保存期・透析期	食直後	悪心,嘔吐
ポリマー系	存在しない	・セベラマー塩酸塩(レナジェル®,フォスブロック®) ・ビキサロマー(キックリン®)	透析期	食直前	便秘,腹部膨満

活性型ビタミンD

活性型ビタミンDには，内服薬と注射薬がある（**表8**）。いずれの活性型ビタミンDも，高カルシウム血症には注意する。

表8 活性型ビタミンD

剤形	一般名	商品名	備考
内服薬	アルファカルシドール	●アルファロール® ●ワンアルファ®	–
	カルシトリオール	ロカルトロール®	–
	ファレカルシトリオール	フルスタン®	–
		ホーネル®	維持透析下の二次性副甲状腺機能亢進症にのみ適応
注射薬	カルシトリオール	ロカルトロール®	週1～3回透析終了時に静注
	マキサカルシトール	オキサロール®	●週1～3回透析終了時に静注 ●維持透析下の二次性副甲状腺機能亢進症のみ適応

二次性副甲状腺機能亢進症の治療：PTHの管理

PTHが高値になると，骨形成と骨吸収が亢進して高回転骨となり，線維性骨炎の状態になる。血清PTH濃度は，血清リン濃度，血清カルシウム濃度を管理したうえで，intact PTH 60～240 pg/mLが望ましい[5]。

<u>保存期</u>

食事のリン制限，リン吸着薬，経口活性型ビタミンD製剤の投与によってPTHを管理する。

<u>透析期</u>

二次性副甲状腺機能亢進症の内科的治療としては，活性型ビタミンDあるいはシナカルセト塩酸塩（レグパラ®）を使用する方法がある。

活性型ビタミンDの内服薬による経口パルス療法，あるいは注射薬によるパルス療法は，高カルシウム血症や高リン血症をきたしやすく，これらの管理に難渋することがある。また，PTHの反応が弱いこともある。

もう一方のシナカルセト塩酸塩（レグパラ®）は副甲状腺のカ

ルシウム受容体作動薬であり，PTH分泌を低下させ，二次性副甲状腺機能亢進症を治療する．活性型ビタミンDによる治療とは異なり，カルシウム，リン値は低下するため，むしろ低カルシウム血症に注意が必要である．なお，副作用として嘔気などの消化器症状がある．シナカルセト塩酸塩を内服している場合はPTH濃度の日内変動が生じるため，服用後8時間以上経過して薬物の血中濃度が低下した時点で採血し，PTH濃度を測定する[5]．

カリウムの管理

HD患者は，野菜や果物などカリウムの多いものを摂取すると，すぐに高カリウム血症になるため，カリウムの多い食物は食べないように注意する．なお，調理法を工夫すれば，ある程度は食物中のカリウム量を減らすことができるので，食事指導が重要である．高カリウム血症の治療には，カリウム吸着薬を使用する．

カリウム吸着薬

イオン交換樹脂が用いられる．腸管内でカリウムをナトリウムあるいはカルシウムと交換・吸着することで，カリウムが体内に吸収されずに体外に排泄される（表9）．

カリウム吸着薬は便秘を引き起こしやすい．また，透析患者では水分制限があり，カリウム摂取量制限のために生野菜や果物の摂取を減らすことから植物繊維の摂取量が少なく，さらに便秘になりやすい．

表9 カリウム吸着薬

一般名	商品名	交換するイオン
ポリスチレンスルホン酸ナトリウム	ケイキサレート®	カリウムとナトリウムの交換
ポリスチレンスルホン酸カルシウム	・カリメート® ・アーガメイト®ゼリー	カリウムとカルシウムの交換

透析期のリハビリテーション上の注意点

【血液透析 (HD)】

- HD患者がリハビリテーションを行う際には,リハビリテーション前後で内シャントの視診,触診,聴診を行って状態を観察し,異常の有無を確かめる。シャント血管を見て,発赤や傷などがないか(視診),吻合部からシャント血管に触れてスリル(振動)の有無を確かめる(触診)。そして,聴診器を吻合部に当て,シャント血管を流れている血流の雑音を聞く(聴診)。これは「HD患者の命綱であるシャント」のトラブルを早期発見することになる。

- シャント肢の血管を圧迫してしまい,血流を遮断することがないよう注意する。シャント閉塞の原因になることもある。

- 血圧が低い場合,急に血圧が下がった場合,また頻脈があり脈が弱い場合は,シャント閉塞に注意する。シャント音を聴取して確認する。

- HD後は一般に,除水や血液中の物質が除去されることで血圧が低下し,疲労感も出現するため,リハビリテーションはHD前あるいはHD開始後の血圧が安定したときに行う。

- HD中にリハビリテーションを行うときは,血液回路に注意し,また自然抜針に注意する。

【腹膜透析 (PD)】

- PDは持続的治療であり,HDのように血圧変動や物質除去による症状はないため,リハビリテーションを行う時間帯は,バッグ交換時以外であればいつでもよい。

- 腹部にカテーテルが留置されているため,リハビリテーション中にカテーテルが牽引されてカテーテルが損傷したり,皮下トンネル内損傷を起こさないように注意する。

- 腹筋運動を行うときには,腹腔内に透析液が貯留(1.5〜2L)しているので腹腔内圧が高くなる。痩せて腹壁が弱い患者では,カテーテル挿入部からの液漏れに注意する。

【文 献】

1) 日本腎臓学会 編：CKD診療ガイド2012, 東京医学社, 2012.
2) 日本透析医学会 ガイドライン作成委員会 編：2015年版 日本透析医学会 慢性腎臓病患者における腎性貧血治療のガイドライン. 透析会誌 49(2); 89-158, 2016.
3) 日本透析医学会 統計調査委員会 編：図説 わが国の慢性透析療法の現況, 2015年12月31日現在, 日本透析医学会, 2016. (http://docs.jsdt.or.jp/overview/pdf2016/2015all.pdf, 2017年4月時点)
4) Moe S, Drüeke T, Cunningham J, et al.: Definition, evaluation, and classification of renal osteodystrophy: a position statement from Kidney Disease: Improving Global Outcomes (KDIGO). *Kidney int*. 69(11); 1945-1953, 2006.
5) 日本透析医学会：慢性腎臓病に伴う骨・ミネラル代謝異常の診療ガイドライン. 透析会誌 45(4); 301-356, 2012.

| II | 疾患の治療で使用する薬剤とリハビリテーション | E | 代謝内科 |

3　脂質異常症

細葉美穂子

■ 治療の流れ

脂質異常症は，LDL-コレステロール（LDL-C）140mg/dL以上，HDL-コレステロール（HDL-C）40mg/dL未満，トリグリセライド（TG）150mg/dL以上，Non-HDL-C 170mg/dL以上を診断基準[1]としているが，管理目標値は糖尿病，慢性腎臓病，非心原性脳梗塞，末梢動脈疾患，冠動脈疾患の合併などにより，患者個々で異なる。臨床でリハビリテーションの対象となる患者は，冠動脈疾患や脳梗塞の発症後であったり，糖尿病や慢性腎臓病の合併があるといった状態が多い。そのため，高リスクや二次予防を脂質管理目標値とする例が多い（図1, 2）。

治療は動脈硬化病変の予防のための食事療法，運動療法が基本であるが，生活習慣の改善では脂質管理が不十分な場合には，患者のリスクに応じて薬物療法が行われる。

LDLを低下させる薬としては，スタチン，小腸コレステロールトランスポーター阻害薬，陰イオン交換樹脂，プロブコール，PCSK9阻害薬が，TGを低下させる薬としては，フィブラート製剤，ニコチン酸誘導体，多価不飽和脂肪酸製剤がある（表1, 2）。

■ 主に使用される薬剤とその特徴
◆ 主にLDL-Cを低下させる薬剤
HMG-CoA還元酵素阻害薬：スタチン（表3）

高LDL-C血症の薬物治療の第一選択薬である。コレステロール合成の律速酵素であるHMG-CoA還元酵素を阻害し，肝でのコレステロール合成を抑制する。その結果，LDL受容体が増加し，LDLの肝臓への取り込みが促進され，血中LDL-Cを低下させる。

スタチンはLDL-Cを20～50%低下させる。通常は単剤で開始し，効果が不十分であれば増量もしくはレジン，エゼチミブと

3 脂質異常症

図1 冠動脈疾患予防からみたLDL-C管理目標設定のための吹田スコアを用いたフローチャート

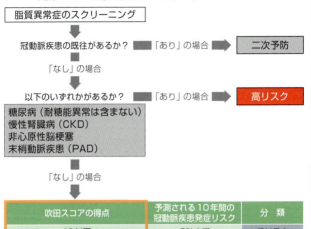

注) 家族性高コレステロール血症および家族性Ⅲ型高脂血症と診断される場合は、このチャートは用いない。
＊吹田スコアについては文献1を参照してほしい

(文献1, p.52, 図4-1より, 許可を得て一部改変引用)

併用する。

　副作用としては、横紋筋融解症、筋肉痛や脱力感等のミオパチー、肝機能障害などがある。腎機能障害がある場合、スタチンとフィブラート製剤の併用は横紋筋融解症のリスクが高いため控える。免疫抑制剤のシクロスポリンやマクロライド系抗菌薬、抗真菌薬のイトラコナゾール、ニコチン酸との併用も横紋筋融解症のリスクが増加する。また、グレープフルーツジュースは腸管のCYP3A4を阻害し、薬剤の血中濃度を増加させるため、CYP3A4で代謝されるシンバスタチン、アトルバスタチンでは注意が必要である。さらに、催奇形性があることから妊婦には禁忌となっており、授乳期の女性も投与を避けるか授乳を中止する。

図2 リスク区分別脂質管理目標値

治療方針の原則	管理区分	脂質管理目標値[mg/dL]			
		LDL-C	Non-HDL-C	TG	HDL-C
一次予防 まず生活習慣の改善を行った後、薬物療法の適用を考慮する	低リスク	<160	<190	<150	≧40
	中リスク	<140	<170		
	高リスク	<120	<150		
二次予防 生活習慣の是正とともに薬物治療を考慮する	冠動脈疾患の既往	<100 (<70)*	<130 (<100)*		

＊家族性高コレステロール血症、急性冠症候群のときに考慮する。糖尿病でもほかの高リスク病態(非心原性脳梗塞、末梢動脈疾患、慢性腎臓病、メタボリックシンドローム、主要危険因子の重複、喫煙)を合併するときは、これに準ずる
- 一次予防における管理目標達成の手段は非薬物療法が基本であるが、低リスクにおいてもLDL-Cが180mg/dL以上の場合は薬物療法を考慮するとともに、家族性高コレステロール血症の可能性を念頭に置いておくこと(文献1、第5章参照)
- まずLDL-Cの管理目標値を達成し、その後non-HDL-Cの達成を目指す
- これらの値はあくまでも達成努力目標値であり、一次予防(低・中リスク)においてはLDL-C低下率20〜30%、二次予防においてはLDL-C低下率50%以上も目標値となりうる
- 高齢者(75歳以上)については、文献1、第7章を参照

(文献1、p.54、表4-2より許可を得て一部改変引用)

表1 脂質異常症治療薬の薬効による分類

分類	LDL-C	TG	HDL-C	Non-HDL-C	主な一般名
スタチン	↓↓〜↓↓↓	↓	−〜↑	↓↓〜↓↓↓	プラバスタチン、シンバスタチン、フルバスタチン、アトルバスタチン、ピタバスタチン、ロスバスタチン
小腸コレステロールトランスポーター阻害薬	↓↓	↓	↑	↓↓	エゼチミブ
陰イオン交換樹脂	↓↓	↑	↑	↓↓	コレスチミド、コレスチラミン
プロブコール	↓	−	↓↓	↓	プロブコール
フィブラート系薬	↓	↓↓↓	↑↑	↓	ベザフィブラート、フェノフィブラート、ペマフィブラート、クリノフィブラート、クロフィブラート
多価不飽和脂肪酸	−	↓	−	−	イコサペント酸エチル オメガ-3脂肪酸エチル
ニコチン酸誘導体	↓	↓↓	↑	↓	ニセリトロール、ニコモール トコフェロールニコチン酸エステル
PCSK9阻害薬	↓↓↓↓	↓〜↓↓	−〜↑	↓↓↓↓	エボロクマブ、アリロクマブ
MTP阻害薬*	↓↓↓	↓↓↓		↓↓↓	ロミタピド

＊ホモFH患者が適応

↓↓↓↓：−50%以上　↓↓↓：−50〜−30%　↓↓：−30〜−20%
↓：−20〜−10%　↑：10〜20%　↑↑：20〜30%　−：−10〜10%

(文献1、p.87、表4-7より許可を得て転載)

3 脂質異常症

表2 脂質異常症治療薬で注意すべき副作用

種類	副作用
スタチン	横紋筋融解症，筋肉痛や脱力感などミオパチー症状，肝障害，認知機能障害，空腹時血糖値およびHbA1cの上昇，間質性肺炎など
小腸コレステロールトランスポーター阻害薬	消化器症状，肝障害，CK上昇
陰イオン交換樹脂	消化器症状 ＊ジギタリス，ワルファリンとの併用ではそれら薬剤の薬効を減ずることがあるので注意が必要である
プロブコール	可逆性のQT延長や消化器症状など
フィブラート系薬	横紋筋融解症，肝障害など
多価不飽和脂肪酸	消化器症状，出血傾向や発疹など
ニコチン酸誘導体	顔面潮紅や頭痛など ＊日本人では多いといわれているが，慣れの現象があり，少量から開始し，漸増するか，アスピリンを併用することで解決できる
PCSK9阻害薬	注射部位反応，鼻咽頭炎，胃腸炎，肝障害，CK上昇
MTP阻害薬＊	肝炎，肝機能障害，胃腸障害

＊ホモFH患者が適応

(文献2，p52-53，表9-4より許可を得て一部改変引用)

表3 スタチンの種類

一般名	商品名
プラバスタチンナトリウム	メバロチン®
シンバスタチン	リポバス®
フルバスタチンナトリウム	ローコール®
アトルバスタチンカルシウム水和物	リピトール®
ピタバスタチンカルシウム	リバロ®
ロスバスタチンカルシウム	クレストール®

スタチン投与中のリハビリテーション上の注意点

- スタチンの最も重篤な副作用は横紋筋融解症である。横紋筋融解症は，骨格筋の障害により筋細胞成分〔ミオグロビンやクレアチンキナーゼ（CK）〕が血中に大量に放出された病態である[3]。骨格筋の融解，壊死により筋肉痛や脱力などの症状が出現し，ミオグロビンが尿細管を閉塞させ急性腎不全をきたす。全身障害および起立歩行障害だけではなく重篤な場合は呼吸筋麻痺を起こし，筋萎縮の回復に長期間を要する場合もある。
- 横紋筋融解症が出現しやすい要因としては，肝・腎機能障害，高齢者，感染や脱水，薬剤併用時などが挙げられるが，体調不

(次ページに続く)

良で臥床が続いた場合には二次的に筋障害が大きくなり，予後不良となる。
- スタチンを内服している高齢者や長期臥床の患者にリハビリテーションを行う際には，筋肉痛や手足のしびれ，脱力，赤褐色尿の有無を問診で確認すると早期発見につながる。発症はまれではあるが，内服後数週あるいは数力月以内に発症することが多い。筋痛，筋力低下の部分は下肢，特に大腿部などの近位筋が主体であるが，ときには全身性の場合もある。他の筋疾患の発症だけではなく，スタチンの副作用の可能性も常に念頭におく必要がある。

小腸コレステロールトランスポーター阻害薬：エゼチミブ (ゼチーア®)

エゼチミブは腸管上皮細胞のコレステロールトランスポーターであるNPC1L1を阻害し，小腸からの食事および胆汁酸由来のコレステロールの吸収を抑制し，コレステロールを低下させる。

エゼチミブはLDL-Cを約18%低下させるが，スタチンとの併用では約35〜50%低下させる。スタチン投与では肝臓でのコレステロール合成の抑制により，腸管からのコレステロール吸収が亢進しており，両者の併用でさらにLDLの低下作用が増強する。

副作用は少ないが，便秘，下痢，悪心・嘔吐などの消化器症状，肝機能障害，CK上昇が報告されている。ワルファリンと併用すると，ワルファリンの作用が増強して出血傾向をきたすため，注意が必要である。

陰イオン交換樹脂：レジン

レジンは腸管内で胆汁酸と結合し，胆汁酸の再吸収を阻害する。肝臓では不足した胆汁酸を補うため，肝内のコレステロールから胆汁酸の合成が増加する。その結果，肝臓内のコレステロールが減少し，LDL受容体の発現が亢進するため，血中LDL-Cが低下する。

副作用として，腹部膨満感，便秘などの消化器症状がある。胆道閉塞や腸閉塞の患者，潰瘍がある場合は禁忌である。また，スタチン，甲状腺製剤，ジギタリス，ワルファリン，テトラサイク

3 脂質異常症

リン系抗菌薬などと併用する場合には，レジンがこれらの薬剤を吸着するため，服用間隔を空けて内服する。小児や妊婦への安全性が高く，どちらにも使用可能である。

コレスチラミン（クエストラン®），コレスチミド（コレバイン®）がある。

プロブコール（シンレスタール®，ロレルコ®）

LDL受容体を介さずに，LDLの異化亢進，胆汁へのコレステロールの排泄を促進し，LDL-Cを低下させる。コレステロール低下作用に加え，黄色腫の退縮作用，抗酸化作用も報告されている。

プロブコールはLDL-Cを約15～25％低下させるが，HDL-Cも20～30％低下させる。

副作用として，QT延長，torsades de pointes型不整脈があり，心室性不整脈の患者には使用は禁忌である。また，プロブコール内服中の患者では，定期的な心電図検査を行う必要がある。抗不整脈薬との併用，QT延長をきたす薬剤との併用には注意が必要である。また，妊婦や過敏症のある患者にも禁忌である。

> **プロブコール投与中のリハビリテーション上の注意点**
> - プロブコール内服中の患者にリハビリテーションを行う際には，あらかじめ心電図で不整脈の有無をチェックする。

PCSK9阻害薬

PCSK9は主に肝臓においてLDL受容体と複合体を形成し，その分解を促進する。PCSK9阻害薬はPCSK9とLDL受容体の結合を阻害し，LDL受容体を増加して血中のLDL-Cを低下させる。

PCSK9阻害薬は，単独あるいはスタチンとの併用で，LDL-Cを60～70％低下させる。

副作用としては，注射製剤のため一過性の局所の発赤・腫脹，またCK上昇，肝機能障害などがある。

エボロクマブ（レパーサ®），アリロクマブ（プラルエント®）がある。

MTP阻害薬：ロミタピドメシル酸塩（ジャクスタピッド®）

ミクロソームトリグリセライド転送蛋白（MTP）は，肝細胞，小腸上皮細胞に存在し，TGをアポ蛋白Bに転送することで肝臓ではVLDLの，小腸ではカイロミクロンの形成に関与する。MTP阻害薬はMTPと直接結合し，脂質転送を阻害する。その結果，肝でのVLDL合成・分泌や小腸でのカイロミクロン形成を抑制し，LDL-Cを低下させる。

副作用として，肝機能障害，胃腸障害がある。

◆ 主にTGを低下させる薬剤
フィブラート製剤（表4）

フィブラートは核内受容体（PPARα）に作用し，①脂肪酸のβ酸化亢進と肝臓でのTG産生減少，②リポ蛋白リパーゼ（LPL）産生増加，③アポC-Ⅲ産生低下とLPL活性亢進によるTG分解の促進およびVLDLからLDLへの異化促進により，TGを低下させる。また，アポA-Ⅰ，A-Ⅱの産生増加によりHDL-Cが増加する。

フィブラート製剤はTGを30〜40％低下，HDL-Cを35〜45％増加させる。

副作用としては，横紋筋融解症，肝機能障害などがある。重篤な腎機能低下の患者は横紋筋融解症を起こしやすくなるため禁忌である。また，妊婦，授乳期の女性には禁忌である。

表4 フィブラート製剤の種類

一般名	商品名
ベザフィブラート	ベザトール®SR，ベザリップ®
フェノフィブラート	リピディル®，トライコア®
クロフィブラート	ビノグラック®
クリノフィブラート	リポクリン®
ペマフィブラート	パルモディア®

3 脂質異常症

> **フィブラート製剤投与中のリハビリテーション上の注意点**
> - フィブラート製剤は投与数カ月～2年の間に横紋筋融解症を発症することが多いため，注意が必要である。

ニコチン酸誘導体（表5）

ニコチン酸誘導体には，肝臓でのVLDL合成の抑制とLPL活性の亢進によるTG低下作用や，HDL増加作用がある。

副作用には顔面紅潮や頭痛などがあり，日本人では多いといわれている。慣れが生じるため少量から開始し，徐々に増量するとよい。また，少量のアスピリンを併用すると顔面紅潮が軽減する。その他の副作用としては，胃腸障害，肝機能障害，高尿酸血症，耐糖能異常がある。

表5 ニコチン酸誘導体の種類

・ニコモール（コレキサミン®） ・ニセリトロール（ペリシット®）	・トコフェロールニコチン酸エステル（ユベラN®）　など

多価不飽和脂肪酸製剤

イコサペント酸エチル（EPA）は肝臓でのVLDL合成を抑制し，TGを低下させる。抗血栓作用，抗炎症作用を有する。

副作用としては，下痢などの消化器症状や，抗血栓作用による出血傾向がある。そのため，抗血小板薬，抗凝固薬と併用するときには注意が必要である。

イコサペント酸エチル（エパデール，ソルミラン®），オメガ-3脂肪酸エチル（ロトリガ®）がある。

【文献】

1) 日本動脈硬化学会 編：動脈硬化性疾患予防ガイドライン2017年版，日本動脈硬化学会，2017．
2) 日本動脈硬化学会 編：動脈硬化性疾患予防のための脂質異常症治療ガイド2013年度版改訂版，日本動脈硬化学会，2013．
3) 日本神経学会マニュアル作成委員会：重篤副作用疾別対応マニュアル 横紋筋融解症，厚生労働省，2006．(https://www.pmda.go.jp/files/000143227.pdf，2017年4月時点)

II 疾患の治療で使用する薬剤とリハビリテーション　F 腫瘍内科

1 消化器癌：食道癌，胃癌，大腸癌，肝臓癌，膵癌，胆道癌

太田　栄

■ はじめに

ここでは，消化器外科領域癌の周術期治療薬と，リハビリテーション施行時の注意点について述べる。

■ 食道癌の治療

食道癌の治療法には，内視鏡的治療，手術，化学療法，放射線療法がある。

「食道癌診断・治療ガイドライン」[1]（**図1**）では，臨床病期に応じた治療アルゴリズムが決められている。

手術の基本は開胸開腹，食道切除，リンパ節郭清，胃管作成，頸部食道胃管吻合である。再建臓器は胃が第一選択であるが，結腸，小腸も用いられる。

図1　食道癌治療のアルゴリズム

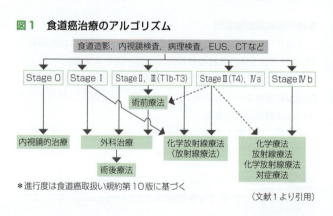

＊進行度は食道癌取扱い規約第10版に基づく

（文献1より引用）

1 消化器癌

■ 胃癌の治療

胃癌に対する治療法としては，内視鏡的切除術，胃切除術，化学療法，放射線治療がある。「胃癌治療ガイドライン」[2]（**図2**）では，臨床病期に応じた治療アルゴリズムが決められている。

手術法には，幽門側胃切除，幽門保存胃切除，噴門側胃切除，胃全摘がある。

周術期管理に関しては，クリニカルパスが用いられることが多い。

図2　日常診療で推奨される治療法選択のアルゴリズム

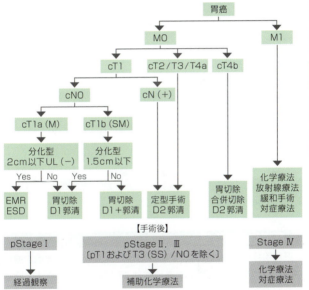

ただし，T/N/MおよびStageの定義は，胃癌取扱い規約第14版による

（文献2より引用）

大腸癌の治療

大腸癌の治療法には,内視鏡的治療,手術,化学療法,放射線療法がある。

「大腸癌治療ガイドライン」[3](図3)では,臨床病期に応じた治療アルゴリズムが決められている。

術式には以下のものがある。

- 結腸癌:回盲部切除術,結腸部分切除術,結腸半切除,亜全摘術
- 直腸癌:前方切除,内括約筋切除,腹会陰式直腸切断術

さらに直腸癌では,予防的回腸人工肛門造設術やS状結腸人工肛門造設術などが行われる。

図3 cStage～0cStage Ⅲ大腸癌の手術治療方針

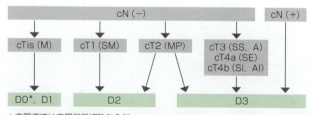

＊直腸癌では直腸局所切除を含む

(文献3より引用)

肝細胞癌の治療

肝細胞癌の治療法には,肝切除,焼灼療法〔ラジオ波焼灼療法(RFA)など〕,肝動脈化学塞栓療法(TACE),化学療法,肝移植などがある。

日本肝臓学会による肝細胞癌治療アルゴリズム[4](図4)は,治療法選択の一助となる。

手術方法には,肝部分切除,系統的肝亜区域切除,肝左右葉切除,肝左右三区域切除などがある。

1 消化器癌

図4 エビデンスに基づく肝細胞癌治療アルゴリズム

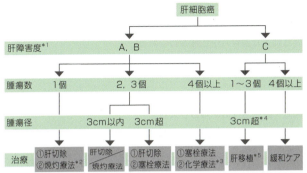

(追記)
- 脈管侵襲を有する肝障害度Aの症例では、肝切除・化学療法・塞栓療法が選択される場合がある。
- 肝外転移を有するChild-Pugh分類Aの症例では化学療法が推奨される。

(注) ＊1：内科的治療を考慮するときはChild-Pugh分類の使用も可
＊2：腫瘍径3cm以内では選択可
＊3：経口投与や肝動注などがある
＊4：腫瘍が1個では5cm以内
＊5：患者年齢は65歳以下

(文献4より引用)

■ 膵癌の治療

膵癌の治療法には，手術，化学療法，化学放射線治療がある。日本膵臓学会による「膵癌診療ガイドライン」では膵癌治療のアルゴリズム[5]（図5）が提唱されており，治療方針が参照できる。

手術方法としては，膵頭十二指腸切除術，膵体尾部切除があり，門脈浸潤例には門脈合併切除が施行される。

■ 胆道癌の治療

胆道癌には，胆嚢癌，胆管癌，乳頭部癌，肝内胆管癌がある。

治療法としては，手術，化学療法，放射線治療がある。日本肝胆膵外科学会による「胆道癌診療ガイドライン」では，胆道癌治療のアルゴリズム[6]（図6）が提唱されており，治療方針の参照となる。

胆嚢癌の手術は，胆嚢摘出術，胆管切除術，肝切除，膵頭十二

指腸切除術が組み合わせて施行され，術式は多彩である。

肝内胆管癌では，肝切除＋リンパ節郭清を行う。

肝門部胆管癌では，肝切除＋胆管切除＋リンパ節郭清を行い，場合により血管合併切除が行われる。

中・下部胆管癌および乳頭部癌では，膵頭十二指腸切除術が行われる。

図5　膵癌治療のアルゴリズム

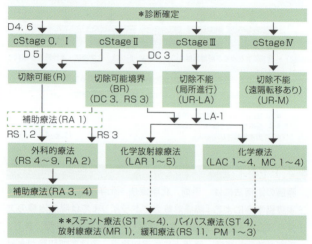

(文献5より引用)

図6　治療アルゴリズム解説

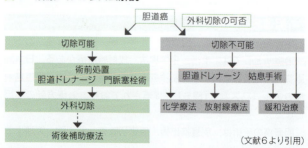

(文献6より引用)

1 消化器癌

■ 消化器癌の周術期に使用する薬剤

◆ 術前消化管前処置

- クエン酸マグネシウム(マグコロール®):消化管手術,主に大腸に手術操作が加わる場合に使用する。内服量が多いため,高齢者では嘔吐することがある。
- ニフレック®:配合内用剤当日の前処置が可能であるが,2Lと量が多いため,高齢者には不向きである。
- センノシド(プルゼニド®,センノサイド):大腸刺激性下剤である。術前,術後にも使用頻度が高い。内服後,8〜10時間で作用発現する。
- ピコスルファートナトリウム水和物(ラキソベロン®):大腸刺激性下剤。液剤であり内服量調節に便利である。

> **クエン酸マグネシウム投与中のリハビリテーション上の注意点**
> - 脱水により血圧が低下して,転倒などを起こすことがある

◆ 予防的抗菌薬

- 第一世代セフェム系抗菌薬:セファゾリンナトリウム水和物(セファメゾン®α)…ほとんどの消化管手術で使用される。上部消化管手術では,標的となる細菌は黄色ブドウ球菌,表皮ブドウ球菌などのグラム陽性球菌が主であり,第一世代セフェム系抗菌薬が使用される。投与は執刀直前に行い,手術中は3時間ごとに投与している。投与期間は手術当日のみである。
- 第二世代セフェム系抗菌薬:セフメタゾールナトリウム:第一世代よりも嫌気性菌に強い抗菌作用があり,下部消化管手術では多く使用される。

◆ 深部静脈血栓症予防抗凝固薬

次に示す皮下注製剤がよく使用される。
- 未分画ヘパリン:ヘパリンカルシウムの皮下注を,1日2〜3回行う。
- 低分子ヘパリン:クレキサン®を,1日2回皮下注で投与する。

- 合成Xa阻害薬：アリクストラ®を1日1回皮下注で投与する。使用上の注意点は出血である。Xa阻害薬は中和剤がないため，特に注意を要する。いずれも腎代謝であり，腎機能低下症例では減量を要する。

◆ 肺塞栓・静脈血栓治療薬

- 未分画ヘパリン：ヘパリンナトリウムの静注後に持続静注を行う。その後，APTT値が正常値の1.5～2.5倍程度となるように量を調節する。合併症としての出血は3～10％程度とされている。
- 合成Xa阻害薬：フォンダパリヌクスナトリウム（アリクストラ®）…患者の体重に応じた量を，1日1回皮下注で投与する。

◆ 術後疼痛治療薬，解熱鎮痛薬

食道癌術後では，胃管の血流障害をきたさないため，NSAIDsは使用しないことが多い。

直腸癌術後では，吻合部の安静のため座薬は使用しない。

- アセトアミノフェン（カロナール®，アセリオ®，アンヒバ®，アルピニー®）：術後鎮痛治療では頻用される。剤形も錠剤，細粒，座薬，静注と豊富である。使用上の注意点は肝機能障害，消化性潰瘍である。
- フルルビプロフェンアキセチル（ロピオン®）：鎮痛効果が強く，経口摂取できないときに使用される。注意点は血圧上昇，消化性潰瘍などである。
- ジクロフェナクナトリウム（ボルタレン®）：鎮痛効果は強いが，解熱後の血圧低下によるショック，消化性潰瘍など副作用が多いため，高齢者や小児には使用しないことが多い。
- ロキソプロフェンナトリウム水和物（ロキソニン®）：アセトアミノフェンより鎮痛効果が強い。
- セレコキシブ（セレコックス®）：選択的COX-2阻害のため胃腸障害が少ない。

1 消化器癌

- スルピリン水和物（メチロン®注）：解熱剤として皮下注か筋注で使用する。
- ナプロキセン（ナイキサン®）：周術期にはあまり使用しないが，腫瘍熱に有効とされている。
- 麻薬性鎮痛薬：フェンタニルクエン酸塩（フェンタニル）…合成の μ 受容体完全作動薬である。持続静注で使用され，鎮痛効果に優れる。
- 硬膜外麻酔薬：ロピバカイン塩酸塩水和物（アナペイン®），レボブピバカイン塩酸塩（ポプスカイン®）…いずれもアミド型局所麻酔薬である。長時間作用型で心毒性が少ない。注意点は，嘔気，ショックによる血圧低下，膀胱直腸障害（特に排尿障害）である。

> **消化器癌術後のリハビリテーション上の注意点**
> - 食道癌や肝胆膵手術での侵襲が大きい手術では，十分な疼痛管理を行い，呼吸リハビリテーションで腹式呼吸，自己排痰を促し，離床を進める。

◆ 術後頻脈

- ジルチアゼム塩酸塩（ヘルベッサー®）：適応は，急性心不全を除く高血圧緊急症である。降圧効果よりも徐脈作用が強いため，術後頻脈時にも使用することがある。副作用は，高度徐脈，完全房室ブロックなどである。
- ランジオロール塩酸塩（オノアクト®）：適応は心房細動，心房粗動，洞性頻脈の頻脈性不整脈である。短時間作用型 β 遮断薬であり，頻脈を伴う高血圧に有用である。β 選択性が高く，血中半減期が短いため，容量調整が容易である。

◆ 術後低血圧

- ドパミン塩酸塩（イノバン®，カタボン®）：術後の急性循環不全状態で使用される。低用量で腎血流増加作用（利尿作用），高用量（10γ以上で α 作用出現）で血圧上昇作用がある。使用

の注意点として，血管外漏出があると組織壊死を起こすため，中心静脈ルートからの投与が必要である。
- ノルアドレナリン：ドパミンより強力なα作用を有する。昇圧効果に優れるだけではなく，腎臓やその他の内臓，脳，微小血管への血流を増加し，心拍出量も上げる一方で，心拍数はそれほど増加させないという特徴がある。敗血症性ショック時によく使用される。

> **術後低血圧の際のリハビリテーション上の注意点**
> - 術後の低血圧状態では早期離床を促進しづらいため，早期改善が必要となる。

◆ 術後高血圧

- ニカルジピン塩酸塩（ペルジピン®）：主な適応は高血圧緊急症である。副作用は反射性頻脈，頭痛，静脈炎などである。脳血管に対する特異性が高い頭蓋内圧亢進（脳出血急性期，脳卒中急性期）の患者では使用を控える。
- ジルチアゼム塩酸塩（ヘルベッサー®），ランジオロール塩酸塩（オノアクト®）：前述の「術後頻脈」の項を参照。

◆ 術後下痢症

- ロペラミド塩酸塩（ロペミン®）：非麻薬性合成アヘン様化合物であり，オピオイド受容体に作用し，腸管の運動と分泌を抑制する。感染性腸炎では禁忌である。
- タンニン酸アルブミン（タンナルビン）：腸粘膜蛋白に結合し粘膜面を覆い，分泌と刺激を抑制して止瀉効果を示す。小腸のアルカリ性消化液で分解されてタンニン酸となり，鉄の吸収障害となるため，鉄剤との併用は禁忌である。
- 天然ケイ酸アルミニウム（アドソルビン®）：細菌性毒素や過剰の水分・腸液などを吸収し，腸管を保護する作用をもつ。栄養素も吸着してしまうため連用は避け，食前投与とする。
- 膵切除後の下痢：上腸間膜動脈周囲神経叢の郭清による腸管運

動亢進や膵外分泌機能低下消化吸収障害で，下痢が出現する。止瀉剤として前述の薬剤や，膵切除後膵外分泌機能不全に対して膵酵素補充剤が使用される。
- パンクレリパーゼ（リパクレオン®）：消化酵素であるパンクレアチンを高度に精製した膵酵素補充剤である。脂肪吸収率の改善により，栄養障害の改善が期待される。

◆ 術後便秘症

術後の離床が遅れると便秘になる可能性が高い。
- センノシド（プルゼニド®，センノサイド），ピコスルファートナトリウム水和物（ラキソベロン®）：前述の「術前消化管前処置」の項を参照。
- 酸化マグネシウム：腸管内に水分を移行させて腸管内容を軟化・増大させ，その刺激で便通促進効果を発揮する。多めの水分とともに内服すると効果的である。腎機能障害患者では，血中マグネシウム濃度に注意する必要がある。肝臓癌手術では肝硬変患者が多く，便秘は肝性脳症を誘発させるため，術前からラクツロースを投与することがある。

◆ 逆流性食道炎

- カモスタットメシル酸塩（フオイパン®）：トリプシン阻害作用があり，胃酸よりも膵液や胆汁逆流時に使用する。
- アルギン酸ナトリウム（アルロイドG）：酸逆流を有意に抑制し，粘膜保護作用がある。1日4回以上内服が必要である。
- プロトンポンプ阻害薬（PPI）：オメプラゾール，ランソプラゾール，ラベプラゾールナトリウム：H_2ブロッカーよりも酸分泌抑制効果が高く，pHを長時間高く保つことができるため，酸逆流に対して症状寛解をもたらす。副作用は頭痛，めまいなどである。

◆ **術後腸管蠕動障害，腸管麻痺**

高齢者や精神疾患患者では発症しやすい。

- 大建中湯：腸管運動亢進作用，腸管血流増加作用がある。副作用が少ないため使用しやすい。
- ジノプロスト（プロスタルモン®・F）：腸管平滑筋に直接作用し，強い収縮力をもたらす。速効性があり，用量依存性である。腹痛や動悸，気管支収縮などの副作用があるため，気管支喘息患者には禁忌である。
- パントテン酸（ビタミンB_5）（パントシン®，パントール®）：副交感神経に作用してアセチルコリンの生成を促進する。効果はマイルドだが，副作用が少なく使用しやすい。
- ネオスチグミン（ワゴスチグミン®）：アセチルコリン分解酵素を阻害し，アセチルコリン作用を増強させ，腸管運動を亢進させる。気道分泌亢進や徐脈の副作用がある。尿路の器質的閉塞患者には禁忌である。
- アミドトリゾ酸ナトリウムメグルミン（ガストログラフイン®）：水溶性造影剤であるが，経口投与で腸管蠕動促進目的に使用されることがある。

◆ **偽膜性腸炎，MRSA腸炎**

術後の発熱を伴う下痢症では本症を疑い，便培養検査を行う。
バンコマイシン塩酸塩，メトロニダゾール（フラジール®，アネメトロ®）の内服を行う。

◆ **腹腔内膿瘍**

ドレナージが基本である。培養でグラム陽性球菌が検出されれば，バンコマイシン塩酸塩やタゴシッド®などの抗MRSA薬を投与する。緑膿菌には第四世代セフェム系薬剤（ファーストシン®，マキシピーム®）やニューキノロン系薬剤（クラビット®，シプロキサン®）を投与する。

1 消化器癌

◆ 周術期ステロイド投与

「食道癌診断・治療ガイドライン」において，手術侵襲の軽減目的でのメチルプレドニゾロン（メドロール®，ソル・メドロール®）の投与が推奨レベルBに位置づけられている。手術前2日から術後3日目まで使用されることが多い。

◆ 血管吻合・血管再建

食道癌や肝胆膵手術で，血管切除再建が行われた場合に，血管の血流維持目的で血管拡張剤（プロスタンディン®）を使用することがある。

◆ 間質性肺炎

ステロイドパルス療法として，ソル・メドロール®を3日間投与する。

◆ 術後せん妄

- ハロペリドール（セレネース®）：抗幻覚妄想作用は強いが，錐体外路症状が出やすい。抗α1作用があり，静注で血圧低下，めまい，QT延長に注意が必要である。
- リスペリドン（リスパダール®）：強力なセロトニン（5-HT$_{2A}$）・ドパミン（D$_2$）遮断作用がある。鎮静作用は強くないが，抗幻覚・妄想作用は強い。

> **術後せん妄におけるリハビリテーション上の注意点**
> - 高齢者では発生頻度が高い。発症するとリハビリテーションの障害になることが多く，精神科との連携が重要である。

◆ 術後肺炎・誤嚥性肺炎，無気肺

術前からの口腔内ケア，術後呼吸リハビリテーションが重要である。抗生剤以外に使用される薬剤は以下のものがある。
- ブロムヘキシン塩酸塩（ビソルボン®）：手術後の去痰剤として，注射薬または経口接種可能になれば錠剤で使用する。

- アンブロキソール塩酸塩（ムコソルバン®）：肺サーファクタント分泌作用，気道の分泌促進作用，線毛運動亢進作用がある。

◆ 術後嘔気・嘔吐症
消化管運動改善薬として次に示す薬剤が多く使用される。
- メトクロプラミド（プリンペラン®）：中枢性・末梢性嘔吐のいずれにも制吐作用を発揮する。長期使用で錐体外路症状が出現する。静注で使用する頻度が高い。癒着性腸閉塞などの器質性イレウスでは使用禁忌。
- ドンペリドン（ナウゼリン®）：上部消化管と嘔吐中枢に作用し，抗ドパミン作用で制吐作用を発揮する。
- モサプリドクエン酸塩（ガスモチン®）：セロトニン（5-H_{T4}）受容体刺激による消化管運動改善薬である。肝機能障害に注意する。

◆ 排尿障害
下部消化管手術で副交感神経である骨盤内臓神経と骨盤神経叢の障害で発症する。

尿排出障害には$α_1$阻害薬（ハルナール®，フリバス®，ユリーフ®）を投与して尿道抵抗を低下させる。

排出障害には抗コリン薬（ウブレチド®など）を使用する。

◆ 腹水貯留
肝硬変患者では補液や食事の塩分制限を行う。また，次に示す利尿剤が多く使用される。
- フロセミド（ラシックス®）：利尿作用は強いが降圧効果は弱く，作用持続時間が短い。腎血流量，糸球体濾過量に影響しないため腎障害時も使用可能である。低カリウム血症に注意する。
- スピロノラクトン（アルダクトン®A），カンレノ酸カリウム（ソルダクトン®）：スピロノラクトンとその代謝産物であるカンレノ酸カリウムは，アルドステロンの分泌亢進状態に対して抗

1 消化器癌

アルドステロン作用を示す。女性化乳房，高カリウム血症に注意を要する。

◆ 肝不全

適応はないが，新鮮凍結血漿の投与が多く行われている。血漿交換や血液濾過透析なども行われる。肝動脈再建後の血流維持を目的として，プロスタグランジンE_1製剤（プロスタンディン®）が投与される。

◆ 高血糖

肝硬変では耐糖能異常を合併するため，肝切除後はレギュラーインスリンを積極的に使用する。

◆ 黄疸

膵癌や胆管癌の術前減黄不良例に，ウルソデオキシコール酸（ウルソ®）が使用される。

胆汁酸利胆作用があり，肝血流増加作用，脂肪吸収調節作用，コレステロール結石溶解作用がある。胆道閉塞では禁忌である。その他，漢方薬として茵蔯蒿湯が使用される

◆ 術後肝機能障害

肝庇護剤としてグリチルリチン酸モノアンモニウム・グリシン・システイン配合剤（強力ネオミノファーゲンシー®）を投与することがある。胆汁うっ滞に対してウルソ®が使用される。

◆ 術後肝機能低下

分岐鎖アミノ酸製剤（アミノレバン®，リーバクト®）の投与を行う。

◆ 消化管出血予防

食道癌や肝胆膵手術などの侵襲が大きい手術では，消化管出血

予防としてPPIやH₂ブロッカーを投与する。

◆ 膵液瘻，胆汁漏

　ドレナージが主体である。監視培養を行い抗菌薬の投与を行う。ドレナージが不良だと，固有肝動脈や総肝動脈などの血管が破綻して腹腔内出血をきたし，出血性ショックとなるためドレーン性状に注意が必要である。

◆ 胃内容排出遅延

　食事を中止することで改善することが多い。絶食中は高カロリー輸液を行うことが多い。

- 六君子湯：胃排出能促進作用，胃粘膜血流増加作用，胃粘膜保護作用，消化管運動機能の改善作用などがあり，胃切除後などに使用する。
- エリスロマイシン：通常の抗菌薬として使用する濃度より低濃度で胃の運動を促進する作用が報告されている[7]。長期間使用すると耐性菌の問題がある。

【文献】

1) 日本食道学会 編：食道癌診断・治療ガイドライン2012年4月版（第3版），金原出版，2012.
2) 日本胃癌学会 編：胃癌治療ガイドライン 医師用 2014年5月改訂 第4版，金原出版，2014.
3) 大腸癌研究会 編：大腸癌治療ガイドライン 医師用 2016年版，金原出版，2016.
4) 日本肝臓学会 編：科学的根拠に基づく 肝癌診療ガイドライン2013年版（第3版），金原出版，2013.
5) 日本膵臓学会 膵癌治療ガイドライン改訂委員会 編：膵癌診療ガイドライン 2016年版（第4版），金原出版，2016.
6) 日本肝胆膵外科学会 胆道癌診療ガイドライン作成委員会 編：エビデンスに基づいた胆道癌診療ガイドライン 改訂第2版，医学図書出版，2014.
7) Ohwada S, Satoh Y, Kawate S, et al: Low-dose erythromycin reduces delayed gastric emptying and improves gastric motility after billroth I pylorus-preserving pancreaticoduodenectomy. *Ann Surg* 234(5): 668-674, 2001.

II 疾患の治療で使用する薬剤とリハビリテーション　F 腫瘍内科

2 乳癌

片寄喜久

■ はじめに

　乳癌治療において，術後に患側上肢の運動制限がみられる患者は多く，腋窩郭清や患側上肢リンパ浮腫が合併すると，さらに運動性が低下する可能性が高い。リンパ浮腫は腋窩郭清を行った場合や，放射線療法後に発症しやすい。早期に適切なリハビリテーションを施行することで，上肢や肩関節運動性を維持することが可能となり[1]，術後患者のQOL向上には非常に重要である。

　術後患側上肢の機能障害は，主に肩関節の運動機能障害として現れる。その原因としては，腕の筋力低下，リンパ浮腫，手術による創部の固定，感染，axillary web syndrome（腋窩郭清後の腋窩や，時に患側上肢の線維化が発症し，帯状の膜を認める状態）[2] が考えられる。特に腋窩郭清症例の場合，術後のリハビリテーション介入によりリンパ浮腫の頻度は低下するとされ，日本乳癌学会による「乳癌診療ガイドライン」では，推奨グレードBとされている[3]。しかし，早期のリハビリテーション開始では，浸出液の増加，ドレーン留置期間の延長が懸念されることから[1]，適切なリハビリテーションが必要である。

■ 乳癌治療の流れ

◆ 診断

　医師による視触診，マンモグラフィ（MMG），超音波診断（US），CT，MRIなどによる画像診断，細胞診や組織診断などによる病理学的検査を行い，総合的に診断する。最も大切なことは確定診断を得ることで，現在は針生検（CNB）や吸引式生検（VAB）が行われる。

　また，乳癌と診断されても，すべてが同じ性質の乳癌ではない。現在は乳癌の遺伝子診断も可能で，個々人の乳癌に沿った治療を

行うオーダーメード医療の時代である。ただし，マイクロアレイを用いた遺伝子診断は高額で自己負担なため，実診療では乳癌細胞を，ホルモン受容体〔エストロゲンレセプター（ER），プロゲステロンレセプター（PgR）〕と，ヒト上皮成長因子受容体2型（HER2）を免疫染色（IHC）で評価することで遺伝子の発現の代替えマーカーとして用い，乳癌のタイプ分けを行っている（**表1**）。

このタイプ分けは，乳癌の発育が何に依存しているかという点からの分類法である。Luminal typeは，エストロゲンなどの女性ホルモンに依存し，HER2タイプは増殖因子との結合により増殖するタイプである。TNは両者に依存しない自立的に発育するタイプである。以上から，その特徴をターゲットとした治療が必須となる。

最終的な治療法の選択は，intrinsic subtypeのほかに，腫瘍径，リンパ節転移の有無，核異型度，乳癌の増殖マーカーの一つであるKi-67 indexなどを総合的に判断して決定する。

◆ 乳癌に対する5つの治療法とその概略

1. 手術：乳房温存術，乳房切除術，センチネルリンパ節生検（SLNB），腋窩郭清，乳房再建など。

表1　intrinsic subtypeによる乳癌の分類

		ER/PgR	
		陽性	陰性
HER2	陽性	Luminal B-like HER2陽性	HER2 enrich type
	陰性	・Luminal A-like ・Luminal B-like HER2陰性	Triple negative (TN)

術後療法として，
- Luminal A-like：ホルモン療法が特に有効なタイプ
- Luminal B-like HER2陰性：ホルモン療法のほかに，時に化学療法が必要なタイプ
- Luminal B-like HER2陽性：ホルモン療法と分子標的療法が必要なタイプ
- HER2 enrich type：トラスツズマブが有効かつ必須なタイプ
- Triple negative：抗がん剤のみ有効なタイプ

（文献4より一部改変引用）

2 乳癌

2. 化学療法（抗がん剤治療）：術後療法のほかに，手術前に行う術前化学療法（PST）も盛んになってきており，HER2 enrich typeやTN乳癌では，ほぼ全例がPSTを行っている。
3. 分子標的剤：HER2過剰発現症例に必須の治療。
4. 内分泌療法：ホルモン感受性乳癌に対して，5～10年間行われる。
5. 放射線療法：術後局所再発予防目的の外照射が最も多い。そのほかに，骨転移症例に対してもよく施行される。

■ リハビリテーションと薬剤，注意点

◆ 手術

乳房温存術（円状切除・扇状切除），乳房切除（図1），皮膚温存皮下乳腺全摘，乳頭乳輪温存皮下乳腺全摘などがある。近年では乳房再建も盛んに行われてきている。自家組織（腹直筋・広背筋など，図2）やティッシュエキスパンダー（TE）で皮膚を拡張後，シリコンインプラント（SBI）で置換する方法（図3）が行われている。

以前は乳房切除と腋窩郭清術が標準的に行われていた

図1　術式：腫瘍の切除法

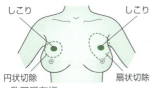

a. 乳房温存術

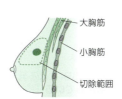

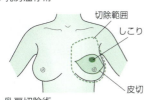

b. 乳房切除術

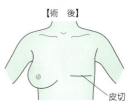

【術後】

(Halsted手術～非定型的手術)が，現在は乳房の一部分のみ切除する乳房温存術が過半数を占めている。腋窩郭清に関しては，SLNBによる転移診断法が確立している。臨床的にリンパ節腫脹を認めない症例はSLNBを行い，センチネルノード(SN)への転移がなければ腋窩郭清は省略される。そのため，乳癌術後のリハビリテーションは，乳房に対する術式と腋窩郭清・放射線療法の有無，術後の患者の状態によって注意点が変わってくる。50

図2 乳房再建：自家移植法…自然なできあがりが期待できる

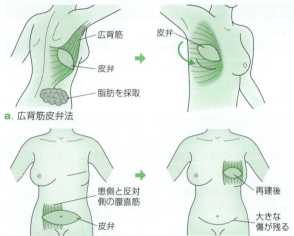

a. 広背筋皮弁法

b. 腹直筋皮弁法

図3 TEとSBIによる乳房再建法：保険適応となり症例数が増加している

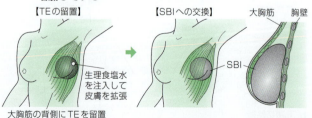

歳代以上の患者も多く，低侵襲な手術や合併症がなくとも，当初より肩関節の可動域の狭い患者もいるため，初診時に確認することはもちろんである．

リハビリテーションを行う際には，創の固定，感染，axillary web syndromeなどの合併症の有無を確認した後，各術式に沿ったリハビリテーションを行う．SLNBによりSN転移陰性で腋窩郭清が省略された場合，腋窩の疼痛・緊張に関してはほとんど問題ないため，早期よりリハビリテーションを開始できる．腋窩郭清が行われた場合，肩関節の運動性と創部の状態に留意しながら，リハビリテーションを行うことが重要である．

乳房再建後は，自家組織の場合，充填した筋皮弁の位置がリハビリテーションで変化することはまれである．広背筋皮弁の場合は採取した背部創に，腹直筋皮弁の場合は腹部に緊張がかかることがあるため，注意を要する．TE，SBIといった人工物が挿入された再建法の場合は，創内に浸出液が残存していたり，留置後1カ月以内は挿入人工物が変位したりすることがあるため，リハビリテーションは慎重に行う必要がある．

なお，術後の疼痛に対して処方される非ステロイド性抗炎症薬（NSAIDs）には，低血圧，腎障害，消化管出血，血小板機能抑制などの副作用がある．また，アセトアミノフェン（カロナール®）では肝機能障害を発症することがある．

◆ 化学療法・分子標的薬

抗がん剤は，単独あるいは数種類併用する多剤併用に分けられる．分子標的薬は通常単独で投与されることは少なく，ほとんどの場合で抗がん剤と併用される．化学療法中の患者，特に多剤併用の場合は，副作用が増強される可能性があり，副作用の発現状況の確認と，リハビリテーション施行の際は十分な注意が必要である．

また，術後に化学療法を行う患者では病状が進行しているケースが多く，化学療法施行の有無が予後に影響を及ぼす可能性が高い．リハビリテーションももちろん大切であるが，副作用の発現

が強いときは無理にリハビリテーションを行う必要性は低いと思われる。患者・主治医とよく相談のうえ,どこまで行うのか,どういった頻度で行うのか,またリハビリテーションの開始を化学療法終了後まで延期することも可能かなどを,十分に検討する必要がある。

化学療法・分子標的薬の主な副作用

骨髄抑制

　白血球,赤血球,血小板のすべてが抑制される。そのなかで臨床的に問題となることが多いのは,好中球減少である。

- 抗生剤:レボフロキサシン水和物(クラビット®)…感染予防や感染症発症時に用いられる。下痢などが起こることがある。
- G-CSF製剤:フィルグラスチム,ペグフィルグラスチム(ジーラスタ®)…好中球増加作用をもち,感染症管理に有効であるが,皮膚炎,骨痛,筋肉痛,嘔気,易疲労感などがみられ,リハビリテーション施行時には注意が必要である。

消化器症状

- 悪心・嘔吐:投与後24時間以内に消失する急性のものと,数日にわたり持続する慢性のものがある。制吐剤としては,5-HT$_3$受容体拮抗薬(ナゼア®,アロキシ®),アプレピタント(イメンド®)は特に有効で,ともに主な副作用は便秘,頭痛であり,まれに無力症がある。同じく制吐剤と用いるデキサメタゾン(デカドロン®)には,日和見感染,潰瘍,高血糖などの副作用がある。
- 口内炎:含嗽剤としてアズレンスルホン酸ナトリウム・炭酸水素ナトリウム(含嗽用ハチアズレ®),ポビドンヨード(イソジン®ガーグル),貼付剤,デキサメタゾン軟膏などがあり,症状により使い分ける。
- 下痢:腸粘膜障害によることが多い。特にイリノテカン塩酸塩水和物(トポテシン®)での副作用は重症のことがあり,注意が必要である。

2 乳癌

- 便秘：嘔気・嘔吐抑制のための5-HT$_3$受容体拮抗薬によるもの，食事の変化によるものなどがある。

心毒性

アントラサイクリン系薬剤やトラスツズマブで発症しやすい。リハビリテーション中に，易疲労感の増悪，頻脈，浮腫などが発現した場合は，特に注意が必要である。

肺障害

すべての薬剤で発現する可能性があり，息切れ，呼吸困難，乾性咳嗽の出現には注意すべきである。

末梢神経障害

タキサン系薬剤に特徴的で，投与量が増加するほど症状が増悪する。

> **化学療法・分子標的薬投与中のリハビリテーション上の注意点**
> - 薬剤の種類によって好中球減少の発症時期やその程度は異なるが，好中球減少時は感染が起こりやすいため，過度のリハビリテーションは避けたほうがよい。
> - タキサン系薬剤による末梢神経障害では，手足のしびれ，疼痛などを伴うため，リハビリテーション中の転倒には特に注意が必要である。

乳癌の治療に使用される主な抗がん剤（表2）

アントラサイクリン系薬剤

強い催吐性のほかに，口内炎，脱毛，皮膚や爪の変色がある。まれではあるが，薬剤性の間質性肺炎もあり，乾性咳嗽や発熱などには注意が必要である。

タキサン系薬剤

催吐性はほとんどないが，投与後数日間は筋肉痛や関節痛などの副作用が必現することが多い。このような場合はNSAIDsが使用されるが，NSAIDsには低血圧，腎障害，消化管出血，血小板機能抑制などの副作用がある。

また，タキサン系薬剤は投与回数が多くなるほど末梢神経障害が発現しやすく，手足のしびれ，下肢の運動障害などを伴うこと

もある。

抗HER2剤

- トラスツズマブ：単剤の場合，心機能障害の発症が最も重要な副作用であり，頻脈，高度の易疲労感，運動障害，浮腫，体重増加などに注意が必要である。通常は抗がん剤との併用であり，主な注意点はタキサン系薬剤と同様である。
- ラパチニブトシル酸塩水和物：最も高頻度な副作用は下痢であり，ロペラミド（ロペミン®）が有効である。そのほかの副作用として，嘔気，食欲不振，肝機能障害，間質性肺炎などがある。

代謝拮抗剤

出血性膀胱炎が起きやすい。

表2　乳癌の治療に使用される主な抗がん剤

アントラサイクリン系薬剤	・ドキソルビシン塩酸塩（アドリアシン®） ・エピルビシン塩酸塩（ファルモルビシン®）
タキサン系薬剤	・ドセタキセル水和物（タキソテール®） ・パクリタキセル（タキソール®） ・パクリタキセル（アルブミン懸濁型）（アブラキサン®） ・ビノレルビン酒石酸塩（ナベルビン®）　など
抗HER2剤	・トラスツズマブ（ハーセプチン®） ・ラパチニブトシル酸塩水和物（タイケルブ®）
代謝拮抗剤	シクロホスファミド水和物（エンドキサン®）

抗がん剤投与中のリハビリテーション上の注意点

【アントラサイクリン系薬剤】
- 強い催吐性を有しているため，投与直後のリハビリテーションは控えることが望ましい。ただ近年，強力な制吐作用をもつ薬剤が開発されたことで，以前よりも嘔吐する患者は劇的に減少した。
- 易疲労感，白血球減少症の副作用があり，発熱性好中球減少症を発症した際は，リハビリテーションは禁忌である。

【タキサン系薬剤】
- タキサン系薬剤の副作用に対する薬剤である，プレガバリン（リリカ®），デュロキセチン塩酸塩（サインバルタ®），ガバペンチン（ガバペン®）は，軽い鎮静作用，筋脱力などを伴うことがあり，リハビリテーション中の転倒，めまいなどに注意が必要である。

2 乳癌

◆ 内分泌療法

ホルモン受容体を発現しているLuminal typeの乳癌では，術後療法として必須な治療法である。近年は特に，閉経後Luminal A-like乳癌において術前内分泌療法も行われるようになってきた[5]。化学療法に比べて内分泌療法の副作用発現は軽いと思われがちだが，5～10年と長期にわたって内服するため，軽微な副作用でも患者にとってはボディブローのように身体への負担が増えてくる。

閉経状態により使用される薬剤は異なる。

閉経前

- タモキシフェンクエン酸塩（ノルバデックス®）
- LH-RH analog（ゾラデックス®，リュープリン®）：副作用として，骨痛，筋肉痛，などを伴うことがあり，その場合はNSAIDsの投与が有効である。

> **閉経前内分泌療法中のリハビリテーション上の注意点**
> - タモキシフェンでは，更年期障害，発汗過多，ほてりなどが発現しやすい。投与初期には，嘔気，めまい，食欲不振などもある。通常は耐性ができるため，症状がひどくなければリハビリテーションを行っても差し支えない。
> - LH-RH analogは通常，腹部に注射されるため，リハビリテーションには問題ないが，まれに健側上腕皮下に投与されることもある。この場合，両手を使ったリハビリテーションでは，注射部位の疼痛増悪や腫脹などに注意が必要であるが，実際にはあまり問題にはならないと思われる。

閉経後

アロマターゼ阻害薬：アナストロゾール（アリミデックス®），エキセメスタン（アロマシン®），レトロゾール（フェマーラ®）

エストロゲン産生を抑制するため，更年期障害などが起こりやすい。また，骨粗鬆症や関節痛なども特徴的な副作用である。骨粗鬆症に対する薬剤には内服薬と注射剤があり，ときに骨痛，低カルシウム血症，薬剤関連性顎骨壊死（MRONJ）などが出現す

ることもある。

トレミフェンクエン酸塩（フェアストン®）
タモキシフェンと同様である。

分子標的薬
エベロリムス（アフィニトール®）、エキセメスタンと併用されるが、口内炎の発症が高頻度で重症化しやすい。口内の清潔も重要である。また、間質性肺炎の発症頻度も高く、咳嗽・発熱・息切れなどの症状には注意する。

メドロキシプロゲステロン酢酸エステル（ヒスロン®）
体重増加、満月様顔貌（ムーンフェイス）、浮腫、血栓症、心不全、視覚障害などの副作用があり、特に血栓症では四肢の浮腫、疼痛などが出現し、早急な治療を要する。

> **アロマターゼ阻害薬投与中のリハビリテーション上の注意点**
> - 肘や膝、手首などの関節痛出現時には、過度のリハビリテーションは避けるべきである。また、起床時の関節のこわばりも多くみられる症状であるが、重症化することは少なく、適切なリハビリテーションで症状は緩和される。

◆ 放射線療法
乳房温存後あるいは乳房切除後（PMRT）の局所再発を減らすために行われる外照射が最多である。通常、50～60Gyを25～30回に分けて照射する。近年は、さらに低線量や副作用を軽減する治療も可能となってきている。

左側乳房術後患者に対し、アントラサイクリン、タキサン系薬剤や、トラスツズマブと外照射の併用によって心毒性が増強され、時に重篤な心不全が起こることがある。

放射線療法の有害事象（表3）
急性期に発症するものと、亜急性～晩期に発症するものがある。急性期の有害事象は時間とともに軽快していくが、亜急性期～晩期の発症時期はさまざまで、患者のQOLに大きくかかわってく

る有害事象が多い。

皮膚炎（図4）

急性期において皮膚炎のほかに汗腺障害が起こり，発汗機能が低下して皮膚乾燥が生じる。数年で軽快するが，治癒が遅延することもあり，まれに晩期障害として出現することもある。そのため，長期にわたるリハビリテーションの際には注意が必要である。

患部を優しく洗浄し，浸出液と壊死物質の除去，保湿剤のヘパリン類似物質（ヒルドイド®）とステロイド軟膏（アルメタ®）での加療が重要である。

表3 放射線療法による各種有害事象

	有害事象	症状
急性期	放射線宿酔	全身倦怠感，めまい，眠気，食欲不振
	皮膚炎	紅斑，水疱形成，落屑
	食道炎	咽頭部痛，嚥下時痛，嚥下困難
亜急性期〜晩期	肺臓炎	咳嗽，発熱，胸部痛，呼吸困難
	皮膚の変化	萎縮，色素沈着，発汗低下，毛細血管拡張，脱毛
	皮下組織	硬化，硬結
	患側上肢	浮腫
	肋骨骨折	疼痛，呼吸困難
	腕神経叢障害	麻痺
	心膜炎（左側）	心嚢液貯留，心不全

（文献6より引用）

図4 急性期皮膚炎

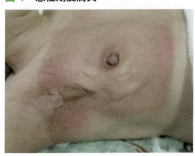

疼痛を伴う高度の皮膚発赤，剥離がみられる

患側上肢浮腫

感染による蜂窩織炎は特に重要な合併症であり、皮膚の浮腫、腫脹、発赤、疼痛、発熱などの所見の有無に注意する。まれに、血管肉腫Stewart-Treves症候群[7]を合併することがあり、通常触知しない上肢の結節や皮膚の隆起・発赤などがある場合は、すぐに主治医へ報告すべきである。

放射線肺臓炎

照射野に一致、あるいは照射側肺野に広がる陰影を伴い、咳嗽、息切れ、微熱などを伴う。ステロイド（デカドロン®）による加療が必要である。

放射線療法中のリハビリテーション上の注意点

- 皮膚炎の発生はほぼ必発であり、中等度〜高度の皮膚炎ではリハビリテーションによって胸部の疼痛が増悪する可能性があるため、患者と十分相談したうえでリハビリテーションの継続を検討すべきである。
- 胸壁への放射線照射から長年経過している場合、晩期障害として肋骨骨折の可能性が高くなることがある。特に局所再発などを併発し、通用より多い量の放射線療法が行われた場合、その確率はさらに上がるため、リハビリテーションではより慎重さが求められる。

乳癌再発後の治療とリハビリテーション

乳癌再発後は治癒がほぼ望めないことから、治療は3つのPといわれる症状緩和のケアに重点が置かれる。

1. 症状緩和（palliate symptoms）
2. 症状発現の先送り（prevent symptoms）
3. 延命（prolong survival）

このため、患者のQOLの維持・改善が最重要となる。患者のさまざまな状態に沿ったリハビリテーションが必要で、患者の希望をよく確認したうえで、主治医と十分に相談し、どこまでリハビリテーションの施行が可能なのか、リハビリテーションを行う

ことでどこまでQOLの改善が可能なのかを考慮する必要がある。

また，再発から長期が経過した患者はさまざまな治療を受けており，全身状態は決してよい状態ではなく，抗がん剤などによる副作用にも悩まされている可能性が高い。施行可能なリハビリテーションは限定されるが，end of life careを支える重要な支援であることは間違いない。

■ まとめ

乳癌治療におけるリハビリテーションは非常に重要なもので，術式・術後の状態，併用療法の有無，内容，副作用発現状況などを的確に把握することで，より有効なリハビリテーションが施行可能である。

告知後に精神的に抑うつ状態に陥ることが多いとされる乳癌治療のなかで，術後経過が良好であることは，患者にとって何よりもかけがえのないことである。チーム医療を実践し，患者の社会復帰の援助に取り組むべきである。

[文 献]

1) McNeely ML, Campbell K, Ospina M, et al: Exercise interventions for upper-limb dysfunction due to breast cancer treatment. *Cochrane Database Syst Rev* 16(6); CD005211, 2010.
2) Langer I, Guller U, Berclaz G, et al: Morbidity of sentinel lymph node biopsy (SLN) alone versus SLN and completion axillary lymph node dissection after breast cancer surgery: a prospective Swiss multicenter study on 659 patients. *Ann Surg* 245(3); 452-461, 2007.
3) 日本乳癌学会 編：科学的根拠に基づく乳癌診療ガイドライン ①治療編 2015年版（第3版），249-250，金原出版，2015.
4) Goldhirsch A, Winer EP, Coates AS, et al: Personalizing the treatment of the women with early breast cancer: highlights of the St. Gallen International Expert Consensus on the primary Therapy of Early Breast Cancer 2013. *Ann Oncol* 24(9); 2206-2223, 2013.
5) Cataliotti L, Buzdar AU, Noguchi S, et al: Comparison of anastrozole versus tamoxifen as preoperative therapy in postmenopausal women with hormone receptor-positive breast cancer: the Pre-Operative "Arimidex" Compared to Tamoxifen (PROACT) trial. *Cancer* 106(10); 2095-2103, 2006.
6) 日本乳癌学会 編：乳腺腫瘍学 第2版，p.302，金原出版，2016.
7) Stewart FW, Treves N: Lymphangiosarcoma in postmastectomy lymphedema; a report of six cases in elephantiasis chirurgica. *Cancer* 1(1); 64-81, 1948.

II 疾患の治療で使用する薬剤とリハビリテーション
F 腫瘍内科

3 血液がん

市川喜一

■ 治療の流れ

化学療法期には，抗がん剤による化学療法を行う。抗がん剤の副作用で正常造血が一過性に抑制される骨髄抑制期では，感染症に対する抗菌薬，抗真菌薬などを使用することがある。また，顆粒球コロニー刺激因子（G-CSF）で正常造血の回復を促す場合がある。化学療法期には安全な化学療法施行のため，また骨髄抑制期には感染予防のために，リハビリテーションを行う際に配慮が必要となる。

■ 化学療法期に使用される薬剤

血液がんに対する主な治療は，抗がん剤を用いた化学療法である。異なる採用機序をもつ複数の抗がん剤を組み合わせて，数日間かけて主に点滴または静注で治療を行う。

注意点としては，ほぼすべての抗がん剤に脱毛，正常造血の抑制（以下，骨髄抑制）が現れるため，含嗽，手洗いなどの感染予防が必要である。一部の抗がん剤は血管外へ漏出すると組織壊死という重篤な副作用が起こるため，中心静脈カテーテルを挿入するなど，確実な血管確保を行う必要がある。また，モノクローナル抗体療法では通常の抗がん剤とは異なる副作用があるため，注意が必要である。なお，抗がん剤の副作用としては嘔気・嘔吐が有名だが，制吐剤の使用により予防や症状の軽減が可能である。

分子生物学の進歩により，毎年新たな作用機序をもつ抗がん剤が開発されている。

◆ 主に使用される抗がん剤とその特徴

代謝拮抗薬

正常な細胞内物質と似た構造の薬剤であり，がん細胞に取り込

3 血液がん

まれることでDNA合成を阻害し,増殖を阻止する。

ピリミジン拮抗薬

シタラビン(キロサイド®),エノシタビン(サンラビン®)がある。DNAに似た構造の薬剤であり,DNA合成の際に取り込まれて,がん細胞の増殖を阻害する。急性骨髄性白血病,慢性白血病のほか,悪性リンパ腫などにも使用される。

エノシタビンはシタラビンのプロドラッグであり,血中でシタラビンに変化することで効果を発揮する。3時間程度の点滴で使用するが,シタラビンは24時間持続静注でも使用される。エノシタビンの添加剤であるポリオキシエチレン硬化ヒマシ油に対するアレルギーの副作用に注意する。シタラビン大量療法施行時は,小脳失調などの中枢神経毒性と結膜炎などに注意が必要である。

プリン拮抗薬

メルカプトプリン水和物(ロイケリン®)は,グアニン,アデニンに類似し,DNA合成の際に取り込まれることで阻害する。内服で使用する。キサンチンオキシダーゼ阻害剤であるアロプリノール(ザイロリック®)やフェブキソスタット(フェブリク®)との併用で血中濃度が上昇するため,アロプリノール使用時はメルカプトプリンの使用量を1/3〜1/4に減量する必要があり,フェブキソスタットとの併用は禁忌となっている。

葉酸拮抗薬

メソトレキセート(MTX)は葉酸に類似し,DNA合成に必要な活性化葉酸にかかわる酵素を抑制することでDNA合成を阻害する。急性リンパ球性白血病や悪性リンパ腫の中枢神経浸潤などに対し,主に大量療法にて使用する。

MTXは浮腫や胸腹水に移行するため,体腔液が貯留している症例では使用禁忌である。また,尿が酸性化すると尿細管に結晶が析出して腎障害を起こすため,頻回の尿pH確認と炭酸水素ナトリウム(メイロン®)による補正が必要となる。さらに,重篤な副作用発現を監視するための薬物血中濃度のモニタリング(TDM)も重要である。

アルキル化薬

DNAと相互作用し，DNA間の架橋，破壊によってDNAの複製障害や変異を起こすことで細胞を死に導く。合成を終了したDNAやRNAにも作用し，細胞周期にかかわらず効果を表す。

ニトロジェンマスタード系薬

第一次世界大戦中にドイツ軍で開発されたマスタードガスという毒ガスが起源である。主に，悪性リンパ腫および多発性骨髄腫に対して使用される。

シクロホスファミド水和物（エンドキサン®），イホスファミド（イホマイド®），メルファラン（アルケラン®）などがある。メルファランは内服で使用する。

いずれの薬剤も二次性がんの発現に注意が必要である。シクロホスファミドとイホスファミドは出血性膀胱炎が副作用として有名で，十分な補液とメスナ（ウロミテキサン®）の注射で予防をする。

ニトロソウレア系薬

分子量が小さく脳血管関門を通過するという特徴がある。慢性骨髄性白血病を除く慢性骨髄増殖症候群や，脳腫瘍などに使用される。ニムスチン塩酸塩（ニドラン®），ラニムスチン（サイメリン®）などがある。治療4〜6週間後の遅発性骨髄抑制の副作用がある。

その他

ダカルバジンはホジキンリンパ腫に対して使用される。血管痛の副作用がある。

> **抗がん剤投与中のリハビリテーション上の一般的な注意点**
> - 嘔気などが強く出ないように，あまり負荷の強いリハビリテーションは行わないようにする。
> - 血管外漏出にも注意が必要であり，点滴治療中のリハビリテーションは避ける。

抗腫瘍性抗生物質製剤

Streptomycesの培養濾液から発見された抗生物質の一種である。DNA合成期にDNA・RNAの塩基対同士の隙間に結合し，

3 血液がん

その合成を阻害する。急性白血病（骨髄性およびリンパ球性），悪性リンパ腫，および多発性骨髄腫に対して使用される。溶媒に溶解した薬剤が，赤，橙，黄色，青色などを呈するのが特徴である。

アントラサイクリン系薬

ダウノルビシン塩酸塩（ダウノマイシン®），ドキソルビシン塩酸塩（アドリアシン®），イダルビシン塩酸塩（イダマイシン®），アクラルビシン塩酸塩（アクラシノン®）などがある。同系統薬と次項のアントラキノン系薬は生涯で使用できる薬量が決まっており，超過すると心筋障害や心不全が現れることがあるため，十分な注意が必要である。また，組織障害性が強く，血管外漏出には十分な注意が必要である。

アントラキノン系薬

ミトキサントロン（ノバントロン®）はアントラサイクリン系薬以上の効果と心毒性の低下を目的に合成された薬剤であり，作用・副作用はアントラサイクリン系薬とほぼ同じである。

> **抗腫瘍系抗生物質投与中のリハビリテーション上の注意点**
> - 末梢血管から治療を行っている場合，血管外漏出を避けるために上肢のリハビリテーションは避ける。
> - 生涯使用量にも気を配り，極量に近い場合は心臓への負荷に注意しながらリハビリテーションを行う。

抗腫瘍性植物成分製剤

植物から抽出された成分を原料とした薬剤である。微小管に作用して細胞分裂を阻害することで効果を発揮する。急性リンパ球性白血病，悪性リンパ腫および多発性骨髄腫などに使用される。

植物アルカロイド系薬

ニチニチソウから抽出された薬剤であり，微小管の重合を阻害する。ビンクリスチン塩酸塩（オンコビン®），ビンデシン塩酸塩（フィルデシン®），ビンブラスチン硫酸塩（エクザール®）などがある。

副作用としては末梢神経障害と便秘が有名であり，薬剤によっては1回使用量の上限がある。また，抗利尿ホルモン不適合分泌

症候群の発症にも注意が必要である。

植物由来ポドフィロトキシン系薬

メギ科の植物から抽出されたポドフィロトキシンを原料として半合成された薬剤であり、DNA二本鎖のねじれを解消するⅡ型トポイソメラーゼを阻害することでDNA合成を阻害する。エトポシド（ベプシド®、ラステット®）がある。内服と点滴の2剤形がある。

> **植物アルカロイド系薬剤投与中のリハビリテーション上の注意点**
> - 温痛覚や位置覚が障害されている場合があるため、転倒、熱傷や外傷などに注意する。

分子標的製剤

分子生物学の発展により、特定の物質を標的とした薬剤が次々と開発されている。本系統の薬剤は今後さらに増加すると考えられる。

モノクローナル抗体

腫瘍細胞の表面に存在する蛋白質を抗原として作成された単一の（モノクローナル）抗体である。腫瘍細胞に結合し、NK細胞などの免疫細胞や補体を介して細胞障害作用を発揮する。主に悪性リンパ腫に対して使用される。CD20抗原が標的のリツキシマブ（リツキサン®）、CD30抗原が標的のブレンツキシマブ ベドチン（アドセトリス®）およびケモカイン受容体4が標的のモガムリズマブ（ポテリジオ®）などがある。

副作用としてインフュージョン・リアクションという一種のアレルギー症状がある。インフュージョン・リアクションは初回施行時に多いため、初回治療時は全身状態の把握を頻回に行う。B型肝炎ウイルス既感染患者にリツキシマブを使用する際は、B型肝炎ウイルスの再活性化による致死的劇症肝炎にも注意が必要である。

CD20抗原に対するモノクローナル抗体イブリツモマブに放射性同位元素が結合された製剤（ゼヴァリン®）も存在する。再発、難治性の低悪性度B細胞性リンパ腫およびマントル細胞リンパ腫

3 血液がん

に対して使用され、放射線によって腫瘍細胞を障害する。血液がん診療と放射線治療が同時にできる施設での使用に限られている。

チロシンキナーゼ阻害薬

　腫瘍増殖にかかわるシグナル伝達経路にあるチロシンキナーゼを阻害することで、細胞増殖を抑制する。慢性骨髄性白血病と、フィラデルフィア染色体陽性の急性リンパ球性白血病に対して使用される。すべて内服の製剤で、初めにイマチニブメシル酸塩（グリベック®）が開発され、その後に第二世代としてダサチニブ水和物（スプリセル®）とニロチニブ塩酸塩水和物（タシグナ®）が、さらに第三世代としてポナチニブ（アイクルシグ®）とボスチニブ（ボシュリフ®）が開発された。

　共通の副作用として浮腫、発疹などがあるが、それに加えてダサチニブには体液貯留、ニロチニブには肝・膵機能障害、心電図上QT延長などの副作用が認められる。

プロテアソーム阻害薬

　細胞内で不要になった蛋白質を分解する酵素であるプロテアソームの働きを阻害し、本来分解されるべき蛋白質を細胞内に増加させることで細胞増殖を阻害する薬剤である。第一世代としてボルテゾミブ（ベルケイド®）、第二世代としてカルフィルゾミブ（カイプロリス®）がある。ボルテゾミブは多発性骨髄腫およびマントル細胞リンパ腫に使用される。カルフィルゾミブは再発・難治性の多発性骨髄腫に使用される。

　共通の重篤な副作用として、間質性肺疾患がある。高頻度の副作用としては、末梢神経障害に注意が必要である。

免疫調整剤（IMiDs）

　細胞内で不要となった蛋白質を分解するシステムであるユビキチン-プロテアソーム系を構成する蛋白質セレブロンを標的とし、システムが認識する蛋白を変えることで抗腫瘍効果を発揮する[1]が、詳細に関してはいまだに不明な部分が多い。

　サリドマイド（サレド®）は当初、睡眠導入薬として開発されたが、服用した妊婦の胎児死産や催奇形性などの副作用から、い

ったんは販売が中止された。2000年代に入り再発・難治性の多発性骨髄腫に対する効果が認められ，2009年に製造販売が再度承認された。その後，第二世代としてレナリドミド水和物（レブラミド®），さらにはポマリドミド（ポマリスト®）が開発された。

いずれの薬剤も内服であり，前2剤は多発性骨髄腫に使用されるのに対して，ポマリドミドはレナリドミドおよびボルテゾミブを含む2種類以上の治療歴がある再発または難治性の多発性骨髄腫に対してのみ使用される。

IMiDsは，共通の重大な副作用として前述した胎児の催奇形性があるため，決められた管理手順（サリドマイドはTERMS®，レナリドミドとポマリドミドはRevMate®）に従って性別および妊懐性の有無で区分され，残薬などの遺失や他人への譲渡がないよう厳格に管理されるほか，避妊や精液などの提供制限などについても管理される。また，同薬剤に対する十分な知識を有する血液内科医が在籍する限定された医療機関でのみ処方される。その他の重大な副作用として，深部静脈血栓症および肺血栓塞栓症があり，本系統の薬剤を使用する際には，血栓症予防のためにアスピリン100mg程度の少量内服を行うことが一般的である。

ビタミンA誘導体

急性前骨髄球性白血病（APL）に使用する。異常細胞に高濃度の活性型ビタミンAを作用させて分化停止を解除させ，異常細胞を減らす分化誘導療法に用いる。この治療法により，APLの治療成績は飛躍的に向上した。トレチノイン（ベサノイド®）とタミバロテン（アムノレイク®）の2剤が該当し，いずれも内服で使用する。初発APLにはトレチノインを使用し，その後，再発した場合にタミバロテンを使用する。

副作用としては，分化した正常（にみえる）白血球が急速に増加することで生じるレチノイン酸症候群（発熱，呼吸困難，胸水および心嚢液貯留，肺浸潤，間質性肺炎，肺うっ血，低酸素血症など）が有名である。レチノイン酸症候群が発生した場合には同薬剤の内服を中止し，副腎皮質ホルモンのパルス療法を行う。

3 血液がん

ヒ素製剤

三酸化ヒ素(トリセノックス®)は、ビタミンA誘導体で寛解後に再発したAPLに対し、点滴で使用される。分子的寛解を高率に得ることができる特徴があるが、副作用である心電図異常(QT延長や完全房室ブロック)に十分な注意が必要である。治療開始前に血清電解質や心電図を確認することが必須であり、治療中も頻回の心電図検査を行う。また、レチノイン酸症候群と類似のAPL分化症候群を起こす場合があり、レチノイン酸症候群と同様の対応が必要となる。本剤使用で急激な血管収縮や拡張を起こす場合がある。

> **分子標的製剤投与中のリハビリテーション上の注意点**
> - モノクローナル抗体による初回治療時は原則安静のため、治療当日はリハビリテーションを控える。
> - 多発性骨髄腫の患者は病的骨折を起こしやすいため、プロテアソーム阻害剤、免疫調整剤を使用している患者のリハビリテーションは、できるだけ負荷をかけない範囲で行う。
> - プロテアソーム阻害剤と免疫調整剤は、植物アルカロイドと同様に温痛覚や位置覚が障害される場合があるため、転倒、熱傷やケガなどに注意する。
> - ヒ素製剤では致死的不整脈が起こる可能性があるため、リハビリテーション中も心電図モニターを装着する。

■ 骨髄抑制期に使用される薬

一般に、化学療法施行後7〜14日目にかけて、正常造血が一過性に抑制される。この時期を骨髄抑制期という。正常造血の抑制によって、貧血、血小板減少などが起こるため、輸血などが必要になる。また、感染症に罹患する危険がある。

正常造血回復のために、血液がんの化学療法後にG-CSFが使用されることが多い。

発熱性好中球減少症*(FN)を発症した場合は経験的抗菌薬療法を施行するが、抗菌薬の種類および副作用は極めて多種・多岐

にわたるため，成書を参照してほしい。

◆ G-CSF

好中球前駆細胞を刺激し，成熟好中球に分化させる働きがある。遺伝子組み換え技術で生産される。フィルグラスチム（グラン®）やレノグラスチム（ノイトロジン®）がある。また，ポリエチレングリコールに結合させて作用時間を延ばしたペグフィルグラスチム（ジーラスタ®）がある。

重篤な副作用は多くないが，頻度の高いものとして骨痛がある。急性骨髄性白血病，骨髄異形成症候群に対して使用するときは，芽球の増加に注意が必要である。

> **骨髄抑制期におけるリハビリテーション上の注意点**
> - 好中球絶対数が500/μL未満の場合，FN発症の危険が高まる。化学療法後の患者にリハビリテーションを行う際は好中球数を確認し，リハビリテーション室で行えるのか，または病室内でのリハビリテーションに限定するかを主治医に確認する。

＊ 発熱性好中球減少症：「好中球数が500/μL未満，または1,000/μL未満で48時間以内に500/μL未満に減少すると予測される状態で，かつ腋窩温37.5℃以上（口腔内温38℃以上）の発熱を生じた状態」と定義される[2]。その発症頻度は，用いられる治療レジメンで異なる[3]。

【文 献】

1) 伊藤拓水 ほか：IMiDs 基礎と臨床2015（赤司浩一 監），26-34，メディカルレビュー社，2015.
2) 日本臨床腫瘍学会 編：発熱性好中球減少症（FN）診療ガイドライン，2-3，南江堂，2012.
3) 日本臨床腫瘍学会 編：発熱性好中球減少症（FN）診療ガイドライン，6-7，南江堂，2012.

II 疾患の治療で使用する薬剤とリハビリテーション　G 精神科

1 うつ病および双極性障害

内藤信吾

■ はじめに

うつ病の治療では急性期・慢性〜維持期を問わず，ほとんどのケースで抗うつ薬が使用される．ここでは抗うつ薬について一通り解説し，急性期・慢性期に使用されることの多い補助薬剤・治療についてそれぞれ説明する．

■ うつ病の治療の流れ

うつ病（大うつ病性障害）は，**表1**に示した①，②のうちの1つ以上と，③〜⑨の症状のうちの4つ以上が，2週間以上にわたって存在することと定義されている[1]．

うつ病になると，重症度に依存するものの，大抵のケースで自殺念慮をもっていると考えられる．重症患者の場合，自殺念慮はあるがそれを実行できるだけの気力・体力を伴わないことが多い．しかし，気力・体力が回復しても自殺念慮が強く残存していることも珍しくなく，むしろ周囲の人からみて「調子がよくなってきた」ころのほうが自殺企図のリスクが高い．

表1　うつ病の診断基準

①抑うつ気分 ②興味または喜びの喪失	①②のうちの1つ以上
③有意の体重の減少あるいは増加，または食欲の減退あるいは増加 ④不眠あるいは過眠 ⑤精神運動焦燥または制止（沈滞） ⑥疲労感または気力の減退 ⑦無価値感または過剰（不適切）な罪責感 ⑧思考力や集中力の減退または決断困難 ⑨死についての反復思考，自殺念慮，自殺企図・計画	③〜⑨のうちの4つ以上

①②のうちの1つ以上と，③〜⑨のうちの4つ以上が2週間以上にわたって存在する場合，うつ病と診断される　　（文献1より引用）

> **うつ病急性期におけるリハビリテーション上の注意点**
> - うつ病の急性期で特に重症の場合は,極度の意欲低下・億劫感から,身体運動が自発的に大きく制限されることが多い。また,自殺企図後や妄想を伴うケース,激越・精神運動興奮を伴うケースにおいては,強制力を伴う行動制限が必要になる場合もある。長期臥床に至るケースも少なくなく,廃用症候群などを防ぐためにも,床上からでもよいので早期からリハビリテーションが施行されることが望ましい。
> - 患者は自分に対する罪悪感をもっていたり,自己評価が過度に低いことがあり,リハビリテーションの課題を遂行できなかったときなど,自分を責めて病状を悪化させることも考えられる。セラピストは,患者が課題をクリアできなくても評価する心構えが必要である。なお,過度な励ましは「精一杯リハビリテーションを頑張っているがうまくできない」と思っている患者を追い詰めることになりかねないので慎むべきである。

◆ 抗うつ薬

2017年現在で主に使用されている抗うつ薬を,新しい世代順に紹介する。一般に抗うつ薬は,服薬開始から効果発現まで週単位の時間を要する。一方で副作用は服薬直後から発現するため,なかには効果が得られる前に副作用に耐えられず服薬を中断してしまうケースもあり,初回投与時にはこの特性を患者に十分説明する必要がある。

ノルアドレナリン作動性・特異的セロトニン作動性抗うつ薬(NaSSA)

2017年現在で流通しているのは,ミルタザピン(リフレックス®,レメロン®)のみである。セロトニン(5-HT)2および3,$α_2$受容体に拮抗する薬理特性をもち,ノルアドレナリン(NA)および5-HT作動性神経伝達を増強するユニークな特性をもつ抗うつ薬である[1]。ミルタザピンのうつ病に対する効果のエビデンスレベルは高く,特に食欲不振,不眠,不安を呈するケースへの有効性が示唆されている。

セロトニン・ノルアドレナリン再取り込み阻害薬(SNRI)

5-HT再取り込み阻害作用とNA再取り込み阻害作用をもつ抗う

1 うつ病および双極性障害

つ薬であり，抗コリン作用や抗ヒスタミン作用が弱いことから，忍容性に優れるとともに，高い抗うつ作用をもつことが知られている[2]。

2017年現在で国内に流通しているのは，ベンラファキシン塩酸塩（イフェクサー®SR），デュロキセチン塩酸塩（サインバルタ®），ミルナシプラン塩酸塩（トレドミン®）の3つであり，5-HTおよびNA作動性神経系に対する効果のバランスは多少異なるものの，大方共通した薬理特性をもつ。なお，SNRIは抗うつ作用だけではなく疼痛緩和作用も有しており，ペインコントロールや緩和ケア領域でも使用される薬剤群である。

副作用としては，嘔気，不安，口渇，不眠，鎮静，性機能障害，尿閉，血圧上昇，動悸などがあり[2]，特に服用初期には消化器系副作用が発現しやすい。

選択的セロトニン再取り込み阻害薬（SSRI）

主に5-HT再取り込み阻害作用によって抗うつ効果を発揮する薬剤群である。SSRIが登場するまで主に使用されていた三環系・四環系抗うつ薬よりも抗コリン系副作用が少なく，1990年代から世界中で爆発的に普及した。特に欧米で広く使用され，その後，わが国を含むアジアに拡大し，世界中でその使用が増加している。国内では，エスシタロプラムシュウ酸塩（レクサプロ®），塩酸セルトラリン（ジェイゾロフト®），パロキセチン塩酸塩水和物（パキシル®，パキシル®CR），フルボキサミンマイレン酸塩（ルボックス®，デプロメール®）が使用可能である。

主な副作用として，投与初期には嘔気などの消化器系副作用，食欲減退，体重減少，発汗過多，振戦，紅顔，頭痛，不眠，焦燥，性機能障害などが挙げられる[2]。

トラゾドン塩酸塩（レスリン®，デジレル®）

5-HT受容体拮抗/再取り込み阻害作用をもつ。本来は抗うつ薬だが，低用量では脳の覚醒系を抑制して鎮静あるいは睡眠を誘発することから[2]，睡眠薬代わりに使用されることがほとんどである。

三環系・四環系抗うつ薬（表2）

かつては抗うつ薬の代表格であったが，現在では副作用の面から第一選択となることは少ない。根本的な抗うつ薬理作用はSNRIとほぼ同様であるが，他の受容体（α，ヒスタミン，ムスカリンなど）に強い親和性をもつため，さまざまな副作用を生じやすい。

副作用は鎮静，起立性低血圧のほか，抗コリン作用に依存するものが多く，口渇，排尿障害，かすみ目，便秘，認知機能低下，心伝導系障害，う歯などである[2]。また，けいれん閾値を下げたり，体重増加につながるともいわれる[2]。

表2　三環系・四環系抗うつ薬の例

- アミトリプチリン塩酸塩（トリプタノール）
- イミプラミン塩酸塩（トフラニール®）
- クロミプラミン塩酸塩（アナフラニール®）
- ミアンセリン塩酸塩（テトラミド®）　　　など

抗うつ薬使用中患者のリハビリテーション上の注意点

- 抗うつ薬はクラスごとに作用機序が異なるが，共通の注意点として，鎮静，眠気，起立性低血圧，めまい，ふらつき，アカシジアが挙げられる。リハビリテーションを行う前に，最低限のバイタルサイン，意識障害の有無，集中力・注意力，顔色・表情などを評価することが望ましい。

【NaSSA】
- 忍容性は他剤と比べて良好ではあるが，効果として挙げられる食欲増進作用や催眠作用が，逆に体重増加・過食や過鎮静・倦怠感などの副作用となることもあり[2]，リハビリテーション時には眠気や倦怠感が障壁となる可能性がある。

【SSRI】
- 高齢者の長期投与例と骨折との関連性が報告されており[2]，高齢者のリハビリテーションの際には転倒などに注意する。

【トラゾドン】
- 副作用としては，鎮静作用が強すぎた場合の日中の眠気（持ち越し効果）が多い。リハビリテーションの際は，ふらつきや転倒に注意する。

【三環系・四環系抗うつ薬】
- リハビリテーションでは，起立性低血圧，沈静作用による転倒・骨折，認知機能低下による注意・集中困難に注意が必要である。

1 うつ病および双極性障害

◆ 急性期に使用される補助薬剤・治療

修正型電気けいれん療法 (m-ECT)

治療抵抗性の気分障害や自殺念慮が強いうつ病エピソード,興奮・昏迷[*1]を呈する精神病などで,薬剤の十分な効果が得られなかったり副作用が出やすく十分量使用できないといった場合に,治療手段としてm-ECTが選択されることが多い。一般的な方法は,麻酔科医管理の下で全身麻酔と筋弛緩を施したうえで,パルス波脳刺激装置(サイマトロン®)で脳に電気刺激を与え,人工的に脳内にけいれん発作(実際には筋弛緩のためにけいれんは起きない)を起こすというものである。かなり高い確率で急性期エピソード症状を改善できるが,効果は永久には続かないため,m-ECT後は各疾病に応じた薬剤による維持療法が必要である。

> **m-ECT施行中患者のリハビリテーション上の注意点**
> - m-ECT施行後に,麻酔薬・筋弛緩薬の薬効が残ることはほとんどない。しかし,脳への通電・痙攣発作に伴う副作用として,頭痛,嘔気,健忘(前向性・逆行性),微熱が生じることがある。特に逆行性健忘があると,今までリハビリテーションをしていた記憶そのものが失われることもある。事前に健忘の存在を医師や看護師と共有しておくことが望ましい。

◆ 主に使用される麻酔薬とその特徴

チオペンタールナトリウム(ラボナール®),チアミラールナトリウム(イソゾール)

m-ECTの際に一般的に使用される静脈内麻酔薬である。静注後速やかに麻酔効果が得られ,効果は約20分間持続する。

プロポフォール(ディプリバン®)

チオペンタールなどのバルビツール系薬より,麻酔からの急速

[*1] 昏迷:一見,意識障害のようにみえるが意識は清明であり,外部からの刺激に反応しない状態である。微動だにせず同じ姿勢を保ち,話しかけにもまったく反応しないが,周りで何が起きているかは理解していると考えられ,昏迷から脱した後にその間の記憶が残っていることが多い。統合失調症や単極性うつ病,双極性障害,その他さまざまな精神疾患で起こりうる。

で円滑な回復が得られるということから，近年使用されることが多い。

◆ 主に使用される筋弛緩薬とその特徴
スキサメトニウム塩化物（スキサメトニウム注）

脱分極型の筋弛緩薬であり，m-ECTに使用される筋弛緩薬のほとんどを占める。作用時間は通常5分以内であり，施術後に余計な筋弛緩を残さない。

◆ 非定型抗精神病薬

文字どおり精神病症状に対する効果をもつ薬剤群である。詳細は，p.351，「統合失調症」の項目を参照してほしい。抗うつ薬のみの治療では抗うつ効果が得られにくい場合に低用量使用で推奨され[2]，これを強化療法という。また，昏迷や妄想を伴うケースにも併用されることが多い。

国内ではアリピプラゾール（エビリファイ®）のみが「うつ病に対する強化療法」として保険適応がある。オランザピン（ジプレキサ®），クエチアピンフマル酸塩（セロクエル®），リスペリドン（リスパダール®）は，海外では強化療法薬としてのエビデンスレベルが高く，権威のあるガイドラインでも使用が推奨されている。わが国での保険適応はないが，実際の臨床現場では適応外で使用されることもある。

強化療法中にリハビリテーションを行う際は，副作用として錐体外路症状（EPS，パーキンソン症状）とアカシジアに注意が必要である。アカシジアは静座不能症ともいわれて，抗精神病薬や抗うつ薬の副作用の一つであるが，一部の制吐剤や胃薬でも起こることがある。主訴は「足がむずむずして座っていられない」「身体が落ち着かない」「歩いていないと気が変になる」などである。他覚的には，「貧乏ゆすり」「いらいらしている」「体動過多」「足踏みや脚の組み替えを頻繁に行う」などととらえられる。

通常は，原因薬剤の投与開始から数日後に出現するが，長期間

1 うつ病および双極性障害

の服用後に出現することもある。患者にとっては非常に苦痛であり，焦燥感や内的不穏などの精神症状と誤診されかねない。時に苦痛に耐えられなくなり，自傷行為や自殺企図に及ぶこともある。解決法は，原因薬剤の減量または中止である。

◆ 抗不安薬・睡眠薬
ベンゾジアゼピン系抗不安薬・睡眠薬

ベンゾジアゼピン（BZD）系薬は，不安のコントロール，不眠症の治療，焦燥感や薬物の離脱症状の緩和などの目的で用いられている[2]。いわゆる「精神安定剤」「睡眠薬」とよばれるもので，麻酔導入，筋弛緩剤，けいれんのコントロールなど，臨床で幅広く使用されている[2]。

うつ病治療では，治療導入初期段階での不安・焦燥の緩和，不眠に対して補助的に使用されることがほとんどで，うつ病から回復するに従い，漸減〜終了となることが望ましい。しかし，わが国では漫然と投与され続ける傾向があり，耐性獲得や依存に陥って使用を終了できないことが多く，乱用に至るケースもあり，近年では社会的にも大きく問題視されている[3]。

国内で流通している商品は多く，作用時間，力価，副作用プロファイルなどの違いはあるものの，ほとんどは共通した化学構造（図1）・特性をもつ。代表的なものを表3に示す。

図1 ベンゾジアゼピン系薬の基本的な化学構造

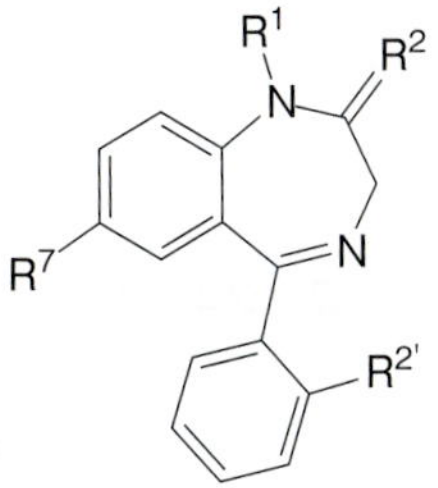

Rの箇所の原子・分子は各薬剤により異なる

表3 ベンゾジアゼピン系薬の例

抗不安薬	・ジアゼパム（セルシン®，ホリゾン®） ・アルプラゾラム（ソラナックス®） ・エチゾラム（デパス®） ・クロチアゼパム（リーゼ®） ・ロラゼパム（ワイパックス®）　　など
睡眠薬	・トリアゾラム（ハルシオン®） ・ブロチゾラム（レンドルミン®） ・フルニトラゼパム（ロヒプノール®，サイレース®） ・リルマザホン塩酸塩水和物（リスミー®） ・クアゼパム（ドラール®）　　など

> **ベンゾジアゼピン系薬を使用している場合のリハビリテーション上の注意点**
> ・BZD系薬は筋弛緩作用を有する。また，薬剤の効果が翌朝に持ち越されると，眠気やふらつきが出て，注意・集中力の維持が困難になり，転倒のリスクが高まる。BZD系薬服用中の患者で，身体状況に不相応な筋力低下を認めたり，指示をあまり理解できていないような場合は，副作用の可能性について主治医に確認したほうがよい。
>
> ・理性による感情の統制が弱まる脱抑制という現象が起こることがある。リハビリテーションの際に指示を守らない，勝手な動作をする，無理をして危険な運動を行うことなどが予想されるため，注意を要する。

非ベンゾジアゼピン系薬（睡眠薬）

エスゾピクロン（ルネスタ®），ゾルピデム酒石酸塩（マイスリー®），塩酸ゾピクロン（アモバン®）がある。BZD系薬に比べ，筋弛緩作用，耐性と依存性が少ないとされる。

リハビリテーションで注意すべき点は，BZD系薬と同様に筋弛緩作用と睡眠作用の持ち越しによるふらつきや転倒である。

5-HT$_{1A}$受容体作動薬（抗不安薬）：タンドスピロンクエン酸塩（セディール®）

5-HT$_{1A}$受容体作動性に抗不安作用を発揮すると考えられる。BZD系薬とは異なり筋弛緩作用や依存性が少ないので，筋力の

1 うつ病および双極性障害

低下した高齢者にも使用しやすい。ただし、抗不安作用は即効性ではない。

メラトニン受容体作動薬（睡眠薬）：ラメルテオン（ロゼレム®）

体内にはメラトニンとよばれるホルモンが存在し、睡眠・覚醒リズム〔概日（サーカディアン）リズム〕を規定している。ラメルテオンはメラトニン受容体に作用し、睡眠を促進し深くする。

BZD系薬/非BZD系薬とは異なり筋弛緩作用はほとんどなく、依存、乱用、離脱症状も生じにくいが、睡眠作用の持ち越しは起こりうる。まれにプロラクチン上昇が報告されており、リハビリテーションの際に乳腺の腫れや乳汁分泌に気づくことがあるかもしれない。

オレキシン受容体拮抗薬（睡眠薬）：スボレキサント（ベルソムラ®）

オレキシンは神経ペプチドの一種であり、睡眠や覚醒を制御している。スボレキサントはオレキシン受容体に作用して覚醒状態を抑制し、睡眠をもたらす。

ラメルテオンと同様に筋弛緩作用はほとんどなく、依存、乱用、離脱症状も生じにくいが、睡眠作用の持ち越しは起こりうる。

■ 双極性障害の治療の流れ

双極性障害はかつて「躁うつ病」とよばれた疾患であり、「うつ病」と混同されることが多いが、しっかりと区別すべき疾患である（以下、うつ病は区別のため「単極性うつ病」と表記する）。

有病率は一般人口の数%といわれ、患者数は少なくない。成人期から好発し、生涯を通して気分・意欲・活動性が変動するエピソードが断続的に出現する。エピソード中は平時とは別人格と思えるほど言動が変化することもあり、特に急性躁病エピソードでは周囲に与える影響も大きい。

エピソードは「うつ病相」と「躁病相」に分けられるが、「うつ病相」に滞在する割合が圧倒的に多く、単極性うつ病と誤診され

る原因の一つになっている。正確な診断がなされるまで、初診時から10年以上かかるという報告もあり[4]、早期に正しい診断を下し、適切な治療レールに乗せることが患者のQOL向上につながる。

◆ 急性期の治療：躁病相

躁病エピソード中にみられる主な症状を**表4**に示す[1]。周囲に多大な影響を及ぼすことが多く、病識を伴わないことがほとんどで、治療導入に際しては、法的手段に則って強制的に介入し、入院させる場合が多い。入院しても興奮を伴い、誇大性や攻撃性が高い場合が多く、自発的に治療を受け入れないケースもあり、隔離・身体拘束などの行動制限を要することもある。

> **躁病相におけるリハビリテーション上の注意点**
> - 急性期にはリハビリテーションの導入ができないこともあり、導入できたとしても、指示に従わない、自分勝手に行動するなど、リハビリテーションの実施は困難を極める。また、興奮が強い場合には沈静効果のある薬剤が使われることもしばしばあり、その影響も加味される。

表4 躁病エピソード中の主な症状

● 自尊心の肥大	● 行為心迫	● 目標志向性の活動
● 誇大	● 観念奔逸	● 精神運動性の焦燥
● 睡眠欲求の減少	● 注意散漫	● 快楽的活動への熱中
● 多弁	● 転動性亢進	など

（文献1より引用）

気分安定薬

双極性障害治療の根幹をなす薬剤群である。前述の躁病エピソードの諸症状を緩和させ、気分を平時レベルに戻し、将来的に出現する可能性のある新たなエピソードを予防する効果が期待できる。

炭酸リチウム（リーマス®）

最も古典的な気分安定薬であり、現在でも第一選択薬として、

1 うつ病および双極性障害

FDAやその他のガイドラインで使用が推奨されている[6,7]。

副作用は，口渇，頻尿，振戦，体重増加，嘔気，嘔吐，食欲不振，下痢，腹痛，多尿，無気力，疲労，虚弱，錐体外路症状などさまざまである[2]。多くは血中濃度に依存的である。さらに，離人感や創造性喪失，記憶障害，認知機能低下を引き起こすこともあり[2]，リハビリテーションに向かう気持ちになれない，集中できないといったことが生じる可能性がある。

バルプロ酸ナトリウム（デパケン®，デパケン®R）

もともとは抗てんかん薬として開発されたが，後に気分安定化作用を有することがわかり，現在では炭酸リチウムと同様に，各種ガイドラインでの第一選択薬に挙げられている[7]。

副作用は，嘔気，嘔吐，食欲不振，胸やけ，下痢，沈静，振戦，運動失調などが一般的であり，まれに協調運動失行，羽ばたき振戦，昏迷，昏睡，自動行動などの運動・神経系副作用が起こる[2]。多くは血中濃度に依存的である。

リハビリテーションの際は，運動・神経副作用に注意して観察することが望ましい。

カルバマゼピン（テグレトール®）

バルプロ酸と同様に本来は抗てんかん薬であるが，気分安定化作用を有することがわが国で発見された[5]。また，三叉神経痛に対しても多く使用される。

主な副作用は，血中濃度に依存するものとして，めまい，運動失調，運動稚拙，沈静，構音障害，複視，嘔気，貧血，肝機能障害などがあり，一般的ではないが，振戦，記憶障害，錯乱なども起こりうる。リハビリテーションでは，めまい，運動失調，沈静，複視などがあると支障をきたすであろう。しかし，この薬剤で最も注意すべき副作用は，薬疹などの皮膚症状であり，ときに致死的なスティーブンス・ジョンソン症候群や中毒性表皮壊死症に発展することもある。

> **気分安定薬服用患者のリハビリテーション上の注意点**
> - 各薬剤で副作用プロファイルが異なるため,精神状態によるものと併せて確認する。
> - 各薬剤共通の副作用として,めまい,ふらつき,運動失調,鎮静,認知機能障害,記憶障害に注意が必要である。特に運動失調は,リハビリテーションの意欲を低下させる一因ともなるので,気づいたら主治医に伝えることが望ましい。

非定型抗精神病薬

躁症状を緩和させ,さらに気分安定化作用が確認されている薬剤もある。**表5**に示す4剤は,すべて信頼のおける各種ガイドラインで第一選択薬として推奨されている[7]。

オランザピンとクエチアピンは,多元受容体標的抗精神病薬(MARTA)とよばれ,さまざまな受容体に親和性をもち,長期的な気分安定化作用も認められている。しかし,血糖や脂質などの代謝を阻害することが少なくなく,糖尿病患者への使用は禁忌である。

アリピプラゾールは第三世代の抗精神病薬であり,ドパミン受容体部分作動薬である。特に抗躁作用に優れ,代謝系への影響も少ないのが特筆すべき点である。

リスペリドンは非定型抗精神病薬のスタンダード薬であり,セロトニン・ドパミン受容体拮抗薬(SDA)とよばれる。錠剤,散剤,内用液,持効性注射剤と豊富な剤形が存在し,特に内用液は緊急時の投与でよく使用される。

各薬剤の副作用などの詳細は,p.351,「統合失調症」の項目を参照してほしい。

表5 非定型抗精神病薬

一般名	商品名
オランザピン	ジプレキサ®
クエチアピンフマル酸塩	セロクエル®
アリピプラゾール	エビリファイ®
リスペリドン	リスパダール®

1 うつ病および双極性障害

定形抗精神病薬

かつては急性期の躁症状に対して広く使用されていた。近年では副作用の面で非定型抗精神病薬に劣るため,あまり使われていないが,非経口投与をせざるをえない場合に注射剤を使用することが少なくない。

ハロペリドール(セレネース®)

古典的な抗精神病薬であり,錠剤,散剤,注射剤,液剤と剤形が豊富である。注射剤(静脈内および筋肉内)は,治療に対して拒否的で興奮した患者に対し,非経口投与される際に使用される。

最大の副作用は,錐体外路症状(パーキンソン症状)である。また,使用後長期間が経ってから,遅発性ジスキネジア,遅発性ジストニアなどが出現することもある。

クロルプロマジン(コントミン®,ウインタミン®)

最も古典的な抗精神病薬である。抗躁作用はもちろん,沈静作用も強い。注射剤も用意されており,非経口投与可能である。

レボメプロマジン(ヒルナミン®,レボトミン®)

クロルプロマジンから派生した抗精神病薬であり,沈静作用が強い。特に筋注製剤は,緊急時の沈静目的で頻繁に使用される。

クロルプロマジンとレボメプロマジンはフェノチアジン系とよばれ,多種の受容体(α,ヒスタミン,ムスカリンほか)に対する親和性が高く,眠気,口渇,起立性低血圧,めまい,便秘,排尿障害,不整脈,性機能低下,高血糖,体重増加など,多彩な副作用が出現する。

> **抗精神病薬を服用している場合のリハビリテーション上の注意点**
> - 急性期には,易刺激性,易怒性,注意の転動性(短時間にあちこちに注意が向く)がみられ,リハビリテーションに集中できないことが多い。さらに,薬剤の影響で過沈静や起立性低血圧,錐体外路症状が起こりやすい。立位になるときや歩行訓練時には転倒に気を付け,他動運動時には筋固縮や振戦などを注意深く観察してほしい。

抗不安薬・睡眠薬

p.341を参照。

◆ 急性期の治療：うつ病相

双極性障害のうつ病相では，前述の単極性うつ病とほぼ同様の症状が現れるが，これが「うつ病と誤診される」最大の原因である。しかし，単極性うつ病とは異なり，妄想などの精神病症状を伴いやすい，過眠・過食傾向がある，家族歴がある，若年発症である，自殺企図リスクが高いなどの要素があり，うつ症状を主訴に現れた患者を診察する際は，常に双極性障害の可能性を念頭に置く必要がある。

双極性障害うつ病相に対する治療は，躁病相と比べると確立されたものは少ない。信頼できるガイドラインでは，気分安定薬，非定型抗精神病薬が主に推奨されている[2, 7]。抗うつ薬の有効性については，いまだ結論は出ていないが，三環系抗うつ薬の使用は躁転[*2]や急速交代化[*3]のリスクが高いことがわかっており，現在では推奨されていない。

気分安定薬

炭酸リチウム

詳細は前述の躁病相の項を参照してほしい。なお，ほかの薬剤に比べ，自殺既遂率を有意に低下させるというエビデンスが確立されている[6]。

ラモトリギン

もともとは抗てんかん薬として開発されたが，近年，気分安定

[*2] 躁転：双極性障害の治療経過のなかで，うつ病相から一転して躁病相に突入すること。数日で病相が変化することも珍しくない。自然に躁転することもあるが，抗うつ薬の不適切な使用など薬剤性のものが多い。昨日まで沈うつとしていた患者が，翌日のリハビリテーションで別人のように明るくしていたようなときは，躁転の可能性を否定できない。逆にうつ病相に転じることを「うつ転」という。

[*3] 急速交代化：躁病相とうつ病相が1年間に4回以上繰り返すことを急速交代化（ラピッドサイクラー化）とよぶ。急速交代化の原因として，抗うつ薬（特に三環系薬とSNRI）の使用が示唆されている。

1 うつ病および双極性障害

化作用が認められ,うつ病相および維持療法に対し,各種ガイドラインで第一選択薬とされている[2, 7)]。

　主な副作用は,めまい,運動失調,頭痛,沈静,眠気,複視,嘔気,薬疹である。また,まれではあるが,不眠,不安,記憶障害,振戦,眼振,食欲不振,スティーブンス・ジョンソン症候群,中毒性皮膚壊死症,薬剤性過敏症症候群などがある。

> **気分安定薬投与中のリハビリテーション上の注意点**
> - リハビリテーションでは,運動失調や沈静,複視,眼振などが障壁となる可能性がある。投与法は医薬品医療機器総合機構(PMDA)が厳密に規定しており,特に投与開始から8週以内は皮膚障害出現リスクが高いため,リハビリテーションでも皮膚状態を注意深く観察する。

抗不安薬・睡眠薬,非定型抗精神病薬

p.341,p.346を参照。

◆ 維持期

　双極性障害は,生涯にわたり気分エピソードが出現する可能性があるため,各病相が終結しても,将来起こるであろう病相に対する予防として,恒常的に服薬する(維持療法)必要がある。維持療法では,気分安定薬と非定型抗精神病薬が使用される。詳細は前述の各項を参照してほしい。

【文 献】

1) American Psychiatric Association: Diagnostic and statistical manual of mental disorders, Fifth edition, American Psychiatric Publishing, Virginia, 2013.
2) Labbate LA, Fava M, et al: Handbook of Psychiatric Drug Therapy, Sixth Edition, Lippincott Williams & Wilkins, Pennsylvania, 2009.
3) 厚生労働科学研究・障害者対策総合研究事業「睡眠薬の適正使用及び減量・中止のための診療ガイドラインに関する研究班」および日本睡眠学会・睡眠薬使用ガイドライン作成ワーキンググループ 編: 睡眠薬の適正な使用と休薬のための診療ガイドライン, 2013.
4) Hirschfeld RM, Lewis L, Vornik LA: Perceptions and impact of bipolar disorder: how far have we really come? Results of the national depressive and manic-depressive association 2000 survey of individuals with bipolar disorder. *J Clin Psychiatry* 64(2); 161-174, 2003.
5) 大熊輝雄: 躁うつ病に対するカルバマゼピン療法の歴史. 精神医学 25(12); 1244-1245, 1983.
6) Cipriani A, Hawton K, Stockton S, et al: Lithium in the prevention of suicide in mood disorders: updated systematic review and meta-analysis. *BMJ* 346; f3646, 2013.
7) Yatham LN, Kennedy SH, Parikh SV, et al: Canadian Network for Mood and Anxiety Treatments (CANMAT) and International Society for Bipolar Disorders (ISBD) collaborative update of CANMAT guidelines for the management of patients with bipolar disorder: update 2013. *Bipolar Disord* 15(1); 1-44, 2013.

II 疾患の治療で使用する薬剤とリハビリテーション　G 精神科

2 統合失調症

内藤信吾

■ はじめに

統合失調症は，内因性精神病（原因が解明されていない精神病）の代表格である。有病率は一般人口内で約0.8％であるが，家族内発症や一卵性双生児における高率の発症率（数10％）を考えると，発症にはなんらかの遺伝負因が関与するとみられている。

好発時期は思春期～壮年期であり，高齢発症はまれである。根本原因は，脳内の神経ネットワークの障害と考えられており，知覚，思考，記憶，感情，実行機能，人格，社会的機能など，生きていくうえで必要なさまざまな機能の障害が起こる。

根本的な治療法は確立されておらず，現在の医学では抗精神病薬の服用によって症状を緩和させるしか術がない。治療で症状が消失しても，服薬を中止すると高確率で再発する[1]。病勢が緩和せず，人格レベルや社会的機能も落ち，精神科病院での長期間の社会的入院を強いられることもある。

患者の多くは病識に欠け，治療アドヒアランスを保ちにくい疾患の代表格である。未治療あるいは治療中断期間が長期の場合には，脳機能の低下が起こるといわれており[2]，患者をいかに治療のレールから脱落させないかが大きなテーマである。

◆ 陽性症状と陰性症状

統合失調症の主症状は，陽性症状と陰性症状に大別される。

陽性症状は幻覚（幻聴，幻視，幻臭，幻味，体感幻覚など），妄想（多くは被害妄想），思考障害（考えがまとまらない，考えが勝手に入ってくる・漏れるなど），情動不安定，衝動性亢進などであり，中脳辺縁系におけるドパミン（DA）作動性神経の過活動が関与するといわれている。

一方，陰性症状があると感情の起伏が乏しくなり，喜怒哀楽を

感じにくくなる，意欲・興味・関心・注意力・集中力が低下するなどし，無為・自閉的で単調な生活様式に陥りやすくなり，コミュニケーション能力が低下して社会的生活能力が大幅に制限される。

■ 治療の流れ

◆ 急性期で使用される薬，治療法

急性期には，幻覚・妄想が強く，思考も混乱して正常な判断力を欠き，病識はほとんどない。精神運動興奮や錯乱を呈するケースもある。自発的に治療を受け入れることはほとんど期待できず，大抵は強制的に治療へ導入せざるをえない。

ほぼ全例で抗精神病薬による治療が行われるが，興奮・緊張が著しい場合や昏迷を呈しているケースでは，m-ECTが行われることも多い。急性期の患者の多くが治療に拒否的であり，自傷・他害を防ぐために，隔離や身体拘束などの行動制限をせざるをえないことが多い（図1，2）。

> **統合失調症急性期におけるリハビリテーション上の注意点**
> - 薬剤の治療効果が得られにくい場合は長期臥床につながりやすく，結果的に廃用症候群を引き起こしやすい。リハビリテーションを導入しても指示を理解しづらく，離床すら容易に行えないケースもある。

図1　当院の隔離室

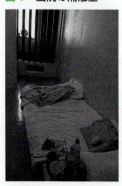

図2　身体拘束（四肢・体幹）

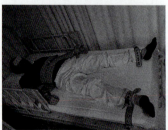

被写体は健常者のモデル

2 統合失調症

抗精神病薬

　抗精神病薬は，統合失調症や他の精神病における，幻覚，妄想，興奮性，情動不安定性などを緩和させる。非定型抗精神病薬（以下，非定型薬）と定型抗精神病薬（以下，定型薬）に二分される。

　一般的には開発された時代が古いものが定型薬で，新しいものが非定型薬である。定型薬がもつ錐体外路系副作用が少ないことから「非定型」とよばれる。一方で非定型薬は，定型薬よりも代謝系副作用が多いことが示唆されている。

非定型抗精神病薬

- リスペリドン（リスパダール®）：世界で最初に普及した非定型薬のゴールドスタンダードである。DA作動性神経と5HT作動性神経に作用し，その特徴からセロトニン・ドパミン受容体拮抗薬（SDA）とよばれる。それまで広く使用されていた定型薬に比べ錐体外路症状を起こしにくく，かつ定型薬と同等の抗精神病作用をもつ。また，定型薬に比べ大脳新皮質（注意・集中力や認知機能，社会的機能をつかさどる前頭前野など）のDA活性を低下させすぎないため，認知機能低下を引き起こしにくいとも考えられる。ただし，高用量（一般に5～6mg／日以上）では定型薬と同様に錐体外路症状が出現しやすいため，身体運動の稚拙さや振戦などが起きやすい。さらに，$α_1$および$α_2$受容体に作用し，起立性低血圧や沈静を起こしうる。剤形が豊富で，錠剤，散剤，口腔内崩壊錠（OD），内用液，1回の投与で2週間効果が持続する持効性注射剤（LAI）の4剤形が使用可能である。

- ペロスピロン塩酸塩水和物（ルーラン®）：初の国産SDAで，リスペリドンに似た特徴をもつ。

- オランザピン（ジプレキサ®）：多元受容体標的抗精神病薬（MARTA）とよばれ，さまざまな受容体に作用する。定型薬と同様の抗精神病作用をもち，かつ錐体外路症状も引き起こしにくい点はリスペリドンと同様であるが，定型薬よりも陰性症状に効果的なことを示唆する報告もある[3]。主な副作用として

は，眠気・過沈静，めまい，食欲亢進・体重増加である。特に，体重が増加するケースでは高血糖や脂質代謝異常をきたし，場合によっては糖尿病を発症する。そのため，糖尿病患者には禁忌であり，この薬剤の服用中の患者には，定期的な糖・脂質系の検査を行うことが推奨されている。錠剤，散剤のほかに，口腔内速崩錠（ザイディス®）が用意されている。

- クエチアピンフマル酸塩（セロクエル®）：オランザピンと同じくMARTAに属する。DA受容体に低親和性であり，ほかの非定型薬と比べてもはるかに錐体外路症状を引き起こしづらい点で極めてユニークな薬剤である。このため，他剤で錐体外路症状を起こしやすい患者の第一選択薬である。また，ノルアドレナリン作動性神経系にも作用し，抗精神病作用に加え，抗うつ作用を有する[4]。主な副作用はオランザピンと共通で，糖尿病患者への使用は禁忌である。

- アリピプラゾール（エビリファイ®）：大塚製薬株式会社が開発し，アメリカで最も多く処方されている薬剤である。DA受容体に対する部分作動薬であり，ドパミン・システムスタビライザー（DSS）とよばれる。統合失調症，双極性障害の躁病相，うつ病の増強療法，自閉症の衝動性など，適応範囲が広い。また，$α$受容体，ムスカリン受容体，ヒスタミン受容体に対する作用が弱いため，他剤で起こりやすい沈静や起立性低血圧を引き起こしづらい。運動系の副作用も一般的に生じにくいが，アカシジアの発生が少なくなく，また高用量では錐体外路症状の発現に注意すべきである。錠剤，OD，散剤，内用液，1回の投与で4週間効果が持続するLAIの5剤形がそろう。

- パリペリドン（インヴェガ®）：リスペリドンの改良版で，1日1回投与型の徐放剤である。リスペリドンより血中濃度の日内変動が少ないため，副作用の発現がより少ない。また，1回の投与で4週間効果が持続するLAIも使用可能である。

- ブロナンセリン（ロナセン®）：わが国で開発されたSDAである。DA作動性神経系以外への作用が少なく，他剤でみられる

ような沈静や代謝系の副作用が少ないことが特徴である。2017年現在，世界初の抗精神病薬の貼付剤（パッチ）も開発中である。
- アセナピンマレイン酸塩（シクレスト®）：2017年現在，国内で流通する最も新しい非定型薬である。MARTAに属するが，オランザピンやクエチアピンとは異なり糖・脂質代謝系への影響が小さく，糖尿病患者にも使用可能である。また，舌下錠である点がユニークである。認知機能改善や陰性症状への効果が示唆されている。
- クロザピン（クロザリル®）：1960年代から開発されている史上初の非定型薬であるが，当初は白血球減少症や無顆粒球症などの副作用や死亡例が相次ぎ，開発が一時中止された。しかし，他剤での治療に抵抗を示すケースに抜群の効果を発揮することが再評価され，1990年代になって再開発された。MARTAに属し，錐体外路症状の発現頻度が他剤に比べて圧倒的に少なく，2種類以上の抗精神病薬で十分な効果が得られなかった例や錐体外路症状が発現しやすいケースに使用される。使用には厳密な基準が用意されており，一定の基準を満たした患者しか適応とならず，基準をクリアした医療機関においてクロザピン使用に関する研修を修了した医師のみが使用できる。副作用の注意点は，白血球数減少や痙攣閾値の低下，心筋炎，糖代謝異常などであり，患者には導入後原則26週の入院と定期的な血液検査が義務付けられている。

> **非定型抗精神病薬使用時のリハビリテーション上の注意点**
> - 頻度は高くないが，振戦や筋固縮などの錐体外路症状が起こりうる。また，眠気，めまい，アカシジア，起立性低血圧などの可能性もあるため，注意して観察する。通常用量を越えて使用されている場合は，過鎮静や意識障害をきたすこともあり，転倒など注意する。

定型抗精神病薬

- クロルプロマジン（コントミン®，ウインタミン®）：世界初の抗精神病薬である。DA受容体に作用し抗精神病作用を発揮するが，ムスカリン，ヒスタミン，α，5HT，など多種の受容体にも強く作用するため，副作用が多い。振戦，筋固縮，眠気，沈静，めまい，ふらつき，起立性低血圧，口渇，霞目，便秘，体重増加，排尿困難などがみられる。現在では，第一線で使用されることは少ない。
- ハロペリドール（セレネース®）：1950年代に開発された，かつての抗精神病薬のゴールドスタンダードであるが，現在でも世界の多くの臨床現場で使用され続けている。DA作動性神経系に非常に強く抑制的に作用し，強い抗精神病作用を発揮するが，同時に副作用も強い。振戦，筋固縮，アカシジアを始めとする運動系副作用はもちろん，遅発性ジストニア，遅発性ジスキネジア，悪性症候群，高プロラクチン血症なども生じうる。また，大脳新皮質に抑制的に作用するため，人工的に陰性症状を作り出してしまうことが多い（二次性陰性症状）。ほとんどのケースで，通常用量で錐体外路症状が発現するため，それを緩和させるために抗コリン薬（または抗パーキンソン薬）を併用するが，抗コリン薬の副作用に悩まされることが多い。錠剤，散剤，内用液，LAI，注射製剤が用意されているが，特に注射剤は経口内服が困難なケースに頻用される。

抗コリン薬

定型薬を使用する際に，多くの症例で発現する錐体外路系副作用を緩和させるために投与される。錐体外路系副作用を軽減させる一方，抗コリン薬には，消化管運動の抑制，嘔気，食欲不振，便秘，唾液・涙液分泌抑制，排尿障害，口渇，悪心，眠気，起立性低血圧，めまい，霞目，心悸亢進，不整脈，認知機能低下，せん妄などの副作用がある。また，遅発性ジスキネジアや遅発性ジストニア，アカシジア，麻痺性イレウスの原因となりうることも

2 統合失調症

示唆されている。

これらの副作用に,対症療法的に別の薬剤を併用することで悪循環に陥り,もともとの定型薬の使用と相まって,わが国に特異的な多剤併用大量処方文化を作る原因の一つとなった。

m-ECT

p.339を参照。

【文献】

1) Robinson D, Woerner MG, Alvir JM, et al: Predictors of relapse following response from a first episode of schizophrenia or schizoaffective disorder. *Arch Gen Psychiatry* 56(3); 241-247, 1999.
2) Lieberman JA: Is schizophrenia a neurodegenerative disorder? A clinical and neurobiological perspective. *Biol Psychiatry* 46(6); 729-739, 1999.
3) Leucht S, Corves C, Arbter D, et al: Second-generation versus first-generation antipsychotic drugs for schizophrenia: a meta-analysis. *Lancet* 373(9657); 31-41, 2009.
4) Kondo MA, Tajinda K, Colantuoni C, et al: Unique pharmacological actions of atypical neuroleptic quetiapine: possible role in cell cycle/fate control. *Transl Psychiatry* 3; e243, 2013.

II 疾患の治療で使用する薬剤とリハビリテーション　G 精神科

3 認知症

内藤信吾

■ はじめに

2012（平成24）年の国内の認知症患者数は462万人であり，2025（平成37）年には約700万人になると見込まれている[1]。入院患者における高齢者の割合は増加しているが，当然，認知症を有する患者も増加する。認知症をもつ人が，ある疾患を患ってリハビリテーションを処方される場面も，日常的なものになるであろう。セラピストにとって，認知症をもつ人とうまくコミュニケーションをとることが，仕事を円滑に進めるためのスキルの一つになると思われる。

認知症とは，いったん正常に発達した脳機能が，後天的な器質的障害により衰えることである。その結果，記憶，行動，社会的機能が失われていく。認知症の原因疾患は100種類以上といわれているが，ここではそのなかでも頻度の高い変性性認知症であるアルツハイマー型認知症（AD），レビー小体型認知症（DLB），前頭側頭型認知症の3つを取り上げる。

■ アルツハイマー型認知症

ADは全認知症の60％以上を占める。原因は脳細胞へのアミロイド沈着，神経原線維変化，神経細胞脱落が順に進行することによる脳の萎縮と考えられている。

ADは健忘を主症状として発症することが多く，緩徐に認知機能・実行機能が低下していく。当初は記憶障害，特に近時記憶が障害されるが，病期の進行に伴って見当識障害や意欲・自発性の低下，BPSDとよばれる精神・行動上の障害，さらに実行機能障害へと進展していく。

3 認知症

◆ アルツハイマー型認知症の治療の流れ

2017年現在,ADを根本的に治療する手段はなく,対症療法薬としてアセチルコリンエステラーゼ阻害薬(AChEI)と,NMDA受容体拮抗薬が利用可能である。これらの効果は限定的で,ADの進行を抑えることはできず,恩恵を得られる期間は9カ月〜1年程度といわれている。その後,認知機能は徐々に減衰していく。しかし,要介護・見守り時間の有意な減少を示す[2]など,介護する側にとっても有益な薬剤である。

アセチルコリンエステラーゼ阻害薬

ADでは神経脱落によって神経細胞間の情報伝達量が減少するが,AChEIはアセチルコリンエステラーゼを阻害して脳内アセチルコリンの分解を減少させ,神経間情報伝達を促進して見かけ上の認知機能低下を緩和させる。2017年現在,国内では次に示す3種が使用可能である。

AChEIの副作用は,そのコリン神経系に対する活性に依存する。コリン作動性神経は脳だけではなく心臓,消化管,筋,その他の臓器など全身に存在し,その自律神経系(主に副交感神経)の調整を行う。服用初期には,悪心・嘔気・嘔吐,食欲不振,下痢,体重減少など消化器系統の副作用が起こりやすいが,多くは数日〜1週間程度で消失する。また,副交感神経系副作用としては,徐脈や不整脈,ふらつき,失神が知られている。精神神経系副作用としては,易怒性,易刺激性や攻撃性,暴言,興奮などが起こることが報告されている。運動器系ではパーキンソン症状なども出現する可能性がある。そのほかに,肝機能障害などが報告されている。

貼付剤であるリバスチグミンは,内服薬であるほかの2剤に比べて副作用の発現頻度は少ないが,貼付部位の皮膚障害(発赤,腫脹,接触性皮膚炎)が出現することがある。

ドネペジル塩酸塩(アリセプト®)

国内で開発されたAChEIであり,3種のなかでは一番歴史が古い。1日1回投与型であり,軽度〜重度のADに適応となる。

錠剤，散剤，ODのほかに，ゼリータイプもあり，嚥下機能が低下した患者にも使用しやすいよう工夫されている。

ガランタミン臭化水素酸塩

アセチルコリンエステラーゼ阻害作用に加え，ニコチン性アセチルコリン受容体にも作用して細胞間の情報伝達を促進し，記憶・学習に関する脳細胞の働きを促進するといわれている[3]。適応は軽度，中等度のADである。

リバスチグミン

アセチルコリンエステラーゼ阻害作用に加え，ブチリルコリンエステラーゼ阻害作用をもつ。これにより，病期が進行してもアセチルコリンの分解を抑制すると考えられている[4]。この薬は1日1回型の貼付剤であり，服用が簡便で経口摂取が困難となった症例にも使用可能である。適応は軽度，中等度のADである。

> **AChEI使用時のリハビリテーション上の注意点**
> - リハビリテーション時には，3剤に共通して失神，立ちくらみ，ふらつき，眼前暗黒などの不整脈に由来する副作用と，歩行障害などのパーキンソン症状に注意する。

NMDA受容体拮抗薬

2017年現在，メマンチン塩酸塩（メマリー®）のみが使用可能である。ADの進行に従い，脳内では興奮系神経伝達物質のグルタミン酸の活動性が亢進し，脳細胞が障害される。また，余計な神経刺激が正常な記憶シグナルを妨害し，記憶障害を引き起こす。

メマンチンは，NMDA受容体に対する拮抗作用によって，グルタミン酸による脳細胞への有害な刺激を阻害する。認知機能の維持だけではなく，BPSDに対する効果もある。適応は中等度〜重度のADであり，前述のAChEIのいずれか1剤との併用も可能で，AChEI単剤と比べて見かけ上の認知機能維持効果が優れていることが示されている[5]。

副作用は比較的少ない薬剤ではあるが，主なものはめまいや眠気，沈静である。また，腎機能が低下している場合には，薬剤の

代謝が減衰することも知られている。

> **NMDA受容体拮抗薬使用時のリハビリテーション上の注意点**
> - めまい，ふらつき，眠気などに気を付けるのは当然であるが，腎機能が低下している患者の場合は，通常用量でも副作用が起こりやすい（規定では低用量での使用が勧められている）。副作用によるめまいやふらつきが疑われる場合は，主治医に投与量を確認する。

抗精神病薬

AD患者のBPSDに対しては，適応外使用として日常的に抗精神病薬，特に非定型抗精神病薬が使用される（詳細は，p.353を参照）。一般に，高齢者にはできるだけ副作用が出ないよう低用量で投与されるが，それでも高齢者は副作用に敏感で，パーキンソン症状や鎮静，起立性低血圧，転倒が出現しやすい。リハビリテーション時には注意が必要である。

抑肝散

AD患者のBPSDに対して，漢方薬の抑肝散（組成：蒼朮，茯苓，川芎，釣藤鈎，当帰，柴胡，甘草）が用いられることがある。妄想，徘徊，暴力や攻撃性が緩和されるとして，近年使用が広まっている[6]。

副作用としては，発疹，発赤，かゆみ，食欲不振，胃部不快感，悪心，下痢，眠気，倦怠感などが報告されている。また，成分中の甘草による偽性アルドステロン症の結果，低カリウム血症や浮腫，高血圧などが起こる可能性がある。

■ レビー小体型認知症

DLBは認知症の15〜30％を占め，わが国ではADの次に多い変性性認知症である。病理的にはパーキンソン病と同一疾患と考えられ，DLBとパーキンソン病はレビー小体病とよばれる。αシヌクレイン蛋白で構成されるレビー小体という細胞内封入体

により，脳幹・黒質・線条体経路に加え後頭葉視覚野を始めとする全脳の神経の脱落を認める。

幻視，パーキンソン症状，注意・覚醒の変動が中核的症状であり，レム睡眠行動障害，誤認妄想，自律神経障害，うつなどの多彩な症状が加わることが多い。また，ADと比べて初期には記憶障害が目立たないことが多い。

注意すべき特徴として，抗精神病薬に対する顕著な過敏性があり，少量の抗精神病薬でパーキンソン症状や嚥下障害，過鎮静などが誘発されることがある[7]。これは抗精神病薬に限らず，総合感冒薬などでも誘発されることがあるので注意する。

◆ レビー小体型認知症の治療の流れ

2017年現在，DLBに対する適応はドネペジル塩酸塩のみであるが，実際にはAChEIとメマンチンが，また精神病症状に対する適応外使用として抗精神病薬（特に非定型抗精神病薬）や抑肝散が使用されている。パーキンソン症状に対しては，ドパミン作動薬やレボドパが使用される。

AChEI

DLBの根本的な治療薬ではないが，コリン作動性神経を賦活させることにより，認知機能低下の抑制に加え，幻視に対する効果が期待できる（前述のADの項も参照）。また，パーキンソン症状に対してはコリン作動性が悪影響を及ぼす可能性がある。

非定型抗精神病薬

幻視や妄想などの精神病症状に対して，適応外使用されることが少なくない。DLBの特性としてパーキンソン症状を有することから，第一選択薬は錐体外路系副作用が極めて少ないクエチアピンである。その他の非定型抗精神病薬も使用されることがあるが，クエチアピンよりもパーキンソン症状を起こしやすい（詳細は，p.353を参照）。

3 認知症

抑肝散

 主にDLBの精神病症状や，興奮・攻撃性，うつ症状，不安などに対して用いられる。抗精神病薬使用時によくみられるパーキンソン症状の悪化はほとんど生じない（詳細はADの項を参照）。

ドパミン作動薬/レボドパ

 p.80，神経内科「パーキンソン病」の項目を参照。

■ 前頭側頭型認知症

 前頭側頭型認知症（FTD）は，前頭・側頭葉に限局した進行性の変性をきたす認知症の一つである。行動障害，言語障害などを主症状とし，行動障害型前頭側頭型（bvFTD），意味性認知症（SD），進行性非流暢性失語（PNFA）に分類される。

 bvFTDは性格変化や脱抑制，マナーや礼儀作法の欠如などの社会的行動障害が目立つ。そのほかに，共感性や対人交流の欠如，保続・常同・強迫性，口唇傾向，食行動異常，実行機能障害などが現れるが，記憶障害や視空間認知は比較的保たれる。SDは側頭葉前方部が主体的に障害され，意味記憶障害が主症状である。PNFAは発語の障害主症状であり，発語量の減少，失文法，構音障害，復唱障害，音韻錯語，努力性発語，錯読などが出現するが，語彙は比較的保たれる。

◆ 前頭側頭型認知症の治療の流れ

 FTDに対しては，根治療法どころか対症療法についても，確立されたエビデンスレベルが高い治療法はない。前頭葉機能低下に伴う強迫症状，常同性や情動制御不全に対して，前頭葉での5HT系神経系の賦活が効果的であるという推測から，SSRIが用いられることがある[8]。そのほかに攻撃性や興奮性，易怒性に対しては抗精神病薬などが用いられるが，効果がしっかりと評価されているものはない。認知機能低下に対しても，ADやDLBに使用されるAChEIが効果的であるという証明はなされていない。

また，FTDに対するAChEIやメマンチンの有効性に関する見解で一致したものはない。

SSRI，抗精神病薬

p.337，p.353を参照。

> **認知症患者に対するリハビリテーション上の一般的な注意点**
> - 近年，入院認知症患者の骨折の術後や，廃用症候群などに対するリハビリテーションが一般的になりつつある。セラピストにとって，認知症患者のリハビリテーションが日常的になる日も遠くないであろう。認知症患者の認知機能はおおむね低下しているため，指示した課題をすぐには理解できない。簡単な動作・課題でも，何度も根気よく説明する必要がある。指示はできるだけ単純であることが望ましい。加えて，AD患者の場合は，短期記憶障害によって昨日行ったリハビリテーションをまったく覚えていないことも想定される。セラピストの顔を覚えていないこともある。患者は毎日，初めて会った人だと感じているかもしれない。気を悪くせず，温かい気持ちで接してほしい。

【文 献】

1) 二宮利治 ほか：日本における認知症の高齢者人口の将来推計に関する研究 平成26年度総括・分担研究報告書：平成26年度厚生労働科学研究費補助金 行政制作研究分野 厚生労働科学特別研究, 2015.
2) Blesa R: Galantamine: therapeutic effects beyond cognition. *Dement Geriatr Cogn Disord* 11(Suppl 1); 28-34, 2000.
3) Raskind MA, Peskind ER, Truyen L, et al: The cognitive benefits of galantamine are sustained for at least 36 months: a long-term extension trial. *Arch Neurol* 61(2); 252-256, 2004.
4) Bailey JA, Ray B, Greig NH, et al: DK (2011) Rivastigmine Lowers Aβ and Increases sAPPα Levels, Which Parallel Elevated Synaptic Markers and Metabolic Activity in Degenerating Primary Rat Neurons. *PLoS One* 6(7); e21954, 2011.
5) Howard R, McShane R, Lindesay J, et al: Donepezil and memantine for moderate-to-severe Alzheimer's disease. *N Engl J Med* 366: 893-903, 2012.
6) 窪田香織, 野上 愛, 高崎浩太郎 ほか：抑肝散の認知症症状に対する薬理学的検証 認知症モデルに対する抑肝散の治療効果の薬理学的検証. 日本薬理学雑誌 143(3); 110-114, 2014.
7) 井関栄三 編著：レビー小体型認知症 臨床と病態, 中外医学社, 2014.
8) 西川 隆, 池尻義隆, 正木慶大 ほか：Pick病の反復行動に対する選択的セロトニン再取り込み阻害剤の効果 強迫スペクトラム障害の観点から. 精神医学 43(3); 251-258, 2001.

II 疾患の治療で使用する薬剤とリハビリテーション　G 精神科

4　その他の精神疾患

内藤信吾

■ せん妄

せん妄は入院臨床において，極めて頻度の高いイベントである。入院患者におけるせん妄の有病率は10～30%，高齢者では10～40%，がん患者では25%と報告されている[1]。また，術後患者の51%，末期患者の約80%に，せん妄を認めるといわれ，手術直後の患者，熱傷，透析，中枢神経病変を有する患者ではせん妄のリスクが高まる[2,3]とされている。

いったん，せん妄が発現すると，予定されている治療・検査・リハビリテーションが進まないことがあり，在院日数が延びて医療経済的にも支障をきたす。医療者は，せん妄の予防と察知に加え，せん妄が生じたときには迅速な対応を行うべきである。

実際にせん妄が生じた場合には，なんらかの薬剤投与が行われる。最も使用される頻度が高い薬剤は抗精神病薬で，なかでも非定型抗精神病薬が用いられる。2011年9月に厚生労働省が，クエチアピン，ハロペリドール，ペロスピロン，リスペリドンについては，「器質性疾患に伴うせん妄，精神運動興奮状態，易怒性」に対する適応外使用を認めるとの通知を出した。そのほかに，BZD系薬の注射剤や，ある種の抗うつ薬も使用される。

◆ せん妄で用いられる薬剤

非定型抗精神病薬

せん妄への対症療法として，錐体外路系副作用の発現が少ない非定型抗精神病薬が使用されることが最も多い[4]。本来は統合失調症に対する適応のみであるが，前述のように次の3剤の適応外使用が2011年に厚生労働省に認められた。

リスペリドン（リスパダール®）

通常，夕食後または眠前に使用されるほか，不穏時頓用として

も頻用されている。錠剤，OD錠，内用液がある。臨床現場では，嚥下が困難な患者などへは内用液が好んで使われる。ただし，リスペリドンは非定型薬のなかでは錐体外路系副作用や過鎮静，起立性低血圧を起こしやすいので，用量には注意を要する。

クエチアピンフマル酸塩（セロクエル®）

通常，夕食後または眠前に使用される。錠剤と散剤が使用できる。

抗精神病薬のなかでは最も錐体外路系副作用を起こしにくい薬剤であり，リスペリドンなどで錐体外路系副作用を起こしたケースにも使用可能である。ただし，糖尿病患者には禁忌となっており，投与可能な患者には制限がある。

ペロスピロン塩酸塩

通常，夕食後または眠前に使用される。錠剤と散剤がある。糖尿病患者に禁忌ではない。

定型抗精神病薬

定型抗精神病薬のうち，厚生労働省による適応外使用が認められているのはハロペリドールである。チアプリドはもともと，せん妄への適応がある。非定型薬と比べると錐体外路系副作用を起こしやすく，使用にあたっては注意を要する。

ハロペリドール

内服が困難な患者に対し，非経口投与として注射で使用されることがほとんどである。通常は夕食後や眠前に，生理食塩水に混ぜて静脈内投与を行う。せん妄コントロールが悪ければ，1日あたりで決まった量までは追加投与可能であるが，錐体外路系副作用が出やすくなるため，安易に増量せずに慎重に投与するべきである。

チアプリド塩酸塩（グラマリール®）

近年では非定型抗精神病薬が使用されることが圧倒的に多く，使用される頻度は少ないであろう。

4 その他の精神疾患

> **非定型・定型抗精神病薬使用中のせん妄患者のリハビリテーション上の注意点**
> - 過度に薬が効くと過鎮静を引き起こし，転倒の危険性があるだけではなく，リハビリテーションの予定時刻に覚醒していないこともありうる。その場合，リハビリテーションの実施は不可能である。
> - 錐体外路系副作用が出ている場合は，筋固縮や振戦，寡動などが起き，リハビリテーションに支障をきたす。そのような場合は，リハビリテーションの実施について，主治医と協議するべきである。

抗うつ薬

悪性症候群の既往がある，錐体外路症状が出やすい，パーキンソン病を合併しているなど，なんらかの理由で抗精神病薬を使用できない場合，せん妄に対してトラゾドンやミアンセリンといった抗うつ薬が使用されることもある。

トラゾドン塩酸塩（レスリン®，デジレル®）

5-HT作動性神経を介して深睡眠を誘発することを利用し，せん妄コントロールに使用される。適応外使用となる（詳細は，p.337を参照）。

ミアンセリン塩酸塩（テトラミド®）

四環系抗うつ薬に属する。鎮静作用が強いことを利用し，せん妄に使用される。通常は眠前に投与する。適応外使用となる。

> **抗うつ薬使用中のせん妄患者のリハビリテーション上の注意点**
> - トラゾドンとミアンセリンの最大の副作用は過鎮静である。薬が効きすぎていると，眠気などでリハビリテーションに集中できないだけではなく，転倒の危険性もある。また，リハビリテーションの時間に覚醒していないことも考えられ，リハビリテーションができないといったことも予想される。そのような場合は主治医に報告する。

■ アルコール依存症

アルコール依存症の患者が，自ら断酒目的で入院することは少ない。多くはなんらかの理由（身体疾患など）でアルコール摂取が不可能な状態に陥り，入院後にアルコール離脱症候群を起こし，精神科的介入を要することとなる。

離脱症候群中は激しい自律神経症状やけいれん，せん妄，バイタルサインの変化を伴い，幻視を始めさまざまな精神症状を呈し，致死的になることさえある。このような急性期治療中は，リハビリテーションの実施は不可能に近い。リハビリテーションが導入されるのは，急性期治療が一段落し，退院の可能性が検討され始めたころである。離脱症候群後に認知機能を取り戻している場合もあるが，ウェルニッケ・コルサコフ症候群などに移行し，認知機能低下を残すこともある。

患者に断酒の希望がある場合，薬物治療として抗酒薬や断酒補助薬が使用されることもある。しかし，断酒補助薬だけで完全に断酒を達成することは難しく，デイケア，断酒会，ピア・カウンセリングへの参加，長期的な患者教育などを組み合わせることが必要である。

◆ 抗酒薬

シアナミド（シアナマイド）とジスルフィラム（ノックビン®）があり，アルコール代謝過程のアセトアルデヒドから酢酸に至る反応を触媒するアセトアルデヒド脱水素酵素を阻害し，飲酒後に呼吸困難，心悸亢進，顔面紅潮，悪心嘔吐，血圧低下，めまい，脱力などを引き起こす。つまり，人工的に悪酔い状態を作り出す。飲酒に伴う辛い体験を経ることで，患者が飲酒を避けることを期待する仕組みである。しかし，飲酒欲求そのものを抑えることはできず，患者が飲酒を再開したいと思えば服薬を中止すればよく，あくまでも患者の断酒意識に任せるほかはない。

副作用は，吐き気や頭痛，倦怠感，不眠などであり，頻度は少ないが肝機能障害，健忘，興奮，朦朧状態などが起こる場合がある。

4 その他の精神疾患

◆ 断酒補助薬

国内で使用できるのは,アカンプロサートカルシウム（レグテクト®）のみである。脳内のNMDA受容体を阻害してGABA_A受容体を刺激することにより,飲酒欲求そのものを抑える働きがある。

主な副作用は,下痢,傾眠,腹部膨満,嘔吐などである。

> **抗酒剤・断酒補助薬使用中のリハビリテーション上の注意点**
> - 通常,この種の薬剤はリハビリテーションの妨げになることはないと思われる。むしろ,患者の心理状態がリハビリテーションに影響を及ぼすことが考えられる。例えば,リハビリテーション課題がうまくできないことを「指導が悪い」と責任転嫁する,「自分は依存症じゃない」と問題を否認する,「何をやってもうまくいかない」と自分を責めるなど,前向きになれないことがある。そのような場合は,課題をいったん中止し,患者の気持ちが切り替わってから再度実施するなどの工夫が必要であろう。

[文　献]

1) Lipowski ZJ: Delirium (acute confusional states). *JAMA* 258 (13); 1789-1792, 1987.
2) Stiefel F, Holland J: Delirium in cancer patients. *Int Psychogeriatr* 3(2); 333-336, 1991.
3) Perry SW: Organic mental disorders caused by HIV: update on early diagnosis and treatment. *Am J Psychiatry* 147(6); 696-710, 1990.
4) 日本精神神経学会 監訳: 米国精神医学会 治療ガイドライン せん妄. 医学書院, 2000.

III その他の薬の知識

III その他の薬の知識

1 降圧薬，パーキンソン病治療薬，糖尿病薬

高橋 寛

■ はじめに

リハビリテーションの対象となる患者は，なんらかの運動機能障害をもっており，先天的もしくは後天的な医学的背景を有することが多い。リハビリテーションを目的として薬を使用することはほとんどなく，なんらかの疾患の治療のため，もしくは再発予防のために，薬を服用している患者が大半である。

薬の副作用でリハビリテーションに意欲的に取り組めていなかったり，なんらかのリスクが増加したりして，リハビリテーションの効率が上がらないことも考えられる。その際には，主治医もしくは薬剤師と情報を共有し，投薬またはリハビリテーションの改善が必要となる。リスク管理のためにも，薬物療法の影響も考慮したうえでリハビリテーションを行うことが重要となる。

■ 降圧薬

◆ 高血圧とは

成人では収縮期血圧(SBP)が140mmHg以上，または拡張期血圧(DBP)が90mmHg以上の場合に高血圧と診断され（**表1**），直ちにあるいは1～3カ月間，生活習慣を改善した後に140/90mmHg以上なら降圧薬が開始される[1]。

降圧目標は通常，若年，中年，前期高齢者で合併症がない場合はSBP 140mmHg未満かつDBP 90mmHg未満である。糖尿病や慢性腎臓病（CKD）などを合併している場合はSBP 130mmHg未満かつDBP 80mmHg未満となる[2]（**表2**）。

◆ 主な降圧薬の作用と特徴

日本高血圧学会による「高血圧治療ガイドライン2014」では，5種類の降圧薬〔カルシウム拮抗薬，アンジオテンシンII受容体

1 降圧薬ほか

表1　成人における血圧値の分類

分　類		収縮期血圧 [mmHg]		拡張期血圧 [mmHg]
正常域血圧	至適血圧	<120	かつ	<80
	正常血圧	120〜129	かつ/または	80〜84
	正常高値血圧	130〜139	かつ/または	85〜89
高血圧	Ⅰ度高血圧	140〜159	かつ/または	90〜99
	Ⅱ度高血圧	160〜179	かつ/または	100〜109
	Ⅲ度高血圧	≧180	かつ/または	≧110
	(孤立性) 収縮期高血圧	≧140	かつ	<90

(文献2より許可を得て一部改変引用)

表2　合併症の有無と降圧目標

	診療室血圧	家庭血圧
若年，中年， 前期高齢者患者	140/90mmHg未満	135/85mmHg未満
後期高齢者患者	150/90mmHg未満 (忍容性があれば 140/90mmHg未満)	145/85mmHg未満 (目安)(忍容性があれば 135/85mmHg未満)
糖尿病患者	130/80mmHg未満	125/75mmHg未満
CKD患者 (蛋白尿陽性)	130/80mmHg未満	125/75mmHg未満 (目安)
脳血管障害患者， 冠動脈疾患患者	140/90mmHg未満	135/85mmHg未満 (目安)

注：目安で示す診察室血圧と家庭血圧の目標値の差は，診察室血圧140/90mmHg，家庭血圧135/85mmHgが高血圧の診断基準であることから，この二者の差をあてはめたものである

(文献2より許可を得て一部改変引用)

拮抗(ARB)薬，アンジオテンシン変換酵素(ACE)阻害薬，利尿薬，β遮断薬〕が第一選択薬となる[2]。合併症の種類と積極的に使用する薬剤の組み合わせを**表3**に示す。

　合併症の種類によって積極的に使用する薬剤は異なるため[2]，降圧薬投与中の患者ではカルテの情報などから既往症・合併症を確認し，病態の重症度を正確に把握する必要がある。特に廃用性の体力低下患者で降圧薬を処方された症例では，安静時血圧と運動中血圧，運動後血圧を測定・記録し，報告する必要がある[3]。

表3 主要降圧薬の積極的適応

	Ca拮抗薬	ARB/ACE阻害薬	サイアザイド系利尿薬	β遮断薬
左室肥大	●	●		
心不全		●[*1]	●	●[*1]
頻脈	●(非ジヒドロピリジン系)			●
狭心症	●			●[*2]
心筋梗塞後		●		●
CKD（蛋白尿−）	●	●	●	
CKD（蛋白尿＋）		●		
脳血管障害慢性期	●	●	●	
糖尿病/MetS[*3]		●		
骨粗鬆症			●	
誤嚥性肺炎		●(ACE阻害薬)		

*1 少量から開始し，注意深く漸増する   *2 冠攣縮性狭心症には注意
*3 メタボリックシンドローム

（文献2より許可を得て転載）

カルシウム拮抗薬

アムロジピンベシル酸塩（ノルバスク®，アムロジン®）などのカルシウム拮抗薬は，冠動脈を含む末梢血管の平滑筋を弛緩させて血管を拡張させる。これにより血管抵抗が減少して降圧作用を示す[3]。血管拡張作用が強いため，副作用として身体の火照り感，動悸，頭痛を訴えることもある[3]。血管平滑筋が弛緩するため，運動負荷により過剰な血圧低下を防ぐため，運動中の血圧変化などをモニターしていくことが必要となる[3]。

グレープフルーツジュースを摂っている場合には，降圧効果が強まる可能性があるため，血圧測定が必要である。

アンジオテンシンⅡ受容体拮抗（ARB）薬

オルメサルタン メドキソミル（オルメテック®）などのARB薬は副作用が少ないことが大きな特徴である。

1 降圧薬ほか

β遮断薬

ビソプロロールフマル酸塩（メインテート®）などのβ遮断薬は心臓の興奮を抑制するため，運動負荷を高めても心拍数が上昇しにくい可能性がある。

心拍数を基に運動強度を算出できるKarvonen式[*1]を用いるときには，投薬内容を踏まえて慎重に運動強度を判定する。β遮断薬が投与されている心不全患者では，運動強度を0.3～0.5（30～50％）の低強度にする[3)]。

利尿薬

カルシウム拮抗薬，ARB薬・ACE阻害薬，β遮断薬に少量の利尿薬を追加することで，降圧作用の相乗効果があることが知られており，併用される場合が多い[2)]。

利尿作用を機序とした降圧薬であるフロセミド（ラシックス®）を使用している場合は，脱水傾向による影響を考えておく。脱水時には心拍数が増加しがちになり，重篤な場合には脳梗塞などの再発にもつながることがあるため，カルテなどを日々確認し，その日の患者の状態について看護師と情報交換をしておく必要がある[3)]。

また，利尿薬と降圧薬を併用しているケースでは，体重の減量，減塩（6g／日未満），コレステロール摂取の制限，節酒，禁煙など[1)]，生活習慣の改善も行っていることが多い。薬剤に関するリスク管理のほか，このような患者の取り組みについても援助をしなければならない[3)]。

■ 血液製剤，血液に作用する薬

狭心症や心筋梗塞，虚血性脳血管障害（TIA，脳梗塞）などでは，アスピリン（バイアスピリン®），ワルファリン（ワーファリン），NOAC（DOAC）などの抗血小板薬・抗凝固薬が処方される[4)]。

[*1] Karvonen式＝（最高心拍数－安静時心拍数）×運動強度［％］＋安静時心拍数

これらの薬剤を投与されている患者のリスクとしては，転倒や皮膚損傷時などの外傷性出血，過剰投与時の高血圧患者での内出血が挙げられる。また，これらの薬剤は，脳梗塞の再発予防や心房細動の血栓予防で処方されていることが多いため，処方目的が頭部に対するものか，心臓に対するものなのかを把握しておくとよい[3]。発作が生じたときに，適切な対応をするための目安となる。

NOACの一つであるエドキサバントシル酸塩水和物（リクシアナ®）は，ほかのNOACと同様に非弁膜症性心房細動患者の虚血性脳卒中，全身性塞栓症の発症抑制，深部静脈血栓症（DVT）・肺血栓塞栓症（PTE）の治療・再発予防に適応があるが，膝関節・股関節全置換術，股関節骨折手術におけるDVTの発症抑制にも適応があることから，整形外科領域で処方される可能性がある。そのため，DVTの予防とPTEが発生した際の対応の手順を優先して確認しておくべきである[3]。

抗血小板薬や抗凝固薬は血液をサラサラにするため，出血傾向が強く出やすい。そのため，わずかな皮膚の圧迫や軽い打ち身程度で内出血を起こすことがあり，出血だけではなく，転倒そのものの防止にも留意しなければならない。

■ パーキンソン病治療薬

◆ パーキンソン病の原因

パーキンソン病では，脳内のドパミン量減少によってドパミンとアセチルコリンのバランスが変化し，アセチルコリンに刺激される神経の働きが目立つようになり，振戦や筋固縮が現れる。

したがって，脳内のドパミン量を増やし，ドパミンとアセチルコリンのバランスをとることが治療となる[4,5]。

◆ パーキンソン病治療薬の作用機序

パーキンソン病治療薬には，以下のものがある。詳細はp.80，「パーキンソン病」の項目を参照してほしい。

①ドパミン遊離（分泌）促進薬：線条体内でのドパミン量を増加

1 降圧薬ほか

させる薬剤(線条体で低下しているドパミンを補う,前駆物質で血液脳関門を通過するレボドパを投与する)。
②ドパミン受容体刺激(作動)薬:ドパミン受容体を刺激してドパミンと同じように神経伝達をスムーズにさせる薬剤。
③抗コリン薬:コリン作動性神経の活動を抑制する薬剤。

◆ ドパミン補充療法は最終的な薬物療法

「パーキンソン病治療ガイドライン2011」には治療のアルゴリズムが示されている。新規にパーキンソン病を治療する際には,ドパミンアゴニストまたはレボドパを用いることを原則としているが,年齢や運動症状の程度,合併症などといった患者背景によって薬剤の選択は異なる[6]。また,非高齢者で精神症状・認知機能障害を呈していない場合は,ドパミンアゴニストで治療を開始し,高齢者,精神症状・認知機能障害のある場合など安全性に特に注意が必要な場合,あるいは運動症状改善の必要性が高い場合はレボドパで治療を開始することになっており,ドパミン補充療法は最終的な薬物療法となっている[6]。

◆ 薬物療法の問題点:on and off

パーキンソン病の薬物療法では,服薬後に薬効によって身体機能が回復している時間帯を「on」,そうでない時間帯を「off」と表現する。さらに,ドパミン補充療法を長期間行っている症例ではwearing off現象[*2]が現れる。

認知機能の低下がある場合は,薬の自己管理ができているかどうかを特に注意する。自己管理が不十分であったり指示された服薬時間・用量を守らないと薬の効果は期待できず,運動機能が十分に発揮できない。薬が効いていないと動けないことも念頭に置く必要がある。

[*2] wearing off現象:レボドパの薬効時間が短縮し,服用後数時間で効果が消退する現象で,1日に何度も繰り返す。薬効が現れるまでに時間がかかるdelayed on現象,on現象がみられないno-on現象,レボドパの血中濃度や服薬のタイミングに関係なくon-offが生じるon-off現象などがある[3]。

◆ パーキンソン病治療薬と食事

レボドパ（ドパストン®，ドパゾール®）は食事（高蛋白食により吸収が低下する[7]など）の影響を受けやすい。決まった時間に薬剤を服用しているか，食事の内容に変化がないかなど，日常生活の情報を知っておくとよい。

◆ パーキンソン病と転倒リスク

パーキンソン病患者は，四大徴候により転倒リスクが高く，さらに，wearing off現象による徴候の再出現，すくみ足，薬効と身体機能改善のタイムラグによる転倒の可能性もある[3]。

◆ 悪性症候群

悪性症候群とは，高熱，筋緊張亢進，発汗，高CK血症などの症状を示すもので，パーキンソン治療薬や抗精神病薬を急激に減量したときに発症しやすい[8,9]。悪性症候群の観察・治療のポイントを**表4**に示す。

表4 悪性症候群の観察・治療ポイント

1. 抗精神病薬の投与開始から数週間以内での発症が多い。また，抗精神病薬の増量時や，パーキンソン病治療薬の急激な減薬時に発症しやすい
2. 低栄養や脱水など身体症状の悪化時，あるいは不穏・興奮など精神症状の悪化を契機に発症しやすい
3. ドパミンD_2受容体遮断の力価が高い抗精神病薬を使用している場合に発症頻度が高い
4. 高体温，筋強直や振戦，高CK血症が三大症状で，それ以外には自律神経症状である頻脈，頻呼吸，発汗，血圧異常や意識障害である無動，昏迷，せん妄がみられる。検査では，CK，LDH，AST（GOT）などの筋原性酵素の上昇，白血球増多がみられる
5. 治療の基本は全身管理。脱水や電解質異常を補正し，急性循環不全を予防する。血中ならびに尿中ミオグロビンが著しく上昇した場合は，急性腎不全になりやすいので注意する

（文献9より一部改変引用）

1 降圧薬ほか

■ 糖尿病薬

糖尿病（DM）の治療では，血糖コントロールのために，運動療法，食事療法，薬物療法が行われるが，薬物療法が最も効果的である。

DMの薬物療法は，インスリン分泌促進薬とインスリン抵抗性改善薬の2種類に大別される。詳細は，p.266,「糖尿病」の項目を参照してほしい。

◆ インスリン分泌促進薬

インスリン分泌促進薬は，種類によってはリハビリテーション中に低血糖発作を起こしやすいものや，低血糖時の対応に注意が必要なものがある。

経口剤のスルホニル尿素薬（SU薬）は膵臓のランゲルハンス島を刺激し，インスリンの分泌を促進することで血糖値を降下させるため，不規則な食事や体調不良で薬効が強くなり，他の経口DM薬より低血糖を起こしやすい特徴がある。食後にリハビリテーションを行うように時間帯を設定したり，食事摂取の有無，薬をいつ服用したか，体調の確認など事前の問診が必須である[3]。

また，αグルコシターゼ阻害薬（αGI）は単独投与では低血糖は起きにくいが，他の経口DM薬を併用すると低血糖を起こすことがある。低血糖時には通常，砂糖やジュースなどで糖分を与えるが，αGIを服用している場合はブドウ糖（単糖類）での糖分補給が必要である。αGIは，二糖類分解酵素の作用を競合的に阻害して単糖類への分解を抑制することで食後の過血糖を抑制する[1]ため，単糖類以外だと糖吸収に時間がかかり，患者に危険が及ぶ。例えば，訪問リハビリテーションでセラピストが居宅などで低血糖発作に遭遇した場合，飴をなめさせるなどの方法では改善に至らないことがある。市販の清涼飲料水には単糖類を多く含むものがあるため，緊急回避的に飲ませる方法がある。DM患者への訪問の際にはブドウ糖の準備をしておくとよい。

シタグリプチンリン酸塩水和物（ジャヌビア®）などのインクレチン関連薬（DPP-4阻害薬）は比較的低血糖を起こしにくい

とされているが，低血糖を起こさないわけではないため[1]，様子をみる必要がある。

◆ インスリン抵抗性改善薬

メトホルミン塩酸塩（メトグルコ®）などのビグアナイド（BG）薬類は，肝臓からの糖放出の抑制，末梢での糖取り込みの促進，消化管からの糖吸収抑制によって血糖を降下させるため[1]，低血糖を予防しながら運動療法を進める必要がある。

◆ 合併症に対する薬

エパルレスタット（キネダック®）などのアルドース還元酵素阻害薬は，糖尿病性末梢神経障害の初期症状に対して用いられ，抗不整脈薬のメキシレチン塩酸塩（メキシチール®）や抗うつ薬のデュロキセチン塩酸塩（サインバルタ®）は糖尿病性神経障害時に用いられる。

神経症状を詳細に評価し，継続した運動療法の提供と患者教育を通じて神経症状の進行防止に努めなければならない。

◆ 高齢者の血糖コントロール目標

認知機能や身体機能が保たれた健康な高齢DM患者の血糖コントロール目標は，HbA1c 7.0±0.5％が望ましい[10]。

その一方で，中等度以上の認知症やフレイル（多くの併発疾患や機能障害）がある患者，低血糖のリスクが高い患者，社会サポートが乏しい患者は，低血糖のリスクが高く低血糖による弊害が大きい，HbA1c 9.0％以上で糖尿病性昏睡・感染症・高血糖症状が起こりやすい，平均余命が短く血糖コントロールの意義が相対的に小さくなる，といった理由から，血糖コントロール目標はHbA1c 8.0±0.5％とされている[10]。

1 降圧薬ほか

◆ 非特異的な低血糖の症状・シックデイ

　高齢者では低血糖の自律神経症状である発汗，動悸，手の震えなどの症状が消失し，重症低血糖を起こしやすい[10]。また，非特異的な低血糖の症状が現れることがある（**表5**）。

　また，発熱，嘔吐，下痢などを伴う急性疾患を合併したときを「シックデイ」といい，脱水，低血糖または高血糖を起こす可能性があるため，シックデイ時の対処法を医師に確認しておくことも必要である[10]。

表5　高齢者の非特異的な低血糖症状の例

● 頭がくらくらする	● 体がふらふらする	● 動作がぎこちない
● めまい	● 脱力感	● ろれつが回らない
● 目がかすむ	● せん妄	● 意欲低下
● 認知機能障害　　など		

（文献10より一部改変引用）

【文　献】

1) 浦部晶夫, 島田和幸, 川合眞一 編: 今日の治療薬2017, 南江堂, 2017.
2) 日本高血圧学会高血圧治療ガイドライン作成委員会 編: 高血圧治療ガイドライン2014, ライフサイエンス出版, 2014.
3) 南場芳文, 奥宮明子, 小林俊博: 薬物療法と理学療法リスクマネージメント: 臨床実習に必要とされる知識を探る. 神戸国際大学紀要, 87; 71-79, 2014.
4) 吉尾　隆 編: 改訂6版 薬物治療学, 南山堂, 2017.
5) 中原保裕, 中原さとみ: リベンジ薬理学 第3版, 秀和システム, 2015.
6) 日本神経学会 監, パーキンソン病治療ガイドライン作成委員会 編: パーキンソン病治療ガイドライン2011, 医学書院, 2011.
7) ドパストン®添付文書 第16版, 大原薬品工業, 2016.
8) 吉田美咲, 早川 達: 薬剤師によるケアロードマップ: 計画的・継続的ケア支援ツール (8) パーキンソン病ケアロードマップ. 調剤と情報 21(5); 589-597, 2015.
9) 長嶺敬彦: 予測して防ぐ抗精神病薬の「身体副作用」, 104-115, 医学書院, 2009.
10) 坪井由紀, 千葉優子: 在宅の高齢糖尿病患者の治療や生活指導について. Geriat Med 53(5); 489-492, 2015.

Ⅲ その他の薬の知識

2 体温調節に影響を及ぼす薬剤

高橋 寛

■ 発汗抑制作用がある薬剤

◆ 抗コリン作用を有する薬剤（表1）

抗コリン作用を有する薬剤には発汗を抑制する作用があり，体温調節に影響を及ぼすことがあるため十分な注意が必要である。その副作用には，発汗抑制以外に，口の渇きや目のかすみ，眼圧上昇，記憶障害，眠気，めまい，立ちくらみ，動悸，不整脈，排尿障害など多岐にわたるものがある。特に高齢者は抗コリン作用の影響を受けやすいとされているため，汗が出にくいなどの症状がみられる場合は，投与の中止などを医師と検討する必要がある。

また，医療用医薬品だけではなく，総合感冒薬や咳止め，鼻炎薬，胃腸薬，睡眠補助薬，酔い止め薬などの一般用医薬品のなかにも抗コリン作用を有する成分が含まれており，服用していないかを確認するとよい。

表1 抗コリン作用を有する薬剤

- 抗不整脈薬
- 抗ヒスタミン薬
- 感冒薬
- 頻尿・失禁用薬
  （頻尿・過活動膀胱治療薬）
- 酔い止め薬
- パーキンソン病治療薬
- 睡眠薬
- 抗うつ薬
- 抗精神病薬

◆ 精神・神経疾患の薬

向精神薬や抗うつ薬，抗てんかん薬などの精神・神経疾患の薬にも発汗抑制作用をもつものがあり，体外へ熱を発散させる機能を大きく低下させる。これらの薬剤のなかには，薬物自体が高体温を誘発するものもあるため，この種類の薬剤を服用している場合には，特に熱中症のリスクが高くなる[1]。

向精神薬の内服は熱中症関連死のリスクを30％上昇させると

2 体温調節に影響を及ぼす薬剤

いう報告もあり，前述の熱放散低下や薬物による高体温が原因と考えられている[1]。

■ 脱水症状を起こしやすい薬剤

◆ 循環器系薬剤

ACE阻害薬やARB薬，β遮断薬などの降圧剤には水分や塩分を体外に排泄する作用をもつ薬剤が多いため，脱水症状を起こしやすく，体温上昇や熱中症のリスクが高まる。利尿剤も水分と塩分を体外に排泄するため，同様のリスクがある。

◆ 経口糖尿病薬

糖尿病治療薬であるSGLT2阻害薬は，血液中の余計な糖分を尿中へ積極的に排泄させることで血糖値を下げる薬剤であるため，尿量が増加して脱水を引き起こしやすくなる。脱水により，脳梗塞など血栓・塞栓症の発現に至ることもあるため，適度な水分補給を行うよう指導するとよい[2]。

■ 体温調節に影響を及ぼす薬剤への対応

前述の薬剤を服用している患者は，熱中症を起こす危険性があるため，リハビリテーションを行ううえで注意を要する。

対応としては，定期的な水分補給と室内の温度調節が重要である。水分・電解質の補給は市販のスポーツドリンクを頻回に飲用させることで可能であるが，スポーツドリンクでは塩分量が少なく，糖分が多く含まれている。熱中症の徴候を認めた際には，特に塩分と水分が適切に配合された経口補水液（ORS）が適切である[1]。

【文 献】

1) 日本救急医学会 熱中症に関する委員会：熱中症治療ガイドライン2015，日本救急医学会，2015.
2) SGLT2阻害薬の適正使用に関する委員会：SGLT2阻害薬の適正使用に関するRecommendation．日本糖尿病学会，2016.

III その他の薬の知識

3 抗ヒスタミン薬と尿失禁

高橋 寛

■ 抗ヒスタミン薬（H₁受容体拮抗薬）[1]

皮膚科領域の蕁麻疹や皮膚のかゆみ，耳鼻科領域の花粉症やアレルギー性鼻炎には，抗原抗体反応で肥満細胞から遊離されるヒスタミンが関与しており，これらの症状の緩和に抗ヒスタミン薬が用いられる。

抗ヒスタミン薬の副作用として，口渇や便秘，眠気，倦怠感，小児においては痙攣や興奮を誘発することが報告されている。そのため，抗ヒスタミン薬を服用している患者のリハビリテーションでは注意が必要である。

◆ 第一世代・第二世代の抗ヒスタミン薬の特徴

第一世代の抗ヒスタミン薬の多くは抗コリン作用を有しているため，口渇，便秘，排尿障害，視力調節障害などの副作用を引き起こしやすい[1]。リハビリテーションでは，患者に水分補給を促したり，尿意の有無を確認したりするとよい。

第二世代の抗ヒスタミン薬の多くは第一世代とは異なり抗コリン作用が弱く，緑内障や前立腺肥大に禁忌ではなく，添付文書の重要な基本的注意に「眠気を催すことがあるので，本剤投与中の患者には自動車の運転等危険を伴う機械の操作には従事させないよう十分注意すること」の記載がある程度である。

■ 抗ヒスタミン薬の副作用

◆ 眠気，倦怠感

中枢ヒスタミン神経系は主にH₁受容体を介して覚醒の維持に関与しており，抗ヒスタミン薬はH₁受容体に作用するため眠気や倦怠感を引き起こしやすい。そのため，ほとんどの第一世代および第二世代の抗ヒスタミン薬は，「自動車の運転等危険を伴う

3 抗ヒスタミン薬と尿失禁

機械の操作」に関する内容が添付文書に記載されている[1]。

ただし，フェキソフェナジン塩酸塩（アレグラ®）とロラタジン（クラリチン®）だけは，重要な基本的注意にその記載がない[2]（**表1**）。

表1 各抗ヒスタミン薬の鎮静性および機械操作の注意，禁忌疾患

世代	抗ヒスタミン薬	鎮静性	機械操作	前立腺肥大	緑内障
第一世代	d-クロルフェニラミンマイレン酸塩	鎮静性	×	禁忌	禁忌
	シプロヘプタジン塩酸塩水和物				
	ケトチフェンフマル酸塩			○	○
	オキサトミド				
	メキタジン	軽度鎮静性		禁忌	禁忌
	アゼラスチン塩酸塩				
第二世代	オロパタジン塩酸塩	非鎮静性		○	○
	セチリジン塩酸塩				
	レボセチリジン塩酸塩				
	エピナスチン塩酸塩		△		
	エバスチン				
	ベポタスチンベシル酸塩				
	ロラタジン		○		
	フェキソフェナジン塩酸塩				

×　自動車等危険を伴う機械の操作に従事させないこと
△　自動車等危険を伴う機械の操作には注意させること
○　記載なし

（文献2より一部改変引用）

◆ 痙攣，興奮

中枢ヒスタミン神経系は痙攣発現に対して抑制的に働いており，これにはH$_1$受容体が関与している。特に乳幼児では成人と異なり，痙攣や興奮などが誘発される危険性が高い[1]。

中枢移行性のよい第二世代抗ヒスタミン薬のケトチフェンフマル酸塩（ザジテン®）は，成人でも痙攣性疾患およびその既往歴がある患者では使用を避けるほうがよい[1]。

◆ 作業効率への影響

　自覚の有無にかかわらない集中力や認知判断機能，作業効率の低下をインペアード・パフォーマンスとよぶ[2]。自覚症状として眠気やだるさがある場合は，確実にインペアード・パフォーマンスが存在し，作業効率が低下することがある[2]。しかし，眠気やだるさがなくてもインペアード・パフォーマンスが起こっている可能性を考えておく必要がある。

　鎮静性抗ヒスタミン薬のかゆみ止め効果は4～6時間であるのに対し，中枢神経抑制効果は12時間以上続くため，翌朝に副作用（薬の二日酔い現象）が現れることがある[3]。そのため，「アトピー性皮膚炎診療ガイドライン2016年版」[4]では，非鎮静性の第二世代抗ヒスタミン薬の使用を勧めている。

　また，花粉症の症状で学習能力のスコアが低下した際に，非鎮静性抗ヒスタミン薬のロラタジン（クラリチン®）を投与すると症状の改善に伴い学習能力スコアが改善するのに対し，鎮静性抗ヒスタミン薬のジフェンヒドラミンを投与すると学習能力スコアが最も低値となるという報告がある[2]。鎮静性抗ヒスタミン薬を投与する場合には，必ずインペアード・パフォーマンスが生じると考える必要がある[3]。

　このように，抗ヒスタミン薬は作業効率にも影響を及ぼすことがあるため，患者の様子をみて作業効率に問題がある場合は，主治医に相談をするとよい。

■ 尿失禁を起こす薬剤

　尿失禁（尿もれ）は，その原因によって，①腹圧性尿失禁，②切迫性尿失禁，③溢流性尿失禁，④機能性尿失禁に分類され[5]，薬物を用いて治療を行うことがある。しかし，尿失禁の治療薬や他の疾患の治療に用いている薬剤によっても引き起こされることがある。尿失禁があると下腹部に力を入れづらかったり，リハビリテーションに集中できないなど，支障をきたすことも考えられる。

3 抗ヒスタミン薬と尿失禁

◆ 尿道抵抗が減弱する薬剤：α_1遮断薬，PDE5阻害剤，亜硝酸塩（表2）

ある種の薬剤によって尿道抵抗が減弱し，腹圧上昇時などに尿失禁を起こすことがある。

α_1遮断薬は前立腺肥大症や高血圧の治療薬として使用される。前立腺部尿道や血管平滑筋のα_1受容体を遮断することで尿道や血管が弛緩し，排尿障害や高血圧を治療するが，この弛緩が過度になると腹圧性尿失禁や起立性低血圧を起こすことがある[5]。

また，前立腺を支配している神経には，一酸化窒素（NO）産生酵素含有神経が多く認められる[5]。PDE5阻害剤は局所のNO濃度を高めることで勃起不全（ED）の治療薬として用いられる。狭心症治療薬である亜硝酸塩も，NOの産生を高めることで冠動脈を拡張する。NOは尿道抵抗を下げる作用があるので，薬剤性の尿失禁を起こす可能性がある[5]。

表2 尿道抵抗が減弱する薬剤

	一般名	商品名
α_1遮断薬	タムスロシン塩酸塩	ハルナール®
	ナフトピジル	フリバス®
	シロドシン	ユリーフ®
	ウラピジル	エブランチル®
	プラゾシン塩酸塩	ミニプレス®
	テラゾシン塩酸塩水和物	バソメット®，ハイトラシン®
	ドキサゾシンメシル酸塩	カルデナリン®
PDE5阻害薬	シルデナフィルクエン酸塩	バイアグラ®
	バルデナフィル塩酸塩水和物	レビトラ®
	タダラフィル	シアリス®
亜硝酸塩	ニトログリセリン	ニトロペン®
	硝酸イソソルビド	ニトロール®
	一硝酸イソソルビド	アイトロール®
	亜硝酸アミル	—

◆ 膀胱を直接刺激する薬剤:抗がん剤, 抗アレルギー薬 (表3)

膀胱への直接刺激作用を有する薬剤により, 切迫性尿失禁を引き起こすことがある。

膀胱癌の治療では, ピラルビシン塩酸塩 (ピノルビン®, テラルビシン®) やエピルビシン塩酸塩 (ファルモルビシン®) などの抗がん剤やBCGを膀胱内注入することがあり, これらにより膀胱刺激症状が出現して切迫性尿失禁を生じることがある[5]。

また, アルキル化剤であるシクロホスファミド水和物 (エンドキサン®) やイホスファミド (イホマイド®) の副作用として排尿痛や血尿を伴う出血性膀胱炎が起こり, これによる膀胱刺激症状で切迫性尿失禁を起こすことがある。この副作用の予防としては, 水分摂取量を増やして排尿を促したり, シクロホスファミドの代謝産物であるアクロレインの産生を抑える目的でメスナ (ウロミテキサン®) を投与することがある[5]。

さらに, 抗アレルギー薬であるトラニラスト (リザベン®) は膀胱刺激症状を起こすことが報告されており, これも切迫性尿失禁を起こす可能性がある[5]。

表3 膀胱を直接刺激する薬剤

	一般名	商品名
抗がん剤	ピラルビシン塩酸塩	ピノルビン®, テラルビシン®
	エピルビシン塩酸塩	ファルモルビシン®
	シクロホスファミド水和物	エンドキサン®
	イホスファミド	イホマイド®
抗アレルギー薬	トラニラスト	リザベン®

3 抗ヒスタミン薬と尿失禁

◆ 抗コリン薬（表4）

通常，平時には尿道括約筋は収縮し，膀胱平滑筋（排尿筋）は弛緩して蓄尿している。排尿時には膀胱平滑筋は収縮し，尿道括約筋が弛緩する（図1）。

膀胱平滑筋にはムスカリン受容体が存在するが，抗コリン薬および抗コリン作用をもつ薬剤はムスカリン受容体に結合し，膀胱平滑筋の収縮を抑制する[6]。そのため，これらの薬剤が過度に作用すると，副作用で排尿障害が生じ，残尿が生じることがある。この場合，許容量以上に膀胱に蓄尿されるため溢流性尿失禁を起こすことがある[5]。抗コリン薬が投与されている場合は，定期的に排尿を促す必要がある。

表4 抗コリン薬

一般名	商品名
プロピベリン塩酸塩	バップフォー®
オキシブチニン塩酸塩	ポラキス®
酒石酸トルテロジン	デトルシトール®
コハク酸ソリフェナシン	ベシケア®
イミダフェナシン	ウリトス®，ステーブラ®

図1 蓄尿と排尿における筋の弛緩と収縮

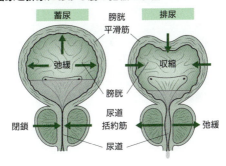

◆ 三環系抗うつ薬

三環系抗うつ薬であるイミプラミン塩酸塩（トフラニール®）は弱い抗コリン作用をもち，膀胱収縮には抑制的に働き，尿道収縮には促進的に作用する．しかし，抗コリン薬と同様に，排尿障害により残尿が生じる．さらに，三環系抗うつ薬は中枢神経系の抑制作用で眠気をもたらすため，機能性尿失禁などを生じることもある[5]．

◆ 中枢神経系に作用する薬剤[5]（表5）

抗精神病薬，抗不安薬，抗うつ薬，睡眠薬により，動作緩慢，傾眠傾向，尿意知覚の鈍麻などが生じて機能的尿失禁が起こることがある．

また，疼痛緩和に用いられるオピオイドなどの麻薬は，排尿困難をもたらし溢流性尿失禁が起こることがある．

中枢性筋弛緩薬は，痙性麻痺や腰痛など整形外科領域で汎用されることがあるが，膀胱排尿筋の直接弛緩作用や外尿道括約筋の弛緩作用で尿失禁がみられることがある．

表5 中枢性筋弛緩薬

一般名	商品名
ダントロレンナトリウム水和物	ダントリウム®
アフロクアロン	アロフト®
エペリゾン塩酸塩	ミオナール®
クロルフェネシンカルバミン酸エステル	リンラキサー®
バクロフェン	● ギャバロン® ● リオレサール®
チザニジン塩酸塩	テルネリン®

3 抗ヒスタミン薬と尿失禁

◆ その他の頻尿・尿失禁を起こしうる薬剤（表6）

尿失禁治療薬であるクレンブテロール塩酸塩（スピロペント®）はβアドレナリン作動薬であり，尿道抵抗を上昇させる。そのため，排尿障害が生じ，溢流性尿失禁が起こることがある。また，利尿剤では尿量が増加するため，切迫性尿失禁が起こることがある。

一般用医薬品（OTC）では，総合感冒薬に含まれるエフェドリン類（塩酸プソイドエフェドリンなど）や鼻炎薬，麻黄を含む漢方薬などで排尿困難となり，溢流性尿失禁となることがある。

表6 その他の頻尿・尿失禁を起こしうる薬剤

βアドレナリン作動薬	クレンブテロール塩酸塩（スピロペント®）
塩酸プソイドエフェドリンを含む薬剤	フェキソフェナジン塩酸塩／塩酸プソイドエフェドリン（ディレグラ®配合錠）
一般用医薬品	・エスタック®鼻炎カプセル12 ・プレコール®鼻炎カプセルA ・ベンザ®ブロック®L
麻黄を含む漢方薬	・小青竜湯　・五虎湯　・麻杏甘石湯 ・麻黄湯　・葛根加朮附湯　・葛根湯 ・麻黄附子細辛湯　・防風通聖散　・越婢加朮湯

[文献]

1) 大石了三：抗アレルギー薬．臨牀と研究 92(4); 407-410, 2015.
2) 石川良子：抗ヒスタミン薬とインペアード・パフォーマンス．アレルギーの臨床 35(2); 117-120, 2015.
3) 室田浩之 ほか：抗アレルギー薬．MB Derma 246; 1-6, 2016.
4) 日本皮膚科学会：アトピー性皮膚炎診療ガイドライン2016年版．日皮会誌 126(2); 121-155, 2016.
5) 野村昌良：尿失禁をきたす薬剤．臨床泌尿器科 66(8); 551-554, 2012.
6) 吉尾　隆 編：改訂6版 薬物治療学．南山堂, 2017.

III その他の薬の知識

4 薬剤と転倒の危険性

高橋 寛

■ はじめに

転倒・転落は，常に医療事故発生件数の上位に入っており，発生頻度が多い事故である。わが国における地域在宅高齢者の年間転倒発生率は，10〜25％という報告がある[1]。一方，施設入所者では報告により差はあるが，在宅高齢者よりも転倒発生率が高く，10〜50％程度である[1]。大学病院では，入院患者の1〜3％に転倒が発生しており，リハビリテーション施設，長期療養型施設，精神科病院においては，15〜60％発生している[2]。

転倒の危険因子には，身体機能の低下に起因する内的因子と，居住環境などに起因する外的因子がある（図1）。内的因子には，①筋力低下などの加齢変化，②脳血管障害などの疾患による身体要因が含まれ，認知症患者では一般高齢者より転倒頻度が約3倍（1.1〜6.4倍）高いことが知られている[1]。さらに，内的因子の3つめとして薬物がある（表1）。本稿では，薬物と転倒について解説する。

図1 転倒の危険因子

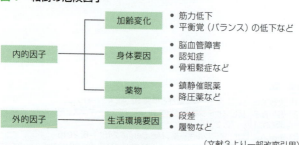

（文献3より一部改変引用）

4 薬剤と転倒の危険性

■ 薬剤により転倒の危険性が高まる原因

薬剤の使用で転倒の危険性が高まる原因としては，
①眠気，失神，せん妄など精神・神経機能の低下
②失調，脱力，パーキンソン様症状など運動機能の低下
③その他
が挙げられる（**表1**）。

表1　転倒を引き起こしやすい作用・副作用をもつ主な薬剤

	作用・副作用	主な薬剤
精神・神経機能の低下	眠気，ふらつき，注意力低下	● ベンゾジアゼピン系睡眠鎮静薬・抗不安薬 ● 抗精神病薬（統合失調症治療薬） ● 抗ヒスタミン薬　● 抗アレルギー薬
	失神，めまい	● 高血圧症治療薬（カルシウム拮抗薬，α_1遮断薬，利尿薬など） ● 糖尿病治療薬（SU薬，インスリンなど） ● 抗コリン薬（クラスIa群不整脈治療薬，鎮痙薬など）
	せん妄	● パーキンソン病治療薬 ● H_2受容体遮断薬　　● β遮断薬 ● ベンゾジアゼピン系抗不安薬　● 麻薬
運動機能の低下	失調	抗てんかん薬
	脱力，筋緊張低下	● 筋弛緩薬 ● ベンゾジアゼピン系睡眠鎮静薬・抗不安薬
	パーキンソン様症状（錐体外路障害）	● 抗精神病薬（統合失調症治療薬） ● 抗うつ薬　　● 制吐薬 ● 胃腸機能調整薬
その他	起立性低血圧	● 抗うつ薬 ● 高血圧症治療薬（α_1遮断薬） ● 排尿障害治療薬
	視力障害	● 抗コリン薬（クラスIa群不整脈治療薬，鎮痙薬など） 　　● 抗結核薬 ● 副腎皮質ステロイド

（文献4より一部改変引用）

◆ 精神・神経機能の低下を引き起こす薬剤

 眠気,ふらつき,注意力低下など精神・神経機能を低下させる薬剤には,睡眠薬(ベンゾジアゼピン系および非ベンゾジアゼピン系)や抗精神病薬,抗うつ薬などの向精神薬がある[5]。

 特にベンゾジアゼピン系睡眠薬には,中枢抑制作用に加えて筋弛緩作用をもつものがあり,夜間の中途覚醒時や起床時に転倒の危険性があり,注意が必要である[5]。高齢者は腎機能が低下しており,長時間作用型のベンゾジアゼピン系睡眠薬は半減期がさらに延長し,長時間にわたり鎮静作用が持続するため,転倒の危険性が高くなるおそれがある。そのため,高齢者にはできるだけ短時間〜中間作用型の睡眠薬が望ましいとされている[5]。高齢者における向精神薬と転倒危険率を**表2**に示す。

 要介護高齢者の30〜40%に不眠の訴えがあり,高齢者では睡眠薬の使用頻度が高い。ベンゾジアゼピン系睡眠薬の使用により,転倒のリスクは高齢者で4.7倍に増え,せん妄のリスクも高くなる[7]。また,中間作用型のフルニトラゼパム(サイレース®,ロヒプノール®)による副作用発現率が,加齢により増加することも示されている[7]。

表2 高齢者における向精神薬の使用と転倒危険率

薬 剤	オッズ比(95%CI)
抗精神病薬	1.48(1.09〜2.02)
ベンゾジアゼピン系睡眠薬	1.36(1.08〜1.71)
抗うつ薬	0.92(0.67〜1.26)
鎮静睡眠薬	1.08(0.83〜1.41)

(文献6より一部改変引用)

4 薬剤と転倒の危険性

◆ 運動機能の低下を引き起こす薬剤

筋緊張の低下，脱力，失調など運動機能を低下させる薬剤には，抗てんかん薬や筋弛緩薬，筋弛緩作用をもつベンゾジアゼピン系睡眠薬などがある。高齢者では，起立困難や歩行障害が生じ，転倒の原因となる。

そのほかに運動機能障害を起こす薬剤としては，抗精神病薬，抗うつ薬，制吐薬，胃腸障害調整薬などがあり，これらの薬剤を長期間服用すると，副作用としてパーキンソン病とよく似た症状を呈する薬剤性のパーキンソン症候群が起きることがあり，これにより転倒が生じる[5]。

これらの薬剤を服用している場合には，運動機能の低下が考えられるため，十分な注意をしていくことが必要である。

◆ その他の薬剤

高血圧や排尿困難を伴う前立腺肥大時に使用する$α_1$遮断薬は，起立性低血圧を起こすことがあり，転倒のリスクになる。

■ 転倒防止のための睡眠薬の調整

◆ 非ベンゾジアゼピン系睡眠薬，筋弛緩作用が少ない薬剤の選択（図2）

筋弛緩作用が強い薬剤は転倒リスクを上昇させる。ベンゾジアゼピン系睡眠薬はGABA$_A$受容体に作用し，催眠作用のほかに鎮静作用，抗痙攣作用，筋弛緩作用，抗不安作用をもつ。ベンゾジアゼピン受容体には，$ω_1$受容体，$ω_2$受容体などが存在し，前者は催眠作用に，後者は抗不安作用と筋弛緩作用に関与している。ほとんどのベンゾジアゼピン系睡眠薬は，$ω_1$受容体と$ω_2$受容体の両者に作用するため，催眠作用と筋弛緩作用が現れ，転倒リスクが高まる。一方，非ベンゾジアゼピン系睡眠薬のゾルピデム酒石酸塩（マイスリー®），ゾピクロン（アモバン®），ゾルピデムのラセミ体のエスゾピクロン（ルネスタ®）は$ω_1$受容体への選択性が高く，筋弛緩作用が少ないとされている[1]。

図2　睡眠薬の種類と作用機序

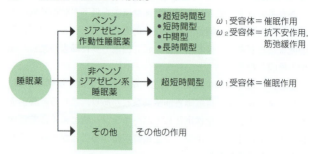

◆ 新しい作用機序の睡眠薬

メラトニン受容体作動薬のラメルテオン（ロゼレム®）は，視交叉上核のメラトニン受容体MT_1およびMT_2に対するアゴニストとして働くことで，催眠効果をもたらすことが知られている。$GABA_A$受容体などの中枢作用に関与する受容体への親和性を示さず，筋弛緩作用がない[1]。

また，オレキシン受容体拮抗薬のスボレキサント（ベルソムラ®）は，覚醒調整機構にほぼ限局されたオレキシンを抑制し，睡眠状態へ導く。そのため筋弛緩作用が少なく，認知機能への影響も少ないとされている[1]。

転倒リスクを下げるためには，ベンゾジアゼピン系睡眠薬を避け，非ベンゾジアゼピン系睡眠薬やラメルテオンやスボレキサントのような薬剤を選択するとよい。

■ 不眠と転倒リスク

睡眠薬は転倒リスクを高めるが，不眠自体も転倒リスクと関連することが知られている。米国で一般住民を対象に実施された研究では，睡眠時間が短いほど転倒リスクが高かった[1]。

高齢者の転倒の予防では睡眠の改善が必要であり，不眠がある場合は適切な睡眠薬を使用することが求められる[1]。

高齢者では，入眠障害と睡眠維持障害のいずれも認められるこ

4 薬剤と転倒の危険性

とがある。入眠障害では超短時間・短時間作用型睡眠薬を用いることが原則であるが，中途覚醒，早朝覚醒では，非ベンゾジアゼピン系睡眠薬のなかで作用時間の長い薬剤を選択する必要がある（**表3**）。

表3　高齢者に対する睡眠薬使用の原則

$\omega_{1/2}$受容体選択性	入眠障害（超短時間型，短時間型）	中途覚醒，早期覚醒（中間型，長時間型）
ω_1選択性が高い薬剤 ・脱力やふらつきがある場合 ・神経症的傾向が弱い場合	・ゾルピデム酒石酸塩 ・ゾピクロン	クアゼパム
ω_2選択性を併せもつ薬剤 ・不安が強い場合 ・筋緊張・肩こりが強い場合 ・神経症的傾向が強い場合	・トリアゾラム ・ブロチゾラム ・エチゾラム	・フルニトラゼパム ・ニトラゼパム ・エスタゾラム
肝・腎機能障害がある場合 （代謝産物に活性がない薬剤）	ロルメタゼパム	ロラゼパム

（文献7より一部引用改変）

◆ 睡眠薬が高齢者へ及ぼす影響

　高齢者では肝・腎機能が低下しているため，薬物代謝・排泄が遅延する傾向にあり，常用量や低用量であっても副作用が発現することがある。そのため，転倒予防としては，成人量の半量から投与を開始するなど，過剰な投与を避けることが大切である。

　また，睡眠薬服用後のふらつきによる転倒を防ぐために，患者には入床直前に服用するよう指導するとよい[7]。

　成人の投与量では，中途覚醒時の錯乱といった奇異反応，持ち越し効果による翌日の眠気や倦怠感などが生じる。また，筋力が低下している高齢者では，筋弛緩作用でふらつきが出やすい状態になったりする。これらには個人差があるため，個別に評価するべきである[8]。

◆ ベンゾジアセピン系抗不安薬の転倒以外の副作用

　ベンゾジアゼピン系抗不安薬のなかには, エチゾラム (デパス®), トリアゾラム (ハルシオン®) など, 特に筋弛緩作用が強い薬剤がある.

　筋弛緩作用による転倒以外に, 呼吸抑制も注意すべき副作用の一つである. 特に, 慢性閉塞性肺疾患 (COPD) などの呼吸器疾患を有する患者では, 十分な注意が必要である. 内服で用いる場合, 筋弛緩作用や呼吸抑制作用は投与開始時や投与量増加の早期 (1週間以内) に出現しやすく, それ以降は薬物に慣れて減弱することもある[9].

　呼吸機能を高めるリハビリテーションを行う患者で, このような薬剤を服用している場合は, 医師に相談するとよい.

【文　献】

1) 萩野　浩: 高齢者の転倒予防 －不眠・睡眠薬との関わりと対策－. Geriat Med 53(10); 1089-1093, 2015.
2) 近藤留美子: 転倒・転落事故との関係. Mod Physician 34(6); 662-664, 2014.
3) 鈴木隆雄: 転倒の疫学. 老年医学 Update 2004-05, (日本老年医学会雑誌編集委員会 編), 95-105, メジカルビュー社, 2004.
4) 小原　淳: 薬剤による高齢者の転倒. Ostoporo Jpn 15(1); 50-54, 2007.
5) 小原　淳: 服用薬剤と転倒リスクとの関連. Geriat Med 53(8); 811-814, 2015.
6) Landi F, Onder J, Cesari M, et al.: Psychotropic medications and risk for falls among community-dwelling frail older people: An observational study. *J Gerontol A Biol Sci Med Sci* 60(5); 622-626, 2005.
7) 亀山祐美, 秋下雅弘: 高齢者における睡眠薬のPK/PD. 薬局 62(10); 3331-3336, 2011.
8) 荒木博陽: 臨床場面でわかる! くすりの知識, 219-220, 南江堂, 2013.
9) 長田賢一, 渡邊高志, 田口　篤 ほか: 抗不安薬の適切な使用方法. Mod Physician 34(6); 719-723, 2014.

索引

※色付きの文字は薬剤の一般名を示しています。一般名の後の（ ）内には主な商品名を記しています。

あ

アカンプロサートカルシウム（レグテクト®）
......369
アクリジニウム臭化物（エクリラ®ジェヌエア®）......188
アザチオプリン（イムラン®，アザニン®）......218
亜硝酸塩......386
アストロサイト......91
アスピリン（バイアスピリン®，バファリン®）......122, 137, 149, 247
アセチルコリンエステラーゼ阻害薬......46, 359
アセチルコリン作用減弱薬......46
アセトアミノフェン（カロナール®，アセリオ®，アンヒバ®，アルピニー®）......154, 178, 235, 249
アセナピンマレイン酸塩（シクレスト®）......355
アダリムマブ（ヒュミラ®）......264
アデノシンA_{2A}受容体拮抗薬......88
アドレナリン（ボスミン®）......133
アナストロゾール（アリミデックス®）......321
アバタセプト（オレンシア®）......264
アマンタジン......88
アミオダロン塩酸塩（アンカロン®）......124, 135, 140
アミドトリゾ酸ナトリウムメグルミン（ガストログラフイン®）......308
アミトリプチリン塩酸塩（トリプタノール）......76, 97
アミノ配糖体系抗菌薬......171
アメジニウムメチル硫酸塩（リズミック®）......106
アリピプラゾール（エビリファイ®）......354
アルガトロバン水和物（ノバスタン®HI）......58, 143
アルキル化薬......38, 328
アルギン酸ナトリウム（アルロイドG）......307
アルテプラーゼ......56
アルドステロン拮抗薬......139
アロプリノール（ザイロリック®）......254

アロマターゼ阻害薬......40, 321
アンギオテンシンⅡ受容体拮抗薬......28, 374
アンジオテンシン変換酵素阻害薬......126
アントラキノン系薬......329
アントラサイクリン......39, 319, 329
アンブロキソール塩酸塩（ムコソルバン®）......309
アンベノニウム塩化物（マイテラーゼ®）......118

い

易感染......113
イグラチモド（ケアラム®，コルベット®）......263
イコサペント酸エチル（エパデール）......149
イストラデフィリン（ノウリアスト®）......88
イブプロフェン（ブルフェン®）......234
イプラトロピウム臭化物水和物（アトロベント®エロゾル）......188
イミプラミン塩酸塩（トフラニール®）......97
医療・介護関連肺炎......160
インスリン......270
　　　アナログ製剤......41
陰性症状......351
インダカテロールマレイン酸塩（オンブレス®吸入用カプセル）......184
インドメタシンファルネシル（インフリー®）......238
院内肺炎......160
インフュージョン・リアクション......330
インフリキシマブ（レミケード®）......264
インペアード・パフォーマンス......386

う

うつ転......348
うつ病......335
ウメクリジニウム臭化物（エンクラッセ®エリプタ®）......188

え

エキセメスタン（アロマシン®）......321
エスシタロプラムシュウ酸塩（レクサプロ®）......97

399

エストラジオール (ジュリナ®, エストラーナ®テープ) …… 261
エストロゲン合成阻害薬 …… 40
ロクロニウム臭化物 (エスラックス®静注) …… 229
エゼチミブ (ゼチーア®) …… 294
エタネルセプト (エンブレル®) …… 264
エダラボン (ラジカット®) …… 57, 93
エトドラク (ハイペン®) …… 234, 247
エドロホニウム塩化物 (アンチレクス®) …… 118
エパルレスタット (キネダック®) …… 380
エプレレノン (セララ®) …… 139
エペリゾン塩酸塩 (ミオナール®) …… 106
エリスロマイシン (エリスロシン®) …… 192
エルカトニン (エルシトニン®) …… 260
塩酸セルトラリン (ジェイゾロフト®) …… 97
エンピリック治療 …… 159

お

オキサゾリジノン系抗菌薬 …… 173
オザグレルナトリウム (カタクロット®) …… 58, 68
オピオイド …… 238
　——拮抗性麻薬 …… 154
　——麻薬 …… 153
オマリズマブ (ゾレア®) …… 203
オランザピン (ジプレキサ®) …… 353
オルプリノン塩酸塩水和物 (コアテック®) …… 134
オレキシン受容体拮抗薬 …… 343

か

葛根湯 …… 240
活性型ビタミン D_3 …… 260, 286
カテコール-*o*-メチル基転移酵素 …… 86
カテコラミン …… 142
カモスタットメシル酸塩 (フオイパン®) …… 307
ガランタミン臭化水素酸塩 …… 360
カリウム吸着薬 …… 287
カリウム保持性利尿薬 …… 34, 145
カルシウム拮抗薬 …… 63, 130, 143, 151, 157
カルシウム製剤 …… 261
カルシトニン …… 260
カルシニューリン阻害薬 …… 116
カルバペネム系抗菌薬 …… 170
カルバマゼピン (テグレトール®) …… 78, 345
カルビドパ …… 81
カルベジロール (アーチスト®) …… 125, 138
カルペリチド (ハンプ®) …… 125, 136, 142
間質性肺炎 …… 212
漢方薬 …… 235, 252
カンレノ酸カリウム (ソルダクトン®) …… 310

き

気管支拡張症 …… 205
気分安定薬 …… 344
急速交代化 …… 348
吸入ステロイド薬 …… 197
強化療法 …… 340
強心配糖体 …… 28, 136
強心薬 …… 124, 142
強制泣き …… 96
強迫笑い …… 96
ギラン・バレー症候群 …… 71
筋萎縮性側索硬化症 …… 90

く

クエチアピンフマル酸塩 (セロクエル®) …… 354, 366
クエン酸カリウム・クエン酸ナトリウム水和物配合製剤 (ウラリット®) …… 254
クエン酸第二鉄水和物 (リオナ®) …… 285
クエン酸マグネシウム (マグコロール®) …… 303
くも膜下出血 …… 66
クラリスロマイシン (クラリス®, クラリシッド®) …… 192
クリーゼ …… 109
グリコペプチド系抗菌薬 …… 172
グリニド薬 …… 268
グルタミン酸塩 …… 91
クレンブテロール塩酸塩 (スピロペント®) …… 391
クロザピン (クロザリル®) …… 355
クロナゼパム (リボトリール®, ランドセン®) …… 78
クロピドグレル硫酸塩 (プラビックス®) …… 58, 137, 149
クロルプロマジン (コントミン®, ウインタミン®) …… 347, 356

け

経口血糖降下薬	267
経口副腎皮質ステロイド	111
桂枝茯苓丸	235
経皮吸収製剤	248
経皮用剤	234, 238
血液浄化療法	118
血液透析	282
血管拡張薬	28, 134
ケトプロフェン（カピステン®）	234

こ

抗HER2剤	320
抗RANKLモノクローナル抗体	259
降圧薬	146, 150, 179, 278
抗うつ薬	47, 251, 336, 367
抗凝固薬	37, 137, 143, 147
抗凝固療法	123
抗菌薬	48, 193, 253
抗血小板薬	36, 122, 129, 137
抗血栓薬	36, 180
抗コリンエステラーゼ阻害薬	117
抗コリン薬	31, 34, 87, 185, 356, 389
抗酒薬	368
抗精神病薬	353
好中球エラスターゼ阻害薬（エラスポール®）	219
抗てんかん薬	45, 78
抗ヒスタミン薬	202, 384
抗不安薬	44, 341
抗不整脈薬	124, 135, 140, 143, 147
硬膜外麻酔	177
誤嚥性肺炎	161
牛車腎気丸	240
骨髄抑制期	333
骨粗鬆症	113
ゴリムマブ（シンポニー®）	264
混合型インスリン	41, 270
昏迷	339

さ

サイアザイド系利尿薬	34, 146
細菌性肺炎	161
柴苓湯	236
サラゾスルファピリジン（アザルフィジン®EN）	263
サルポグレラート塩酸塩（アンプラーグ®）	149
サルメテロールキシナホ酸塩（セレベント®ディスカス®）	185, 198
酸化マグネシウム	307
三環系抗うつ薬	35, 338, 390
三酸化ヒ素（トリセノックス®）	333

し

ジアゼパム（セルシン®，ホリゾン®）	155, 227
シアナミド（シアナマイド）	368
ジギタリス	28, 143
シクロスポリン（サンディミュン®，ネオーラル®）	217
ジクロフェナクナトリウム（ボルタレン®）	234, 248, 304
シクロホスファミド水和物（エンドキサン）	218
持効型溶解インスリン	273
ジゴキシン（ジゴシン®）	136
自己免疫性ニューロパチー	71
ジスキネジア	83
ジスルフィラム（ノックビン®）	368
持続硬膜外ブロック	243
持続的ドパミン受容体刺激	85
市中肺炎	160
疾患修飾性抗リウマチ薬	262
シックデイ	381
ジノプロスト（プロスタルモン®・F）	308
ジヒドロピリジン系	157
芍薬甘草湯	240, 236
重症筋無力症	109
修正 Hoehn-Yahr 分類	80
術後せん妄	309
主要IIPs	212
昇圧薬	142
消炎鎮痛薬	232
硝酸イソソルビド（ニトロール®）	135, 144
硝酸薬	28, 121, 128, 156
小腸コレステロールトランスポーター阻害薬	294
植物アルカロイド系薬	329

401

植物由来ポドフィロトキシン系薬 …… 330
女性ホルモン …… 261
ジルチアゼム塩酸塩
　（ヘルベッサー®） …… 67, 135, 305
シロスタゾール（プレタール®） …… 58, 148
人工呼吸 …… 222
　——器関連肺炎 …… 161
腎性貧血 …… 279
心不全 …… 141

す

睡眠薬 …… 341
スキサメトニウム塩化物（スキサメトニウム注） …… 340
スクロオキシ水酸化鉄（ピートル®） …… 285
スタチン …… 125, 150, 290
ステロイド …… 193, 204, 219, 265
　——筋症（ミオパチー） …… 114
　——糖尿病 …… 113
　——パルス療法 …… 75, 115
スパズム期 …… 69
スピロノラクトン（アルダクトン®A）
　 …… 139, 310
スボレキサント（ベルソムラ®） …… 343
スルピリン水和物（メチロン®注） …… 305
スルホニル尿素薬 …… 42, 267

せ

脊髄小脳変性症 …… 100
赤血球造血刺激因子 …… 279
セファゾリンナトリウム水和物
　（セファメゾン®α） …… 303
セフェム系抗菌薬 …… 170
セフメタゾールナトリウム …… 303
セベラマー塩酸塩（レナジェル®，フォスブロック®） …… 285
セルトリズマブ ペゴル（シムジア®） …… 264
セレギリン塩酸塩（エフピー®） …… 86
セレコキシブ（セレコックス®） …… 234, 247, 304
セロトニン・ノルアドレナリン
　再取り込み阻害薬 …… 77, 336
セロトニン受容体拮抗薬 …… 32
セロトニン症候群 …… 173
喘息COPDオーバーラップ …… 190
喘息治療ステップ …… 196

選択的MAO-B阻害薬 …… 86
選択的エストロゲン受容体モジュレーター
　 …… 259
選択的セロトニン再取り込み阻害薬 …… 337
前頭側頭型認知症 …… 363
センノシド（プルゼニド®，センノサイド）
　 …… 303
せん妄 …… 365

そ

躁転 …… 348
疎経活血湯 …… 240
速効型インスリン …… 41, 270
　——分泌促進薬 …… 42, 268
ゾニサミド（エクセグラン®，トレリーフ®）
　 …… 87

た

第一世代セフェム系抗菌薬 …… 303
大建中湯 …… 308
代謝 …… 4, 8
　——拮抗薬 …… 38, 326
第二世代セフェム系抗菌薬 …… 303
多価不飽和脂肪酸製剤 …… 297
タキサン系薬 …… 319
タクロリムス水和物（プログラフ®） …… 263
多系統萎縮症 …… 101
多元受容体標的の抗精神病薬 …… 47, 346
脱抑制 …… 342
タルチレリン水和物（セレジスト®） …… 103
炭酸ランタン水和物（ホスレノール®） …… 285
炭酸リチウム（リーマス®） …… 345
短時間作用型抗コリン薬 …… 184
短時間作用性β_2刺激薬 …… 184
断酒補助薬 …… 369
単純血漿交換療法 …… 73
タンドスピロンクエン酸塩
　（セディール®） …… 342
ダントロレンナトリウム水和物
　（ダントリウム®） …… 106
タンニン酸アルブミン（タンナルビン） …… 306

ち

チアゾリジン薬 …… 42, 267
チアプリド塩酸塩（グラマリール®） …… 366

チアミラールナトリウム（イソゾール） ··· 339
チアラミド塩酸塩（ソランタール®） ··· 234
チオトロピウム臭化物水和物（スピリーバ®レスピマット®） ··· 188, 201
チオペンタールナトリウム（ラボナール®） ··· 339
チクロピジン塩酸塩（パナルジン®） ··· 149
チザニジン塩酸塩（テルネリン®） ··· 106
治打撲一方 ··· 236
中間型インスリン ··· 41, 270
長時間作用性抗コリン薬 ··· 184
長時間作用性β2刺激薬 ··· 184
超速効型インスリン ··· 270
貼付剤 ··· 248
チロシンキナーゼ阻害薬 ··· 331
沈降炭酸カルシウム ··· 285
鎮静薬 ··· 131

つ・て

ツロブテロール（ホクナリン®テープ） ··· 185, 199
低分子ヘパリン（クレキサン®） ··· 303
テオフィリン（ユニフィル®LA, テオドール®, テオロング®） ··· 200
デクスメデトミジン塩酸塩（プレセデックス®） ··· 67, 132, 155, 228
テトラサイクリン系抗菌薬 ··· 172
デノスマブ（プラリア®） ··· 259
デュロキセチン塩酸塩（サインバルタ®） ··· 77, 97
テリパラチド（フォルテオ®, テリボン®） ··· 259
てんかん ··· 45
天然ケイ酸アルミニウム（アドソルビン®） ··· 306

と

統合失調症 ··· 351
糖質コルチコイド受容体 ··· 111
透析期 ··· 276
特発性間質性肺炎 ··· 212
特発性肺線維症 ··· 212
トシリズマブ（アクテムラ®） ··· 264
ドネペジル塩酸塩（アリセプト®） ··· 359
ドパミン・システムスタビライザー ··· 47, 354

ドパミンアゴニスト ··· 84
── 離脱症候群 ··· 84
ドパミン塩酸塩（イノバン®, カタボン®） ··· 124, 133, 142, 230, 305
ドパミン受容体作動薬 ··· 84
ドパミン調節障害 ··· 83
ドパミン遊離促進薬 ··· 46, 88
トファシチニブクエン酸塩（ゼルヤンツ®） ··· 263
ドブタミン塩酸塩（ドブポン®, ドブトレックス®） ··· 124, 133, 142, 230
トラゾドン塩酸塩（レスリン®, デジレル®） ··· 337, 367
トラマドール塩酸塩（トラマール®） ··· 238, 244, 250
トラマドール塩酸塩/アセトアミノフェン配合錠（トラムセット®） ··· 178, 238, 250
トリヘキシフェニジル塩酸塩（アーテン®） ··· 96
トルバプタン（サムスカ®） ··· 142
トレミフェンクエン酸塩（フェアストン®） ··· 322
ドロキシドパ（ドプス®） ··· 88, 106
トロンボキサンA_2受容体拮抗薬 ··· 202
トロンボキサンA_2合成酵素阻害薬 ··· 202
ドンペリドン（ナウゼリン®） ··· 310

な・に

ナプロキセン（ナイキサン®） ··· 305
ニカルジピン塩酸塩（ペルジピン®） ··· 67, 134, 144, 306
ニコチン酸誘導体 ··· 297
ニコランジル（シグマート®） ··· 122, 135
ニトログリセリン（ニトロペン®, ミオコール®, ミリスロール®） ··· 121, 128, 135, 144, 156
ニトロジェンマスタード系薬 ··· 328
ニトロソウレア系薬 ··· 328
ニフェカラント塩酸塩（シンビット®） ··· 124
ニューキノロン系抗菌薬 ··· 171
尿失禁 ··· 386
認知症 ··· 358
ニンテダニブエタンスルホン酸塩（オフェブ®） ··· 216

ね・の

ネオスチグミン（ワゴスチグミン®） ··· 308

脳血管攣縮 ･･････････････････････････････ 66
脳出血 ･･･････････････････････････････････ 62
ノルアドレナリン（ノルアドリナリン®）
････････････････････ 124, 133, 142, 231, 306
ノルアドレナリン作動性・特異的セロトニン作動性抗うつ薬 ･･･････････････ 336
ノルアドレナリン補充薬 ･･････････････ 88

は

パーキンソニズム ･･････････････････････ 80
パーキンソン病 ････････････････････････ 80
バイオシミラー製剤 ･･･････････････ 265
配合溶解インスリン ･･･････････････ 273
バクロフェン（リオレサール®，ギャバロン®）
･･････････････････････････････････ 96, 106
バゼドキシフェン酢酸塩（ビビアント®）
･･････････････････････････････････････ 259
バソプレシン V₂ 受容体拮抗薬 ････ 145
八味地黄丸 ･････････････････････････････ 240
麦角系ドパミン受容体作動薬 ･･･････ 84
パリペリドン（インヴェガ®） ･････ 354
バルプロ酸ナトリウム（デパケン®，デパケン®R）･････････････････････････････ 345
ハロペリドール（セレネース®）
････････････････････････ 309, 347, 356, 366
パンクレリパーゼ（リパクレオン®）･･ 307
パントテン酸（パントシン®，パントール®）
･･････････････････････････････････････ 308

ひ

ビキサロマー（キックリン®） ･･･････ 285
ビグアナイド薬 ･･････････････････ 42, 267
ピコスルファートナトリウム水和物（ラキソベロン®） ･･･････････････････ 303
非ジヒドロピリジン系 ･･･････････････ 157
非ステロイド性抗炎症薬 ････････ 40, 232
ビスホスホネート ･････････････････････ 258
ヒ素製剤 ･･･････････････････････････････ 333
ビソプロロールフマル酸塩（メインテート®）･･････････････････････ 125, 138
ビタミン A 誘導体 ･･････････････････ 332
ビタミン B₅ ････････････････････････････ 308
ビタミン K₂ ･･･････････････････････････ 260
非定型肺炎 ････････････････････････････ 162
非麦角系ドパミン受容体作動薬 ････ 84

ビペリデン（アキネトン®） ･･･････････ 96
非ベンゾジアゼピン系催眠薬 ･･ 44, 395
非麻薬性鎮痛薬 ･････････････････････ 226
ピリドスチグミン臭化物（メスチノン®）
･･････････････････････････････････････ 118
ピリミジン拮抗薬 ･･･････････････････ 327
ピルフェニドン（ピレスパ®） ･･ 216, 220

ふ

ファスジル塩酸塩（エリル®） ･･･････ 68
フィッシャー症候群 ･･･････････････････ 72
フィブラート製剤 ･･･････････････････ 296
フェニトイン（アレビアチン®） ･･･ 68
フェブキソスタット（フェブリク®）･･ 254
フェンタニルクエン酸塩（フェンタニル，デュロテップ® MT パッチ，フェントス®テープ）･･････････････････････････ 177, 225
フォンダパリヌクスナトリウム（アリクストラ®）･････････････････････････ 304
副甲状腺ホルモン ･･･････････････････ 259
副腎皮質ステロイド ････････････ 75, 217
腹膜透析 ･･････････････････････････････ 283
ブシラミン（リマチル®） ･･･････････ 263
ブプレノルフィン（レペタン®，ノルスパン®テープ）･･･････････････ 154, 239, 250
プラミペキソール塩酸塩水和物（ミラペックス® LA，ビ・シフロール®）･･ 84, 97
プランルカスト水和物（オノン®） ･･ 201
プリン拮抗薬 ･････････････････････････ 327
フルニトラゼパム（ロヒプノール®）･･ 155
フルマゼニル（アネキセート®注射液）
･･････････････････････････････････････ 228
プレガバリン（リリカ®）
････････････････････ 76, 178, 240, 245, 251
プレドニゾロン（プレドニン®）･･ 112, 204
プロスタグランジン ･･･････････････ 150
フロセミド（ラシックス®）･･ 136, 139, 141, 310
プロチレリン酒石酸塩（ヒルトニン®）･･ 102
プロテアソーム阻害薬 ･･･････････････ 331
プロトンポンプ阻害薬 ･････････ 32, 307
ブロナンセリン（ロナセン®） ･････ 354
プロブコール（シンレスタール®，ロレルコ®）
･･････････････････････････････････････ 295
プロポフォール（ディプリバン®）
････････････････････････ 131, 155, 228, 339

ブロムヘキシン塩酸塩（ビソルボン®）	309
分子標的薬	322
分類不能型IIPs	212

へ

ペグフィルグラスチム（ジーラスタ®）	318
ペニシリン系抗菌薬	169
ヘパリンナトリウム（ヘパリン）	123, 143
ペロスピロン塩酸塩	366
ベンズブロマロン（ユリノーム®）	254
ベンセラジド	81
ベンゾジアゼピン系抗不安薬	44, 398
ペンタゾシン（ペンタジン®，ソセゴン®）	154, 244

ほ・ま

ホルモテロールフマル酸塩水和物（オーキシス®タービュヘイラー®）	184
マクロライド系抗菌薬	172, 207
マスタードガス	328
麻薬拮抗性鎮痛薬	226
麻薬性鎮痛薬	225, 238
慢性炎症性脱髄性多発ニューロパチー	72
慢性腎臓病に伴う骨・ミネラル代謝異常	283

み

ミアンセリン塩酸塩（テトラミド®）	367
ミゾリビン（ブレディニン®）	263
ミダゾラム（ドルミカム®）	131, 155, 227
ミドドリン塩酸塩（メトリジン®）	106
ミラベグロン（ベタニス®）	107
ミルリノン（ミルリーラ®）	134

む・め

無菌性骨壊死	114
ムスカリン受容体拮抗薬	107
メチルキサンチン	189
メディエーター遊離抑制薬	202
メトクロプラミド（プリンペラン®）	310
メトトレキサート（リウマトレックス®）	262
メトホルミン塩酸塩（メトグルコ®）	380

メドロキシプロゲステロン酢酸エステル（ヒスロン®）	322
メナテトレノン（グラケー®）	260
メポリズマブ（ヌーカラ®）	203
メマンチン塩酸塩（メマリー®）	360
メラトニン受容体作動薬	44, 343
メルカプトプリン水和物（ロイケリン®）	327
メロキシカム（モービック®）	238
免疫グロブリン大量静注療法	72, 119
免疫調整剤	331
免疫抑制薬	217, 219

も

モサプリドクエン酸塩（ガスモチン®）	310
モノアミン酸化酵素	86
モノクローナル抗体	330
モノバクタム系抗菌薬	173
モルヒネ塩酸塩水和物	121, 154, 226
モンテルカストナトリウム（シングレア®，キプレス®）	201

ゆ・よ

ユニフィル®LA（テオフィリン）	200
葉酸拮抗薬	327
陽性症状	351
抑肝散	361, 363
四環系抗うつ薬	338

ら

ラクナ梗塞	58
ラピッドサイクラー化	348
ラメルテオン（ロゼレム®）	343
ラモトリギン（ラミクタール®）	64
ラロキシフェン塩酸塩（エビスタ®）	259
ランジオロール塩酸塩（オノアクト®）	305

り

リスペリドン（リスパダール®）	309, 353, 365
リドカイン（キシロカイン®）	124, 135
利尿薬	28, 33, 136, 141, 144, 151, 375
リバスチグミン	360
リルゾール（リルテック®）	91

リン吸着薬	284
リン酸水素カルシウム水和物 **（リン酸水素カルシウム）**	261

れ

レジン	294
レトロゾール（フェマーラ®）	321
レニン・アンジオテンシン・アルドステロン系阻害薬	126, 130
レビー小体型認知症	361
レベチラセタム（イーケプラ®）	64, 68
レボドパ	81
——DCI 合剤	83
——賦活薬	87
レボドパ・カルビドパ（メネシット®，ネオドパストン®，パーキストン®）	
レボドパ・ベンセラジド（マドパー®，イーシー・ドパール®）	105
レボブピバカイン塩酸塩 （ポプスカイン®）	177, 305
レボフロキサシン水和物 （クラビット®）	318
レボメプロマジン（ヒルナミン®，レボトミン®）	347

ろ

ロキソプロフェンナトリウム水和物 （ロキソニン®）	178, 233, 247, 304
ロクロニウム臭化物 （エスラックス®静注）	229
ロチゴチン（ニュープロ®パッチ）	85
ロピニロール塩酸塩徐放錠 （レキップ® CR 錠）	84
ロピバカイン塩酸塩水和物 （アナペイン®）	177, 305
ロペラミド塩酸塩（ロペミン®）	306
ロミタピドメシル酸塩（ジャクスタピッド®）	296
ロルノキシカム（ロルカム®）	234
ワクシニアウイルス接種家兎炎症皮膚抽出液（ノイロトロピン®）	77, 239, 251
ワルファリンカリウム（ワーファリン）	123, 137

A

A-DROP システム	164
ABCDE バンドル	224
acetylcholinesterase inhibitor（AChEI）	46, 362
amyotrophic lateral sclerosis（ALS）	90
angiotensin converting enzyme（ACE）	28, 63, 126
——阻害薬	28, 63, 146, 157
angiotensin II receptor blocker（ARB）	28, 63, 146, 157
——薬	374
asthma-COPD overlap（ACO）	190
ATP 感受性カリウムチャネル開口薬	122, 129

B・C

benzodiazepine（BZD）	341
branch atheromatous disease（BAD）	58
calcineurin（CN）	116
catechol-o-methyltransferase（COMT）	46, 86
chronic inflammatory demyelinating polyradiculoneuropathy（CIDP）	72
chronic kidney disease-mineral and bone disorder（CKD-MBD）	283
community-acquired pneumonia（CAP）	160
continuous dopaminergic stimulation（CDS）	85

D

D-マンニトール（マンニットT, マンニゲン®）	62
delayed on 現象	377
dipeptidyl peptidase-4（DPP-4）	42
——阻害薬	268
direct oral anticoagulant（DOAC）	147
disease-modifying anti-rheumatic drugs（DMARDs）	262
dobutamine（DOB）	69
dopa-decarboxylase inhibitor（DCI）	81
dopamine dysregulation syndrome（DDS）	83

E～G

erythropoiesis stimulating agent (ESA) ... 279
frontotemporal dementia (FTD) ... 363
glucagon-like peptide 1 (GLP-1) ... 42
　——受容体作動薬 ... 42, 273
glucocorticoid receptor (GR) ... 111
granulocyte-colony stimulating factor (G-CSF) ... 334
Guillain-Barré syndrome (GBS) ... 71

H・I・K・L

H_1受容体拮抗薬 ... 384
hemodialysis (HD) ... 282
HMG-CoA還元酵素阻害薬 ... 125, 150, 290
hospital-acquired pneumonia (HAP) ... 160
hyperdynamic療法 ... 69
ICS/LABA配合薬 ... 190, 199
immunomodulatory drugs (IMiDs) ... 331
inhaled corticosteroid (ICS) ... 190, 197
intracerebral hemorrhage (ICH) ... 62
intravenous immunoglobulin (IVIG) ... 72, 119
Karvonen式 ... 375
L-dopa ... 81
L-アスパラギン酸カルシウム（アスパラ®-CA）... 261

M

methotrexate (MTX) ... 327
microsomal triglyceride transfer protein (MTP) ... 296
　——阻害薬 ... 296
minimal manifestations (MM) ... 110
MONA ... 121
monoamine oxidase (MAO) ... 86
multi-acting receptor targeted antipsychotics (MARTA) ... 47, 346
multiple system atrophy (MSA) ... 101
myasthenia gravis (MG) ... 109

N

N-methyl-D-aspartic acid (NMDA) ... 47, 360
　——受容体拮抗薬 ... 47, 360
no-on現象 ... 377
non-steroidal anti-inflammatory drugs (NSAIDs) ... 154, 232, 247, 249
nursing and healthcare-associated pneumonia (NHCAP) ... 161
Nアセチルシステイン（ムコフィリン®）... 215

O・P

on-off現象 ... 377
parathyroid hormone (PTH) ... 259
peritoneal dialysis (PD) ... 283
phosphodiesterase (PDE) ... 189, 200
　——3阻害薬 ... 134
　——5阻害剤 ... 386
plasma exchange (PE) ... 73
proprotein convertase subtilisin/kexin type 9 (PCSK9) ... 295
　——阻害薬 ... 295
proton pump inhibitor (PPI) ... 32, 307

S・T・W

serotonin and noradrenaline reuptake inhibitor (SNRI) ... 77, 336
sodium glucose cotransporter (SGLT) ... 42
　——2阻害薬 ... 268
spinocerebellar degeneration (SCD) ... 100
subarachnoid hemorrhage (SAH) ... 66
triple H療法 ... 69
wearing off ... 83, 377

数字・ギリシア文字

3,4-dihydroxyphenylacetic acid (DOPAC) ... 86
5-HT_{1A}受容体作動薬 ... 342
$α_1$受容体遮断薬 ... 30, 34, 386
$α$グルコシダーゼ阻害薬 ... 268
$α$受容体作動薬 ... 155
$β_2$刺激薬 ... 184
$β$遮断薬 ... 30, 125, 138, 151, 375

407

PT・OTのための治療薬ガイドブック
リハビリテーション実施時の注意点

2017年 9月 10日　第1版第1刷発行

- 監　修　本間光信　ほんま　みつのぶ
- 編　集　高橋仁美　たかはし　ひとみ
- 発行者　鳥羽清治
- 発行所　株式会社メジカルビュー社
  〒162-0845 東京都新宿区市谷本村町2-30
  電話　03(5228)2050(代表)
  ホームページ http://www.medicalview.co.jp/

  営業部　FAX 03(5228)2059
  　　　　E-mail　eigyo@medicalview.co.jp

  編集部　FAX 03(5228)2062
  　　　　E-mail　ed@medicalview.co.jp

- 印刷所　三美印刷株式会社

ISBN 978-4-7583-1903-4　C3047

©MEDICAL VIEW, 2017. Printed in Japan

・本書に掲載された著作物の複写・複製・転載・翻訳・データベースへの取り込みおよび送信 (送信可能化権を含む)・上映・譲渡に関する許諾権は, (株)メジカルビュー社が保有しています.
・JCOPY〈出版者著作権管理機構 委託出版物〉
本書の無断複写は著作権法上での例外を除き禁じられています. 複製される場合は, そのつど事前に, 出版者著作権管理機構(電話 03-3513-6969, FAX 03-3513-6979, e-mail : info@jcopy.or.jp)の許諾を得てください.

・本書をコピー, スキャン, デジタルデータ化するなどの複製を無許諾で行う行為は, 著作権法上での限られた例外(「私的使用のための複製」など)を除き禁じられています. 大学, 病院, 企業などにおいて, 研究活動, 診察を含み業務上使用する目的で上記の行為を行うことは私的使用には該当せず違法です. また私的使用のためであっても, 代行業者等の第三者に依頼して上記の行為を行うことは違法となります.